兰州大学教材建设基金资助

循证诊断学

主　　审　　杨克虎　　詹思延

名誉主编　　宋　彬　　赵心明

主　　编　　雷军强　　陈耀龙

副主编　　孙　凤　　谢传淼

U0197293

北京大学医学出版社

XUNZHENG ZHENDUANXUE

图书在版编目（CIP）数据

循证诊断学 / 雷军强，陈耀龙主编 . —北京：北京大学医学出版社，2023.7
ISBN 978-7-5659-2893-2

Ⅰ．①循…　Ⅱ．①雷…②陈…　Ⅲ．①诊断学　Ⅳ．① R44

中国国家版本馆 CIP 数据核字（2023）第 075767 号

循证诊断学

主　　编：雷军强　陈耀龙
出版发行：北京大学医学出版社
地　　址：（100191）北京市海淀区学院路 38 号　北京大学医学部院内
电　　话：发行部 010-82802230；图书邮购 010-82802495
网　　址：http://www.pumpress.com.cn
E - m a i l：booksale@bjmu.edu.cn
印　　刷：北京瑞达方舟印务有限公司
经　　销：新华书店
策划编辑：董采萱
责任编辑：刘　燕　靳　奕　　责任校对：靳新强　　责任印制：李　啸
开　　本：787 mm×1092 mm　1/16　　印张：16　　字数：400 千字
版　　次：2023 年 7 月第 1 版　2023 年 7 月第 1 次印刷
书　　号：ISBN 978-7-5659-2893-2
定　　价：80.00 元

编委名单

主　　审　杨克虎　兰州大学循证医学中心
　　　　　詹思延　北京大学公共卫生学院

名誉主编　宋　彬　四川大学华西医院
　　　　　赵心明　中国医学科学院肿瘤医院

主　　编　雷军强　兰州大学第一医院
　　　　　陈耀龙　中国医学科学院循证评价与指南研究创新单元，兰州大学

副主编　　孙　凤　北京大学公共卫生学院
　　　　　谢传淼　中山大学附属肿瘤医院

编　　委　（按姓名汉语拼音排序）
　　　　　柴文晓　甘肃省人民医院
　　　　　陈耀龙　中国医学科学院循证评价与指南研究创新单元，兰州大学
　　　　　成官迅　北京大学深圳医院
　　　　　郭顺林　兰州大学第一医院
　　　　　雷军强　兰州大学第一医院
　　　　　黎金葵　兰州大学第一医院
　　　　　李芸芝　甘肃省妇幼保健院
　　　　　罗旭飞　兰州大学基础医学院
　　　　　孙　凤　北京大学公共卫生学院
　　　　　田金徽　兰州大学基础医学院
　　　　　王　琳　甘肃省中医药大学附属医院
　　　　　王梦书　兰州大学第一医院
　　　　　王寅中　兰州大学第一医院
　　　　　肖晓娟　中山大学附属第八医院
　　　　　谢传淼　中山大学附属肿瘤医院
　　　　　许永生　兰州大学第一医院
　　　　　杨　帆　华中科技大学同济医学院附属协和医院
　　　　　杨军乐　西安市第三医院
　　　　　杨智荣　中国科学院深圳理工大学
　　　　　于德新　山东大学齐鲁医院
　　　　　张　静　兰州大学第二医院
　　　　　张琳琳　《中华放射学杂志》编辑部
　　　　　周　晟　甘肃省中医院

编写秘书　王寅中　罗旭飞

序 一

兰州大学循证医学中心（简称中心）自 2005 年成立以来，除了循证医学教学和科研之外，也非常重视循证医学领域相关教材和专著的编写。目前，以中心作为主编或副主编单位出版的教材包括《循证医学》《生物医学信息检索与利用》《卫生信息检索与利用》《循证临床实践指南的制订与实施》《中西医结合诊疗指南制订手册》《循证医学证据检索与评价》等，作为主译单位出版的译著包括《世界卫生组织指南制订手册》《治疗的真相》等。同时，中心还策划了"循证研究方法与实践系列丛书"，目前已出版《系统评价指导手册》《诊断试验系统评价 /Meta 分析指导手册》《网状 Meta 分析方法与实践》《GRADE 在系统评价和实践指南中的应用》《系统评价 /Meta 分析在基础医学领域的应用》以及《循证社会科学研究方法——系统评价与 Meta 分析》6 本，受到读者的广泛关注和好评。由兰州大学第一医院放射科和兰州大学循证医学中心联合主编的《循证诊断学》，是本系列的第七本，也是第一本针对诊断领域的循证医学专著。

科学的诊断是恰当治疗的前提和基础。在医学影像学新方法、新技术层出不穷的今天，我们必须高度重视和关注循证诊断学的发展，根据循证的理念进行影像诊断和实验室检查，从浩瀚的文献中遴选出高质量的证据，应用于诊断实践中，从而提高诊断的准确性和可靠性。然而，目前国内尚无系统介绍循证诊断学的书籍或教材，想了解该方面内容的读者无从下手，不利于循证诊断学的发展和推广传播。本书涵盖了循证诊断学的概述、诊断准确性试验、诊断随机对照试验、诊断试验系统评价 /Meta 分析、诊断指南等内容，突出理论与实践的结合，并辅以具体的典型实例解读。本书也同时介绍了 *JAMA* 和 *BMJ* 等顶级期刊发表的有关过度诊断的研究成果，希望能够对读者全面了解循证诊断相关的内容有所帮助。

习近平新时代中国特色社会主义思想和党的二十大精神对于推动医学领域的发展和提高人民健康水平起到了重要的指导作用。在各位编者共同的努力下，秉承习近平新时代中国特色社会主义思想，本书在循证诊断学领域不断创新与探索，旨在提升医疗质量、服务患者、造福人民。

本书主编雷军强教授带领其团队在循证影像学领域深耕细作数十年，重视学科建设和人才培养，他曾于 2012—2015 年在兰州大学循证医学中心专门攻读循证影像诊断方向的博士。雷军强教授近年来在国内外学术期刊上发表诊断试验系统评价、循证诊断方法学和循证影像学指南相关研究论文二十余篇，举办了一系列循证影像诊断的培训班和研讨会，极大地推进了我国循证诊断学的发展和进步。

本书另外一位主编陈耀龙教授，在四川大学中国循证医学中心获得硕士学位，在兰州大学循证医学中心获得博士学位，曾先后赴加拿大麦克马斯特大学和世界卫生组织系统学习循证医学和指南方法学，担任世界卫生组织指南实施与知识转化合作中心联合主任，参与制定了上百部国内外有影响力的循证指南。陈耀龙教授近年来聚焦诊断领域证据的评价和转化研究，积累了丰富的经验，开展了一系列卓有成效的工作。2021 年中国医学科学院在兰州大学成立了循证评价与指南研究创新单元，陈耀龙教授担任主任。这让我们有机会把循证医学在一个更高的平台进行推广传播。

本书主要的读者和受众是广大从事诊断相关工作的医生和研究人员。我们期待本书能够对诊断相关从业人员有所裨益。同时，我也对参编本书的编委致以诚挚的谢意。正是他们的辛勤工作和努力付出，才得以让循证医学的理念和方法在影像学领域生根发芽、茁壮成长，造福更多的医务人员和患者。最后，也非常欢迎广大读者能够对本书提出宝贵的意见和建议，以便其在未来再版过程中能够不断改进，臻于完美。

杨克虎
兰州大学循证医学中心主任
兰州大学循证社会科学研究中心主任

序 二

　　诊断试验是临床医生对疾病进行诊断和筛查、判断病情并做出决策的重要依据。它不仅可以对一种诊断方法进行效能评估，也可以对两种诊断方法的价值进行比较，最终使那些诊断效能高和成本效益好的诊断技术在临床得到推广与应用。但面对众多新出现、复杂和昂贵的诊断技术和方法，如何合理选择、应用，临床医生可能会有许多困惑。循证医学作为一种帮助临床医生科学诊疗的医学模式，不仅可以指导遴选治疗药物，也对如何甄别诊断措施提出了一系列的原则和方法。医生可以通过循证评价，找出当前可得的最佳研究证据，最终为科学的诊断提供依据。

　　随着循证医学方法学的完善与普及，诊断准确性试验近年来得以快速开展和发表。在此基础上，诊断试验的系统评价及其方法学也渐趋成熟。比如 1996 年 Cochrane 筛查和诊断试验方法学小组成立，专注于诊断试验系统评价 /Meta 分析。2006 年，Cochrane 协作网成立了 Cochrane Diagnostic Test Accuracy Working Group（Cochrane 诊断准确性试验合作小组），并随后推出《Cochrane 诊断试验准确性系统评价指导手册》。诊断试验的系统评价 /Meta 分析在临床诊断中发挥出越来越重要的作用。为了规范临床诊断行为，加强有效诊断技术的临床转化，循证诊断指南的制定也得到相应的发展，比如美国放射学会（American College of Radiology，ACR）自 1995 年首次发布系列诊疗指南后，一直专注于影像学指南的制定，其制定的影像学 / 放射学领域循证指南《ACR 适宜性标准》（*ACR Appropriateness Criteria*）已被多个国家临床实践采用。目前，《ACR 适宜性标准》不仅成为影像诊断、放疗和介入治疗领域非常权威的指南之一，同时也为循证指南的制定树立了标杆。

　　我国的循证诊断起步于 2000 年前后，较国外稍晚，但发展很快。中华医学会放射学分会不仅在推动学科建设和继续教育方面开展了卓有成效的工作，近年来还特别重视循证方法在诊断试验、诊断试验系统评价，以及标准、指南和规范方面的应用。此次由兰州大学第一医院放射科和兰州大学循证医学中心联合编写的《循证诊断学》这本专著，不仅填补了国内此领域的出版空白，而且其中丰富的实例，为国内广大同行开展循证诊断研究提供了宝贵的借鉴和思路。本书也能够在中华医学会放射学分会师资培训、医学院校的影像学教学方面，发挥重要的作用。同时，本书针对国家发展的现实需求和长远需要，遵循党的二十大思想，也希望本书能够帮助读者开拓视野，了解国际前沿动态，加强与世界科技前沿的联系，推动我国科技实力的提升。我相信通过对本书的仔细钻研和认真践行，广大读者不仅能够提升循证诊断的研究能力，还能够提高循证决策的水平。

梁长虹

中国医师协会放射医师分会第五届委员会候任会长

广东省人民医院医学影像科主任医师　教授　博士生导师

前　言

《循证诊断学》旨在为医学专业人士，包括临床医生、医学研究人员以及医学生，提供全面、系统的指导，帮助他们了解和应用循证诊断学的核心概念和主要方法。通过推动循证诊断学的发展，我们希望促进诊断质量的提升，提高临床医生和相关研究人员的实践水平和科学研究水平。

本书的编写历时 4 年多，邀请了来自全国多个省市从事诊断相关工作的临床医生以及循证医学的专家共同参与，又经过多轮的打磨和完善才得以成书。编写过程中，我们注重理论内容与实践章节的结合，力求使内容既专业又易懂，以满足读者的需求。初稿完成后，编委们又进行了多轮的审校，不断修改、扩充和润色，确保本书内容的权威性和可靠性。

本书内容涵盖了循证诊断学的各个方面。首先，本书介绍了循证诊断试验的设计和实施，探讨了如何正确选择研究人群、合理设置诊断标准以及进行样本大小计算等。其次，本书阐述了诊断随机对照试验的重要性和方法学，探讨了其在评估诊断准确性和治疗效果方面的应用。再次，本书还介绍了诊断试验系统评价和 Meta 分析的基本原理和方法，阐述了如何合并和分析多个研究的数据，提供了评估和解释研究结果的工具。此外，本书特别关注循证诊断实践指南的制定和评价，以及 GRADE（Grading of Recommendations Assessment, Development and Evaluation）在诊断试验系统评价和临床实践指南中的重要作用和应用方法。

为便于读者理解和应用，本书还介绍了循证诊断领域中的一些重要软件和数据库，这些工具可以帮助医生和研究人员更高效地进行诊断研究和决策。此外，本书还结合当下研究热点，探讨了循证检验医学在实验室检查中的应用，以及如何预防过度诊断，帮助读者更好地理解和应用循证诊断。我们致力于提供一本全面且实用的循证诊断学专著，帮助临床人员和研究者在诊断研究和实践中得到更准确和可靠的结果。

本书的目标是为读者提供清晰、实用的循证诊断学方法，以帮助他们理解和应用该领域的知识。作为编者，我们希望提供的循证诊断学内容，能以最新的研究成果为基础，结合临床实践经验，向读者介绍前沿的循证诊断方法。在编写过程中，我们严格把关质量，确保所提供的证据可信且适用。此外，我们还提供了实用的临床指南和决策支持案例，帮助医生在实践中做出科学而准确的诊断。同时，我们希望本书能成为医学教育和实践中不可或缺的参考资料，帮助相关人员提高临床决策的科学性和准确性。我们也期望本书能够拓宽读者的视野，帮助相关科研人员更好地开展有意义的研究工作。我们欢迎广大读者积极参与讨论和反馈，共同促进循证诊断学的发展，推动循证医学在诊断领域取得进步。我们相信通过合作和交流，可以不断提升循证诊断学的水平，为医疗实践事业做出更大的贡献。

最后，我们要感谢所有为本书的编写和出版做出贡献的人，尤其是出版社的编辑老师，他们的专业和努力使得这本书的高质量出版成为可能。最后，我们谨代表编者团队，希望本书能给您带来启发和指引，成为您在循证诊断领域的益友。

雷军强

兰州大学第一医院副院长　主任医师　教授

陈耀龙

中国医学科学院循证评价与指南研究创新单元主任

兰州大学健康数据科学研究院执行院长

目　录

第一章

循证诊断学概述

本章概要

　　循证医学是一种全新的医学观和医学方法学，即为"认真、开放和明智地应用所能获得最好的研究证据来制订患者的诊疗措施"。其核心思想是临床诊疗方法应该遵循科学依据，提倡在临床实践中发现问题，寻找证据，评价和综合分析证据，并恰当地应用证据以指导疾病的诊断、治疗和预后。诊断学是医学生首先接触的临床课，既是一座连接基础医学与临床医学的桥梁，也是打开临床医学大门的一把钥匙。在诊断学的学习过程中重视循证思维的建立和培训，对于帮助医务人员建立正确的临床思维、掌握终身学习的方法，乃至提高医疗质量具有重要的影响。

第一节　循证医学的起源与方法

一、循证医学简介

（一）循证医学的提出和发展

　　著名英国流行病学家、内科医生 Archie Cochrane 1972 年在其专著《疗效与效益：健康服务中的随想》（*Effectiveness and Efficiency-Randon Reflections on Health Services*）中指出："由于资源终将有限，因此应该使用已被证明的、有明显效果的医疗保健措施""应用随机对照试验（randomized controlled trials，RCT）证据之所以重要，是因为它比其他任何证据更为可靠"。这本书首次讨论了医疗服务中如何才能做到既有疗效又有效益的问题。到了 20 世纪 80 年代，许多人体大样本 RCT 结果发现，一些理论上应该有效的治疗方案实际上无效或弊大于利，而另一些似乎无效的治疗方案却被证实利大于弊。1987 年，Cochrane 对既往 20 年发表的 RCT 结果进行分析，撰写的系统评价（systematic review，SR）成为临床研究和卫生评价方面的一个真正里程碑，为临床治疗实践提供了可靠依据，并对临床医学产生了广泛和深远的影响。

1992 年加拿大麦克马斯特大学 David Sackett 教授及同事，在长期的临床流行病学实践的基础上正式提出了循证医学（evidence-based medicine，EBM）的概念，同年在英国牛津成立了以已故 Archie Cochrane 博士姓氏命名的英国 Cochrane 中心。1993 年英国牛津正式成立国际 Cochrane 协作网（the Cochrane collaboration），旨在制作、保存、传播和更新医学各领域的 SR，为医学实践提供最佳证据。主要产品是 Cochrane Library，1 年 4 期向全世界发行，是公认的有关临床疗效证据最佳的二次加工信息源。

不到 10 年，EBM 的理论、技术体系已逐渐形成，其实践应用更是随着国际 Cochrane 协作网的建设和计算机网络技术的发展而不断完善，并在临床医学领域迅速应用，成为当前国际临床医学的热点之一。

（二）循证医学的定义

1990 年，美国医学会杂志（JAMA）开辟"临床决策——从理论到实践"专栏，邀请全球著名流行病学家 David Eddy 撰写临床决策系列文章并展开讨论。同年，Gordon Guyatt 将经过严格评价后的文献知识用于帮助住院医生做出临床决策，产生了有别于传统临床决策模式的新模式，并选用"evidence-based medicine"一词描述其特点。该词首先出现在 McMaster 大学非正式的住院医师培训教材中，并于 1991 年正式出现于 *ACP Journal Club*。1992 年，Gordon Guyatt 牵头成立了 EBM 工作组，并在 *JAMA* 发表 *Evidence-Based Medicine. A New Approach to Teaching the Practice of Medicine* 一文，这标志着 EBM 正式诞生。1996 年，David Sackett 在《英国医学杂志》（*BMJ*）发表文章，定义 EBM 是"慎重、准确、明智地应用所能获得的最好研究证据来确定个体患者的治疗措施"。2014 年，Gordon Guyatt 在第 22 届 Cochrane 年会上，进一步完善 EBM 定义为："结合了医生临床经验、患者意愿和最佳证据对患者最有利的临床决策与实践"。

EBM 的核心思想是各个决策层面都应尽量以客观研究结果为依据，如开具处方、制定治疗方案或医疗指南、出台医疗卫生政策等，都应依照现有的、最好的研究证据来进行。EBM 强调以患者为研究对象、寻找证据、评价证据、综合证据，并将证据应用于临床实践。可见证据是 EBM 的基石。临床实践应有科学依据，强调按证据办事。证据是已有的并被科学证明的研究结果，研究阶段是求证的过程，而临床实践则是用证的过程。

对临床医生来说，EBM 就是在个人临床经验的基础上，从日新月异的医学科学的发展中获取最新、论证强度最高的证据，以不断提高临床诊疗水平。其实质是一个新式高效的终身学习的临床医学模式。

EBM 提倡将临床医生个人的临床实践经验与客观的科学研究证据相结合。它强调临床医生应在仔细采集病史和体格检查的基础上，提出在临床实践中需要解决的问题，进行有效的文献检索，并对其进行评价，找到最适宜和有力的证据；通过严谨的判断，将最适宜的诊断方法、最精确的预后估计及最安全有效的治疗方法用于对每个具体患者的服务。也就是说，要达到最好的研究证据、医生的临床实践和患者价值观三者之间合理的结合。

二、循证医学实践

（一）临床医生为什么要了解循证医学

1. 繁忙的临床工作与知识的快速更新形成难解的"怪圈"

传统的医学实践以个人经验为主，临床医生根据自己的实践经验、上级高年资医生的指导、教科书和少数医学期刊上的零散的研究报告为依据来处理患者。然而仅仅依靠个人的观察所获得的经验是有限的，尽管有上级高年资医生的指导亦难免有偏差。更主要的是医学发展迅速，临床医生若不注重知识更新，那么在医学院受训时所获得的有限临床知识与经验很快就会过时。据统计，全世界每年有 200 多万篇医学论文发表在 2.2 万多种生物医学杂志上，而且期刊杂志和文献的数量又以每年 7% 的速度递增。这些浩瀚的信息都有各自的生命周期。医学教科书和专著的平均半衰期为 7 年，医学期刊文献的半衰期为 5 年。临床医生平均每年需要阅读 19 篇专业文献才能跟上医学发展的速度。

对于大多数临床医生来说，在实际工作中，繁忙的临床工作与知识的快速更新形成难解的"怪圈"。有调查表明，临床医生每天因疾病诊断或治疗问题需要查询大量相应的信息，平均每半天就有 16 次。但由于没有时间、教科书已过时或杂志杂乱无章、一时难以查找等原因，临床医生不能及时获得可靠的和最新的相关信息。此外，在浩瀚的文献中，有相当数量的文献质量不高、论证的问题不清晰，甚至研究方法本身就存在缺陷，存在误导读者的倾向。毛宗福报道在国内权威医学期刊刊登出来的诊断研究中，约 60% 有方法学缺陷和不足。面对浩瀚的、良莠不齐的医学文献资料，临床医生难以选择、评价和判断哪些研究结果可以采纳。

2. 传统的临床实践模式有一定的局限性

传统经验医学模式以理论推理（如病理生理机制）为基础，以教科书与医学期刊上零星研究报告、个人或同道的零散临床经验以及专家意见为指导制定医疗决策，以症状改善、实验室结果评价治疗效果，揭示药物的临床作用，但这不一定能提高患者的生存率或预防并发症。医学生历来也一直受这种经验医学的教育与熏陶，并在毕业后以这种思维模式和方法进行临床实践。毋庸讳言，传统经验医学在过去的临床实践中取得了显著的成效，但也存在相当大的主观偏倚性和盲目性，使得一些医疗决策无益，甚至错误、有害。

例如，心肌梗死患者发生室性心律失常是猝死的重要危险因素，因此有理由使用抗心律失常药物治疗患者。但是，随后的 RCT 却证明，Ⅰ类抗心律失常药物（如利多卡因）用于心肌梗死后有频发、复杂的室性早搏或非持续性室性心动过速的患者，虽可减少或抑制心律失常，但却明显增加了患者猝死和死亡的风险。硝苯地平是第一代短效钙拮抗剂，曾被广泛用于治疗高血压，甚至被推广用于治疗急性心肌梗死、不稳定型心绞痛和心力衰竭。至 20 世纪 90 年代中期人们才从病例对照研究和 Meta 分析中发现与利尿剂和 β 受体阻断药对比，硝苯地平虽可有效地降低血压，但有增加心肌梗死和死亡的风险，且剂量越大，这种风险的增加越明显。

　　一些疗法从理论上判断有效，因此被长期、广泛使用，但实际上是无效甚至有害的。而另一方面，一些方法有真正疗效却不为公众所了解而长期未被临床采用。因此临床医生应转变观念，从以经验和推理为依据的模式中解脱出来，学习并实践 EBM。

3．循证医学的优势

　　随着医学科学技术的发展，学科信息量爆炸式增长，各种全新诊疗手段不断出现，对医疗中的同一临床问题，会有不同的诊断与治疗观点。如何选择最切实有效的方案，应用既往经验医学的方法很难得到满意的答案，而 EBM 医学强调科学依据，可以通过大样本、多中心、随机分组对照的临床试验，综合评价临床疗效、预后结果、成本效益、风险指数等终点指标，制定正确的治疗方案，为患者提供经济、高效的医疗服务。EBM 强调了以人为本的现代医学思想，是解决多因素疾病诊断、治疗与预后的有力指导。

4．临床医生循证思维培养的重要性

　　EBM 为我们提供了一种科学、有效的决策诊断治疗方案的手段。建立循证思维，学会 EBM 的方法是医学生成长为合格医生的必要条件。医学是一门实践科学，没有良好的循证思维能力，就很难在纷繁复杂的临床现象中去粗取精、去伪存真，做出正确的决策。医学知识的快速更新对临床医生的学习能力提出了更高的要求，而一旦掌握了 EBM 的方法，学会通过多种途径搜集科学证据，就能完善自己的知识结构，不断积累和更新医学信息。

（二）临床医生怎样实践循证医学

1．掌握循证医学的基本方法

　　EBM 的目的是解决临床问题，包括认识和预防疾病、提高诊断准确性、应用有疗效的措施、改善预后并提高生存质量、促进卫生管理决策科学化，因此与临床医生紧密相关。EBM 的理论并不复杂，简言之就是引用设计严谨、能直接解决临床问题的文献结果并结合实际应用于患者的治疗，评估其疗效，以合理运用资源、改善医疗质量。临床医生可以通过以自学问题为主的 EBM 课程，掌握实践 EBM 的技巧和方法，按以下5 个步骤实验 EBM 在临床的实践：①将临床医生实践中的信息需求转变为能够解答的、具体的临床问题；②通过有效地检索、搜寻，查找与该临床问题相关的医学证据，包括各种文献及医学数据库，发表及未发表的研究成果；③对所获的证据的可信度和临床实用性进行严格评价，得出结论；④将评价结果应用于自己的临床实践；⑤对应用的效果

进行再评价。

能否按这 5 个步骤实践 EBM 的关键在于：是否转变了陈旧的观念？怎样判断医学文献提供的证据是否科学、可靠？如何查找相关的临床信息？会不会对众多的证据进行有效地筛选，并做出正确结论？能否面对众多的研究结果，对其研究对象、研究方案、研究结果进行辩证分析与评价，并结合具体实际采用有效、合理、实用的证据？解决这些问题需要接受临床流行病学和 EBM 的基本理论和方法的培训。

2．查询和应用循证医学的结果

如果临床医生自己还不能实践 EBM，可通过查询和应用他人进行的 EBM 所得到的结果，以摆脱过时杂志、药商代表和传统综述的支配。目前有两种可靠的信息来源可供查询和应用。

一种是具有 EBM 特色的，以结构文摘形式二次出版并附有专家评述的文献。这类文献多是流行病学家与临床医生合作，对研究方法科学、结论准确，而且具有实用价值的文章进行总结和评述。这类文献只占医学文献的 2%，但却是最可靠的临床证据之一。目前这类文献主要分散发表在部分权威杂志上，如 *JAMA*、*BMJ*、《新英格兰医学杂志》（*NEJM*）、《柳叶刀》（*Lancet*）、《内科学年鉴》（*Ann Intern Med*）等，或集中发表在两种 EBM 的专业杂志上：美国医师学院创办的《美国医师学院杂志俱乐部》（*American College of Journal Club*，*ACJC*）以及由 *JAMA* 和 *BMJ* 联合创办的《循证医学》（*Journal of Evidence-Based Medicine*）。这两种杂志的文章多以一页大小的篇幅，对医学期刊上已发表的论文进行综述。

另一种信息来源是 Cochrane 的 SR 数据库。此外，循证医学评述（evidence-based medicine reviews）也是实践 EBM 的最好证据来源。它具有以下优点：强调临床相关性，以解决问题的观点选择文献题目；集合世界一流的学者回顾所有较严谨的医学报告，不分地域、种族、语言，发表或未发表的文章，制作成目前最新、最可靠的结论；以特有的文献格式，表达资料取得的方法和重要的结果，医生不需花很多时间便能了解其要旨，与长篇大论的传统文献不同；存成电子媒体，以磁盘、光盘或网络传输的方式，可供迅速查询；由专家小组定期更新内容，引用最新的医学证据。由于该种数据库能够查询、评价和分析以及综合针对同一临床问题所有 RCT 的 SR，因此，也就为疾病的预防、治疗和康复提供了高水平、高质量的证据，使忙碌的临床医生能在短时间内，查询到科学的、可靠的信息。

3．接受循证医学的指导

如果临床医生暂时既不能实践 EBM，也不能查找相关的临床问题证据，那么，还可以采用 EBM 的方法，以改进临床工作质量，接受已具有 EBM 知识的医生指导或通过适当的方式学习 EBM 的基本知识，参加由 EBM 机构对自己临床工作的评价和反馈。在阅读医学文献时，最简单的选择和判断原则是若论文没有涉及 RCT，就不必浪费时间去读它；如果有相同治疗方法的若干篇文章，就选 RCT 设计较好的去阅读。

目前我国的 EBM 还处在一个初级阶段，有很多不完善的地方，以至于有人持保留或相反的观点。第一，我们临床存在着诸多问题，而 EBM 的周期非常漫长，从拟出问题、找寻资料、资料阅读与临床应用，每一步都必须付出大量时间，少则 3 年，长则五六年。如果医疗团队要采用 EBM，领导者必须善于分配时间。第二，实施 EBM 需要花费一定资金，如计算机与网络设备、数据库使用费及购买各种数据库 CD-ROM 等。第三，因为 SR 的撰写需要数年时间，在大量的临床试验结果没有公布之前，我们临床医生在面对患者的时候仍存在大量的盲区，实际上我们并不知道真正的证据，治疗一个具体的病例时仍然需要与其他经验相结合。第四，查找有证据的临床信息过程可能充满挫折。目前常用的数据库如 MEDLINE 等，其索引系统仍未十分完善，使用者可能花费了大量时间仍不尽如人意，而感到失望。最后，实践 EBM 会暴露出医生的知识不足，年轻医生也许会在发现自己的知识差距时产生挫败感；而高年资的权威医生则可能担心会从 EBM 的资料中发现自己以往的错误，而影响自己的权威地位。

简言之，EBM 并非要替代临床医生的技能和经验，而是以此为基础，将医生的临床经验与当前最好的证据相结合，促进其发展并使其更加完善。

第二节　循证诊断学简介

一、循证诊断学的提出和发展

诊断学是运用医学基本理论、基本知识和基本技能对疾病进行诊断的一门学科。其主要内容包括问诊采集病史，全面系统地掌握患者的症状；通过视诊、触诊、叩诊和听诊，仔细了解患者所存在的体征，并进行一些必要的实验室检查、器械检查来揭示或发现患者的整个临床表现；学习获取这些临床征象的方法，掌握收集这些临床资料的基本功，掌握临床诊断的思维方法和步骤，并提出可能性的诊断。

20 世纪 50 年代初，诊断学内容比较简单，除了病史、体格检查之外，就只有数量有限的实验室检查、X 线检查和少量的心电图检查。硬式气管镜应用也很少。60 年代兴起心导管检查和心血管造影、肺功能检查、胃镜检查等，但使用单位不多，仅限于大医院和医学院校附属医院。由于左、右心导管检查和心血管造影检查，提高了对先天性心脏病的诊断水平，促进了心血管外科的发展。

20 世纪 60 年代中期至 70 年代中期，这 10 年间我国科学技术处于停顿状态，医学各科也是如此，诊断学更是重灾领域。改革开放以来，医学领域进入了迅猛发展的新阶段。从国外引进的诊断知识、器械、技术和方法，加上国内同行研制和开发的诊断设备和方法，使诊断学内容急剧增长，新的诊断思维、方法、器械令人眼花缭乱，目不暇接。

诊断学领域近年来新增加技术如 CT、MRI、多普勒超声诊断、核素扫描等已成为临床常用的诊断手段，实验室检查也更新换代。我国卫生部于 1993 年明令废止 35 项过时实验检查项目就充分说明实验诊断进步之神速。

从诊断学的方法和技术来看，当代基础学科的高新技术已大步进入临床诊断领域。如分子生物学中 PCR 技术、单克隆技术，使检查的物质量级已达到 10 ～ 12 级；现代物理学中的 Doppler 效应、磁共振现象，使医学影像分辨率可达到 0.1 mm；遗传学中的染色体检查技术，已达到可解读人体细胞 DNA 水平。20 世纪 50 年代的病理诊断仅为细胞水平。那时实验室检查能达到百万分之一已属不易，现在可达千亿分之一，精细度提高了一万倍。在影像学检查方面，20 世纪 50、60 年代仅有常规 X 线和 A 超检查，只能分析点、片、块状阴影。现在 3T 的 MRI，其分辨率达到 0.3 mm。

在高新技术飞速发展的 21 世纪里，现代化的医疗器械越来越精密，检查准确率越来越高，使得疾病诊断的准确率越来越高，诊断学也发展到一个新阶段。EBM 不仅适用于治疗，也适用于诊断。在诊断学方面，EBM 的影响将越来越显著。它可以收集基础和临床各科研究成果，进行全面的、定量的综合分析，进行客观评价，确定诊断疾病最佳方案、最短途径，寻求最佳标准。例如，诊断心肌炎的实验室检查过去强调心肌活检和血清肌酸磷酸激酶（CPK）、谷草转氨酶（GOT）、乳酸脱氢酶（LDH）检查。临床实践证实在我国目前条件下，要求"反复进行心内膜活检"（《内科学》第 4 版）是做不到的，而 CPK、GOT、LDH 特异度不高，近年来发现肌钙蛋白 I（Tn-I）灵敏度和特异度高，可作为诊断心肌炎的"金标准"。

运用 EBM 诊断疾病还符合成本 - 效益（cost-effective）原则，即最佳的诊断方案、最短的诊断途径和最佳的诊断标准，可节省住院费用、节约医疗开支、减轻患者和国家负担。例如，患者体格检查发现肝大、表面不平、质地坚硬，高度怀疑为肝癌，做彩超或 CT 即可确立诊断，而不应既做彩超、又做 CT、再做 MRI，花费较高。

二、诊断学中引入循证医学的必要性

（一）有助于医务人员建立正确的临床思维

作为基础医学与临床医学之间的桥梁课程，诊断学可以看成是一门临床医学的工具课。学生学会疾病诊断的过程也就是认识疾病发生、发展的过程。而一个诊断的正确与否，关键还在于是否拥有正确的临床思维。循证思维是临床思维的基石，它注重知识的系统性、人体的整体观，不断产生问题从而不断激励创新，而创新思维的成果在解决问题的同时又成为新的证据，由此推动临床医学和基础医学向前发展，体现了循证思维的核心。

（二）有助于医务人员掌握科学的临床决策方法

EBM 的前提是最广泛地收集反映患者实际病情的真实资料，而这第一手资料正是从诊断学所教授的病史采集和体格检查中获得的。在诊断学课程中根据 EBM 的教学方法，有意识地培养学生提出问题、分析问题、寻找证据和得到结论、解决问题的能力。这不仅可以激发学生的学习兴趣、提高物理诊断教学效果，更有助于医学生掌握临床病例的诊治决策方法，为进一步临床课程的学习与临床实习打下坚实的基础。

（三）有助于医务人员自学能力的培养

EBM 以解决临床问题为出发点，在临床实践中发现问题，寻找证据，评价和综合分析所得证据及正确应用结果以指导疾病的诊断、治疗和预后。在以循证为基础的临床教学过程中，从提出问题、搜集证据到评价与综合分析都需要医学生发挥主观能动性，查阅文献、搜索因特网、评价文献等。每一个临床问题的解决都是对医学生一次很好的锻炼。经过如此反复训练，医学生在真正开始医学实践前就能掌握解决问题的科学方法，具备了终生学习的能力。

（四）有助于医务人员学会合理应用医疗资源

随着新医改的深入开展，如何对有限的医疗资源进行合理分配与利用是临床医生面临的新挑战。忽视物理诊断得到的信息，过度依赖实验室、影像学等检查手段进行诊断，过度医疗，导致"大检查""大处方"等现象仍时有发生，虽然卫生管理机构针对这一现象采取了"单病种限价""均次费用限制"等多种方法，但根本上还是需要临床医生从自身做起。循证诊断学的诞生和发展，有助于医疗工作者合理诊断，为医疗资源的合理利用提供了可能。

三、循证诊断实践

实践循证诊断的第一步是根据患者的情况提出问题：例如，一位 78 岁的女性患者，术后 10 天出现呼吸困难及胸痛，临床怀疑肺栓塞，行肺通气 / 灌流扫描，结果为"中度可能"。提出的问题是根据检查结果，能否肯定肺栓塞诊断？

第二步是进行资料检索，根据需要解决的问题，确定检索词。如上述诊断肺栓塞的问题，可用"肺栓塞""通气 / 灌流"作为关键词进行检索。

第三步是评价检索到的证据。根据试验的科学性或有效性、结果的重要性、结果能否用于当前患者进行评价。

评价试验科学性或真实性（validity）主要从试验的设计和实施进行。诊断试验的设计方案应首选前瞻性队列研究，将怀疑有病的患者连续纳入，对纳入研究的对象都应做诊断试验，用诊断标准判断其是否有病。很多诊断试验并非前瞻性研究，而是选择已经确诊的患者作为病例组，选择已经确定不患该病的人甚至正常人作为对照组，这种病例对照研究方案，往往夸大了试验的灵敏度及特异度。诊断试验必须和标准诊断 / 金标准进行盲法对照，即判断诊断试验结果的人不能知道患者是否患病和诊断试验的结果，应按照标准诊断 / 金标准诊断判断患者是否患病。如果诊断标准选择不当，也会影响诊断试验的准确性。所有纳入研究的对象，都应该经过诊断试验及标准诊断的检查，但由于很多标准诊断都是有创的（如手术），临床上往往只给诊断试验阳性的研究对象进行标准诊断的检查，而阴性者并未接受标准诊断的检查。如研究心电图运动试验对冠状动脉狭窄的诊断价值时，可能只给试验阳性的患者进行了冠状动脉造影，无法了解试验阴性患者的患病情况。如果因为伦理或其他原因不能对所有研究对象进行有创性检查，需对这部分研究对象进行随访追踪，以确定其是否患病。诊断试验所研究的样本应与临床实践中需应用该试验的患者情况相似，一项临床研究纳入的对象决定了将来该研究结果的可推广性，即研究结果只适用于和研究对象情况相似的患者。如对某项肿瘤标志物进行研究，研究对象是晚期肿瘤患者和正常人，可能得到很高的灵敏度及特异度，但所得到的结果只能用于区别晚期肿瘤患者和正常人，如果将该试验结果用于早期肿瘤的诊断，则可能因灵敏度、特异度降低而造成漏诊或误诊。还要考虑试验的精确性或重复性，即在相同条件下进行重复试验能否得到相同结果。如果试验结果来自实验室，良好的室内质控是保证结果重复性的有效措施。

试验结果是否重要，主要看试验能否将患者与非患者区分开来，诊断试验的灵敏度、特异度，特别是似然比（likelihood ratio，LR）能够反映诊断试验的优劣。一般认为，LR > 10 或 < 0.1 能使验后概率发生较大改变，往往能确诊疾病或排除疾病；LR 在 5 ~ 10 或 0.1 ~ 0.2 之间，验后概率较验前概率有中等程度改变，很可能能够确诊或排除疾病；LR 在 2 ~ 5 或 0.2 ~ 0.5 之间，验后概率较验前概率有一定改变；LR 在 1 ~ 2 或 0.5 ~ 1 之间，验后概率近似于验前概率，试验价值很小；如果 LR=1，则验后概率等于验前概率，试验完全无价值。从 ROC 曲线也可以判断试验的重要性，如果曲线下面积较大，则试验较理想，ROC 曲线越靠近 45° 对角线，则曲线上各临界点的似然比越小，试验的价值也越小。除了试验本身的特性即灵敏度、特异度、似然比外，验前概率对验后概率也有很大影响，如验前概率为 90%，试验的灵敏度、特异度均为 90%，即使试验呈阴性结果，其验后概率仍有 50%，并不能排除该诊断。相反，如果验前概率非常低，比如 1%，即使试验的 LR 为 10，验后概率也只有 9%，不能确诊。

诊断试验结果能否应用于当前患者，还取决于当地有无条件开展该试验，如设备条件、人力条件等。如国外报道用 PET CT 进行肿瘤诊断，而我国绝大多数医院无此设备，少数有设备的医院由于检查开展不多，经验积累少，很可能达不到国外报道的诊断灵敏度、特异度。还应考虑患者当前的情况与文献报道研究对象情况是否相似，如果文献的研究对象均为晚期患者，而当前患者是早期患者，该试验对患者的诊断帮助可能不大。此外，医生能否较准确地估计患者的验前概率，也决定了试验结果对患者的诊断是否有帮助。如果完全不能估计患者的验前概率，即使进行了试验，也无法估计验后概率。

将诊断试验应用于患者，是期望所获得的验后概率改变对患者的处理。如图 1-1 所示，临床医生诊断时，先根据患者情况估计验前概率，如果验前概率很低，低于检测阈值，则排除诊断，不需要进行试验。如果验前概率高于治疗阈值（treatment threshold），则开始治疗，也不需要进行试验。如果验前概率介于二者之间，则需要进行试验。理想的试验应能使验后概率提高到治疗阈值之上或降低到检测阈值之下，如果验后概率仍在检测阈值和治疗阈值之间，则该试验对患者的诊断帮助不大，需要进行其他试验进一步确诊或排除诊断，见图 1-1。

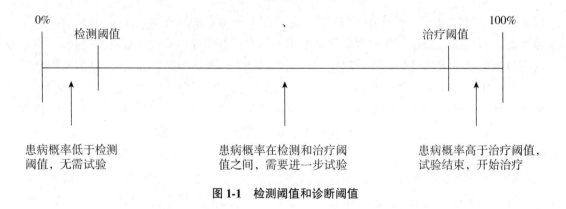

图 1-1 检测阈值和诊断阈值

四、循证诊断面临的问题和挑战

由于诊断研究往往是非干预性研究，过程难以控制，容易产生各种偏倚。因此，诊断研究数量少、多数研究方法学较差、证据质量较低，不仅远远落后于治疗性研究，也远远落后于诊断技术的发展。即使公认为最佳证据的 SR，在诊断领域中由于原始研究质量差、SR 方法学不成熟、报告不规范，多数诊断研究的 SR 质量不高。临床实践中，多数医生不熟悉诊断试验的统计计算，只关注试验的灵敏度、特异度如何，单纯从试验结果来判断患者是否患病，认为高灵敏度试验有助于排除诊断，高特异度试验有助于确诊，而未充分考虑患者的具体情况，不考虑验前概率，也不会计算和应用验后概率。特别是近年来，实验室检查项目越来越多，许多项目的参考范围来自正常人的均值 $\pm2SD$，不能提供诊断疾病的灵敏度、特异度、似然比等。当检验结果超出正常时，临床医生很难处理。

在诊断学教学中，很多老师只是强调哪个系统疾病应该做哪些检查，没有注意到有些体征的重复性很差，对诊断疾病的灵敏度、特异度均很低，即使已知很不可靠的体征，也不愿放弃。学生花费大量时间死记硬背查体内容、方法和技巧，以应付考试，而并不知道阳性体征和阴性体征的意义。如在大叶性肺炎的诊断中，呼吸音降低、啰音、扣诊浊音、语音震颤的敏感度不到 50%。毛细血管充盈时间是较常用的检查，然而其正常范围随年龄、环境温度、检查者的技巧而有变化，有研究者发现该试验对诊断 450 ml 失血非常不敏感，灵敏度只有 6%，而特异度高达 93%；由于其似然比为 1，该试验对诊断少量失血无价值，但创伤分站考试中往往包括此项检查。准确诊断是有效治疗的前提，如果不能对患者进行准确诊断，EBM 就无从谈起。诊断研究的滞后会严重影响临床医学的发展。我们在今后的工作中，应该加强诊断研究质量，注重研究的方法学，保证结果的真实性、准确性。

第三节　诊断证据的评价方法

一、证据资源发展简史

20 世纪 80 年代以前，医生查证广泛采用翻阅专业书籍、订阅期刊、使用检索工具书及咨询专家等，这种查证的最大缺点是费时且易漏掉很多有价值的文献。80 年代后出现了通过计算机检索的医学数据库，将发表在各种期刊上的散乱文献进行索引，使医生可一次性检索到各种类型的证据，如专家意见、病案报告、临床对照试验、随机对照试验（RCT）等，但这些证据的质量和可信度却参差不齐。

90 年代以后，随着 EBM 的诞生和发展，出现了临床证据分级的概念，强调优先参考等级更高的证据。但很快发现，即使高质量的证据间也存在结果相矛盾的地方，并因此将 SR 的方法引入 EBM 以解决此类问题。1993 年 Cochrane 协作网成立，致力于生产高质量的 SR 并保证不断更新。1996 年 Cochrane Library 上线，收集已有 SR 和临床试验建立索引，方便查找，此后，EBM 进入高速发展期。但随着临床证据数量的急剧增加，临床医生查证时间不够、检索知识和技能不足、所在机构资源订购不足等问题严重限制了医疗工作者的循证可及性。

20 世纪末，为应对临床医生不能查或者不想查证的问题，陆续出现了 ACP PIER、DynaMed 和 UpToDate 等以临床主题形式整合证据的知识库。这类资源既有像教科书一样的背景知识介绍，又有相关的最新证据总结，还结合专家经验根据不同临床主题和患者人群给出相应的推荐意见（证据质量级别和推荐强度）。研究显示，这类整合型的证据知识库比 PubMed、Google 等能更快更可靠地解决临床医生日常医疗中遇到的问题。这类资源的出现和完善，将传统"问题、检索、整合和评价"的零散循证模式转化为"问题 - 检索 - 答案 / 推荐方案"的整合循证模式。使临床医生不需要花大量时间从 PubMed 等原始文献数据库中去检索、获取全文、评价和总结临床研究证据，使越来越多的临床医生实践 EBM 成为可能。

国内目前还没有真正意义的 EBM 知识库，使用国外已有资源让国内医生将面临语言、医疗环境差异和费用高等难题。因此，国内要想真正实现循证临床实践，引进国外较好的 EBM 知识库并翻译修改使之适合国情，或开发类似的中文电子资源库势在必行。

二、证据演进的"5S"模式与证据金字塔

信息的效用与其相关性和可信性成正比，与其使用时需要的工作量成反比。为了克服医学工作者利用证据进行决策的困难，医学信息工作者做了大量的工作，对原始研究进行过滤、梳理和总结，再将总结的证据简化和整合。证据因此从原始研究报告演进成决策者可以直接使用的信息，演进背后的主要逻辑是简化和综合，目的是使决策者能及

时快速地获得相关的、准确的、简明的、综合的信息。EBM 的证据信息及其提供系统还在不断地发展和完善，在证据演进的过程中，保证收录证据的相关性、可靠性、及时性和简明性，是成功的关键。

加拿大医学信息学专家 DiCenso 用"6S"总结了 EBM 信息服务模式演进的过程（图 1-2），"6S"分别指原始研究（Studies）、研究大纲（Synopses of studies）、系统评价（Systematic reviews）、证据综合概要（Synopses of synthesis）、综合证据（Summaries）及证据系统（Systems），相对应的典型证据资源分别是 MEDLINE、EBM Reviews、Cochrane Library、ACP Journal Club、Clinical Evidence、Map of Medicine。原始研究是所有其他证据衍生品的基础，证据系统是提供证据的最高形式，因此证据资源以原始研究为基础，以证据系统为终端，自下而上形成一个不断缩小的证据资源金字塔（pyramid of evidence）（图 1-2）。金字塔的塔顶是证据演进的终端，也是证据最浓缩最简明的形式。

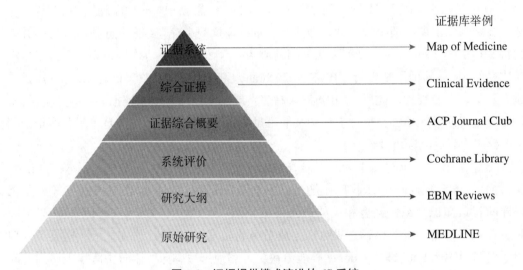

证据库举例

证据系统　————————————→　Map of Medicine

综合证据　————————————→　Clinical Evidence

证据综合概要　————————————→　ACP Journal Club

系统评价　————————————→　Cochrane Library

研究大纲　————————————→　EBM Reviews

原始研究　————————————→　MEDLINE

图 1-2　证据提供模式演进的 6S 系统

三、诊断证据评价

在临床实践过程中，疾病的正确诊断是临床医生进行有效治疗的前提和必备的技能，也关系到患者的预后。临床医生为了做出正确的诊断，需花费大量的时间阅读文献介绍的方法，同时结合个人经验采用多种诊断措施以达到诊断目的，但难免存在片面性和盲目性。实际上，在选择和采用诊断试验时，不但要了解诊断试验的特征、属性和适用范围，还应该应用 EBM 方法对诊断试验进行评价研究，这将有助于临床医生合理选择可靠、正确、实用的诊断试验，科学地解释诊断试验的各种结果，从而为提高诊断疾病的准确性提供科学依据。当以研究证据为自己的患者制定诊断决策时，必须考虑检索到的证据提供的结果是否真实、可靠，是否适合患者，为此需要对诊断研究证据的真实性、重要性和结果的适用性进行评价，具体条目见表 1-1。

表 1-1　诊断试验的评价标准

类别	评价标准
诊断研究证据的真实性评价	（1）是否与诊断目标疾病的参考标准或金标准独立地进行了盲法比较
	（2）是否纳入适当的研究对象（这些研究对象与临床实践中的对象是否相似）
	（3）研究所采用的金标准或者参考标准是否与诊断试验无关
	（4）测量诊断试验的方法或一组方法在另一组研究对象中是否也能得到可靠的结果
诊断研究证据的重要性评价	（1）诊断试验准确性评价
	（2）诊断试验临床应用价值的评价
诊断研究证据的适用性评价	（1）临床患者与研究对象是否存在较大的差异，导致研究结果不能直接应用
	（2）患者对诊断试验的期望和选择如何
	（3）诊断试验结果是否改变了对患者的处理

医学文献中的研究证据分为 3 类：①原始研究证据（primary research evidence），包括试验性研究（experimental studies）和观察性研究（observational studies）；②二次研究证据（secondary research evidence），包括 Meta 分析、SR、系统评价再评价、综述、述评等；③转化研究证据（translational research evidence），包括实践指南、决策分析、经济学分析和卫生技术评估等。诊断研究的常用数据库、质量评价工具和报告规范见表 1-2。

表 1-2　诊断研究常用数据库、方法学质量评价工具和报告规范

证据	常用数据库	质量评价工具	报告规范
诊断性指南	NGC、NICE、ACP PIER、PubMed、中国生物医学文献数据库、中国知网、万方数据库	AGREE Ⅱ	RIGHT
诊断性 SR	Cochrane Library、PubMed、中国生物医学文献数据库、中国知网、万方数据库	AMSTAR 2	PRISMA 2020
诊断性随机对照试验（D-RCT）	PubMed、中国生物医学文献数据库、中国知网、万方数据库	ROB 2-0	CONSORT 2010
诊断准确性试验（DTA）	PubMed、中国生物医学文献数据库、中国知网、万方数据库	QUADAS-2	STARD 2015

（一）质量评价工具

1. AGREE Ⅱ

2003 年，指南研究与评价（Appraisal of Guidelines for Research and Evaluation，AGREE）工具由加拿大、荷兰、英国、美国、法国等 11 个国家临床指南经验丰富的研究者（即 AGREE 协作组织）共同开发并出版。AGREE Ⅱ工具包括 6 个领域 23 个主要条目，以及 2 个总体评估条目，每个领域针对指南质量评价的一个特定问题。领域 1（范围和目

的）：涉及指南的总目的，特定卫生问题和目标人群（第 1 ～ 3 条）。领域 2（参与人员）：涉及指南开发小组成员组成的合理程度，并能代表目标使用人群的观点（4 ～ 6 条）。领域 3（严谨性）：涉及证据的收集和综合过程、陈述和更新推荐建议的方法（7 ～ 14 条）。领域 4（清晰性）：涉及指南的语言、结构及表现形式（15 ～ 17 条）。领域 5（应用性）：涉及指南实施过程中的有利条件和潜在不利因素及其改进策略，以及应用指南涉及的相关资源问题（18 ～ 21 条）。领域 6（独立性）：涉及指南推荐建议的产生不受相关利益竞争的影响和左右（22 ～ 23 条）。目前，该工具在国际上具有较高的权威性，为目前国际指南质量评价的基础工具，已被翻译成多种语言并被超过 100 种以上的出版物引用，得到了多个卫生健康组织的支持和认同。

2. 系统评价的方法学质量评价（AMSTAR）

2007 年，由荷兰 VU 大学（Vrije Universiteit）医学研究中心和加拿大渥太华大学的临床流行病学专家组成的研发团队，基于如 OQAQ（Overview Quality Assessment Questionnaire）等已有的一些具有参考价值和代表性的评估工具在长期使用过程中所形成的实践证据和专家共识，共同研发了专门用于评估 SR 方法质量的 AMSTAR（a measurement tool to assess systematic reviews）量表。AMSTAR 由 11 个领域组成，2017 年更新的 AMSTAR 2 保留了原始版本的 10 个领域，并对其进行修改和扩展，其中 2 个领域（"研究选择和数据提取是否具有重复性"和"是否说明相关的利益冲突"）被扩展为 4 个领域。同时，AMSTAR 2 细化和分开评估了随机和非随机研究的偏倚风险。因此，在对原始版本的 10 个领域进行修改、细化和补充后，增加 4 个领域，目前的 AMSTAR 2 由 16 个领域组成。

3. ROB

RCT 的偏倚风险评估工具最早可追溯至 1961 年，随后制定的这种工具达数十种之多。其中，2008 年公布和 2011 年更新的 Cochrane Collaboration's Tool for Assessing Risk of Bias in Randomized Trials（ROB 1.0）的影响最为深远。该工具克服了既往评估工具项目不完整或过于复杂、量表评分权重不合理等问题，成为 Cochrane SR、非 Cochrane SR 中常用的主流评估工具。然而，该工具并没有对 RCT 研究设计类型加以明确区分，也没有对干预的分配效果和依从效果进行明确界定。此外，该工具没有充分考虑组间沾染的问题。鉴于此，Cochrane 方法学工作组对该工具进行了更新，涵盖平行设计、交叉设计和整群设计，明确了 ROB 1.0 中一些容易造成混淆的概念，并调整了部分评估项目。新版的工具统称为"偏倚评估工具 2.0 版本"（ROB 2.0），在 ROB 1.0 的基础上，进一步完善了各个偏倚评估在证据整合与评价过程中的重要地位，细化了具体领域的评估过程，共包括六大领域，即：随机化过程中的偏倚、偏离既定干预的偏倚、结局测量的偏倚、结局数据缺失的偏倚、结果选择性报告的偏倚和整体偏倚。

4. QUADAS

目前，有关诊断试验质量评价的工具较多，诊断准确性试验质量评价（Quality Assessment of Diagnostic Accuracy Studies，QUADAS）工具是当前最为推荐的诊断试验准确性质量评价工具，也是 Cochrane 协作网的诊断试验系统评价方法学组采用的工具。随着实践的不断深入，QUADAS 研发小组对其进行了修订，于 2011 年推出修订版 QUADAS 2，于 2012 年被纳入 Cochrane 协作网专用软件 RevMan5.2 中。QUADAS 是由英国约克大学 Penny Whiting 等遵照德尔菲法于 2003 年制定的专用于评价 DTA 的 SR/Meta 分析中原始研究质量的工具，因此，自 2003 年推出以来，就得到了广泛的应用与推荐。原版 QUADAS 工具纳入了 14 个条目，涵盖了疾病谱、金标准诊断、疾病进展情况、评价偏倚、临床评价偏倚、合并偏倚、试验的实施、难以解释或中间的检查结果和退出病例等方面，而条目的评价方式都是以"是""否""不确定"进行的。随着 QUADAS 被广泛使用，一些个人经验、零星报道及各种反馈都提出了该工具在使用过程中出现的一些问题，因此，研发小组根据使用者的反馈信息在原版 QUADAS 工具的基础上研制了 QUADAS 2。QUADAS 2 工具主要由 4 个部分组成：病例的选择、待评价试验、金标准诊断、病例流程和进展情况。与原版本相比，QUADAS 2 主要的优点就是定义问题的方式更具针对性和临床操作性，呈现问题的方式更易于接受。

（二）报告规范

1. RIGHT

2016 年，由兰州大学陈耀龙、杨克虎两位老师发起并联合多国专家成立国际实践指南报告标准工作组 [即卫生保健实践指南的报告条目（Reporting Items for Practice Guidelines in Healthcare，RIGHT）工作组]，作为全新研发的国际实践指南报告规范，RIGHT 旨在为系统、全面地报告指南提供结构化的清单，母文件于 2017 年 1 月在《内科学年鉴》（*Annals of Internal Medicine*）上发表，同时被国外学者翻译并发表为中文、德语和意大利语，法语、俄语、日语、韩语等其他语种的版本正在陆续翻译中。RIGHT 目前被国际知名的报告规范数据库 EQUATOR（Enhancing the Quality and Transparency of Health Research）收录，并在首页推荐为全球最重要的 15 个报告规范之一。其包含 7 大领域，共 22 个条目，是当前全球唯一适用于指导卫生政策与体系、公共卫生和临床医学指南的报告标准。

2. PRISMA

1999 年，由加拿大渥太华大学 David Moher 牵头成立了 Meta 分析报告质量委员会，并召开了"The Quality of Reporting of Meta-analysis of Randomized Controlled Trials"工作会议，对 RCT 的 Meta 分析报告进行方法学质量评价，并在 Lancet 上发表了针对 RCT Meta 分析的统一报告规范——随机对照试验 Meta 分析的报告诊断声明（Improving the Quality of Reports of Meta-Analysis of Randomized Controlled trials：the QUOROM Statement）。之后，工作组考虑到不仅需要关注 Meta 分析，还应关注 SR。2009 年 6 月，包括 SR 作者、方法学家、临床医生、医学编辑及用户在内的 29 名参与者在渥太华召开会议，修订和扩展 QUOROM，最终将 QUOROM 更名为 PRISMA，并在 PLOS 上发表了 PRISMA 声明（*Preferred Reporting Items for Systematic Reviews and Meta-Analysis：the PRISMA Statement*）及其说明文件，以提供针对每个条目规范报告的实例，需要报告的基本原因及证据基础。虽然 PRISMA 只适用于 RCT SR/Meta 分析的报告，但也作为其

他类型研究 SR/Meta 分析报告的基础规范。PRISMA 清单共 27 个条目，包括摘要、前言、方法、结果、讨论和资金支持等 7 个部分。2021 年，PRISMA 工作组对 PRISMA 进行了更新，即为 PRISMA 2020，此次更新对一些条目进行了更新和修改，增加了自动化等相关的内容，更新后的条目依旧包括 7 个领域 27 个条目。

3. 临床试验报告的统一规范（CONSORT）

1993 年，来自医学杂志、临床试验、流行病学和方法学领域的 30 位专家在加拿大渥太华召开工作会，讨论制定一种用于评估 RCT 报告质量的新量表。会后发表了试验报告规范（Standards of Reporting Trials，SORT）声明。此声明由一个包括 32 个条目的清单和一份流程图组成，以指导研究者如何规范报告 RCT。1994 年，另一群专家（Asilomar 工作组）在美国加州 Asilomar 独立地做了类似工作，提出在试验报告中应该包括的条目清单，并建议杂志编辑将其写进稿约。

为更好地吸引杂志采纳并推动其传播，在 *JAMA*（《美国医学会杂志》）副主编 Drummond Rennie 的建议下，1995 年 9 月 20 日，两个工作组的 9 位代表在芝加哥召开工作会，探讨将两份清单合二为一，清单条目的筛选采用改良的德尔菲法，并尽可能循证。并于 1996 年发表了临床试验报告的统一规范（Consolidated Standards of Reporting Trials，CONSORT）声明。其后，CONSORT 声明随新证据的不断出现持续定期更新，1999 和 2000 年工作组两次开会修订 CONSORT 声明，并于 2001 年史无前例地在 3 种著名的国际医学杂志 [《内科学年鉴》（*Annals of Internal Medicine*）、《柳叶刀》（*The Lancet*）和 *JAMA*] 上同时发表了修订版 CONSORT 声明。2007 年，CONSORT 工作组再次召开工作会，启动再次修订 CONSORT 声明，并在 2010 年发表了《CONSORT 声明 2010 版》。《CONSORT 声明 2010 版》的清单共有 25 个条目，包括题目与摘要、背景、方法、结果、讨论和其他信息 6 个部分。

4. STARD

1996 版 CONSORT 声明对 RCT 报告质量的成功改善，让研究者看到了改善诊断试验报告质量的前景。在 1999 年罗马召开的 Cochrane 学术年会上，Cochrane 诊断与筛查检查方法工作组讨论了诊断验方法学质量低、报告不标准的问题。工作组认为解决这些问题的第一步在于提高诊断研究报告的质量。2000 年 9 月，由荷兰阿姆斯特丹大学的 Patrick M. Bossuyt 等组成的诊断研究报告标准委员会在阿姆斯特丹举行的共识会上，正式启动诊断准确性研究报告标准（Standards for Reporting of Diagnostic Accuracy，STARD）声明的制定，并配以说明文字，于 2003 年正式发表。2015 年，STARD 工作组更新了该报告规范，更新后的 STARD 清单共 30 个条目，包括题目、摘要、简介、方法（研究设计、受试者、试验方法、分析）、结果（研究对象、试验结果）、讨论和其他信息 7 个部分。

参考文献

[1] Bossuyt PM，Reitsma JB，Bruns DE，et al. STARD 2015：an updated list of essential items for reporting diagnostic accuracy studies [J]．BMJ，2015，351：h5527. doi：10.1136/bmj.h5527

[2] Page MJ，McKenzie JE，Bossuyt PM，et al. The PRISMA 2020 statement：an updated guideline for reporting systematic reviews [J]．BMJ，2021，372：n71. doi：10.1136/bmj.n71

[3] Canadian Task Force on the Periodic Health Examination：The periodic health examination [J]．CMAJ，1979，121（19）：1193-1254.

[4] Gennis P，Gallagher J，Falvo C，et al. Clinical criteria for the detection of pneumonia in adults：guidelines for ordering chest roentgenograms in the emergency department [J]．J Emerg Med，1989，7（3）：263-268.

[5] Eddy DM. Practice policies：where do they come from? [J]．JAMA，1990，263（9）：1265，1269，1272 passim.

[6] Guyatt GH. Evidence-based medicine. ACP J Club，1991，114：A-16.

[7] Evidence-Based Medicine Working Group. Evidence-based medicine. A new approach to teaching the practice of medicine [J]．JAMA，1992，268（17）：2420-2425.

[8] Davidoff F，Haynes B，Sackett D，et al. Evidence based medicine [J]．BMJ，1995，310（6987）：1085-1086.

[9] Sackett DL，Rosenberg WM，Gray JA，et al. Evidence based medicine：what it is and what it isn't [J]．BMJ，1996，312（7023）：71-72.

[10] 毛宗福，丁元林. 临床诊断试验论著质量分析 [J]．中华医院管理杂志，1998，14（2）：105-106.

[11] 胡大一. 循证医学（EBM）——临床研究与实践的新时代 [J]．解放军医学杂志，1999，24（4）：311-312.

[12] 张鸣明. 再见吧，墨守成规者！——David Sackett 谈循证医学 [J]．华西医学，1999，14（2）：125-126.

[13] 刘建平. 临床医疗实践需要循证医学 [J]．中国胸心血管外科临床杂志，1999，6（2）：76.

[14] 张鸣明，冯远景. 循证医学与临床医生 [J]．中国胸心血管外科临床杂志，2000，7（4）：288-290.

[15] 陈文彬. 诊断学（第五版）[M]．北京：人民卫生出版社，2001.

[16] 李幼平. 循证医学 [M]．北京：高等教育出版社，2003.

[17] Atkins D，Best D，Briss PA，et al. Grading quality of evidence and strength of recommendations [J]．BMJ，2004，328（7454）：1490-1494.

[18] Mallett S，Deeks JJ，Halligan S，et al. Systematic reviews of diagnostic tests in cancer：review of methods and reporting [J]．BMJ，2006，333（7565）：413.

[19] Bianchi MT，Alexander BM. Diagnostic skills：Evidence based diagnosis：does the language reflect the theory? [J]．BMJ，2006，333（7565）：442-445.

[20] Frank C. Medical education：Evidence based checklists for objective structured clinical examinations [J]．

BMJ，2006，333（7567）：546-548.

[21] 唐金陵，Paul Glasziou. 循证医学基础（第 2 版）[M]. 北京：北京大学医学出版社，2011.

[22] 李幼平. 循证医学 [M]. 北京：人民卫生出版社，2014.

[23] Djulbegovic B，Guyatt GH. Progress in evidence-based medicine：a quarter century on [J]. Lancet，2017，390（10092）：415-423.

[24] 张俊华，孙鑫. 循证中医药学 [M]. 上海科学技术出版社，2018.

[25] Sterne JAC，Savović J，Page MJ，et al. RoB 2：a revised tool for assessing risk of bias in randomised trials [J]. BMJ，2019，366：l4898. doi：10.1136/bmj.l4898

第二章

诊断准确性试验

本章概要

　　诊断准确性试验是诊断试验最主要的研究类型，也是学习诊断试验的必经之路。诊断准确性试验是用来评估某试验方法正确地将一组研究对象区分为具有或不具有某种状况能力的研究。在诊断准确性试验中，最为重要的就是诊断试验与金标准试验的对比结果，从而对被评价检验方法的真实性、可靠性和收益进行评估，最后可得知检验方法与金标准试验之间的吻合程度，将其运用于临床诊断的研究当中。本章旨在探讨诊断准确性试验的研究设计方法、质量评价以及报告规范等方面的内容。

第一节　诊断准确性试验概述

诊断准确性试验基本概念

（一）诊断准确性试验

　　诊断准确性试验是用来评估某试验方法正确地将一组研究对象区分为具有或不具有某种状况能力的研究。在诊断准确性试验中，将同一组中可能具有某种健康状况（疾病）的研究对象，接受一项或多项检查检验的结果，与金标准试验检验结果进行比较，从而对被评价试验方法的真实性、可靠性和收益进行评估。由于医学领域的检查、检验方法不断推陈出新，模式也不断更新换代，如果诊断准确性研究设计存在缺陷，或者是结果报告欠规范，均可导致被评价试验的价值被夸大或者产生偏倚，从而导致临床医生过早地下结论或者导致错误的治疗决定。

诊断准确性试验中被评价的试验方法（index test），可以包括所有从病史、体格检查、量表、实验室检查（如血生化、血液学、免疫学、病理学检查）、影像学检查（如X线、B超、CT、PET/PET-CT、MRI、内镜及放射性核素检查等）、功能检查（如肺功能检查、心电图、脑电图、肌电图等）和组织学检查等所获得的患者信息，这些信息可为疾病正确诊断及其鉴别诊断提供重要依据，同时可以用来判断疾病的严重程度，评估疾病的临床过程、治疗效果及其预后，筛选无症状的患者和监测药物不良反应等。

（二）金标准试验（gold standard test）

金标准试验又称标准诊断试验（standard diagnostic test）、参考试验（reference test）等，是指当前国内外医学领域公认的诊断某种疾病最为准确可靠的诊断方法。对绝大多数疾病而言，病理活检、手术检查、尸体解剖等均是具有普遍意义的金标准，也可将专家制定并得到的临床诊断标准和长期临床随访所获得的结果作为金标准。金标准试验是指目前可行的、最好的判断疾病状态的方法，可以是一项单独的检查，也可以是几项检查的组合；可以是实验室、影像学和病理学检查，也可以是经过随访后获得的结果。

（三）诊断准确性试验常用指标

诊断方法的准确性指从被评价试验中获得的疾病状态信息和由金标准试验获得相应信息的吻合程度。如果在一个诊断研究中，金标准试验选择不当，就会造成对研究对象"有病"和"无病"划分上的原则性错误。

常用的判断准确性的评价指标包括灵敏度（sensitivity）、特异度（specificity）、似然比（likelihood ratios），诊断比值比（diagnostic odds ratio），以及受试者操作特征曲线下面积（area under receiver operator characteristic curve）。诊断试验的临床应用性指标包括阳性预测值和阴性预测值等。为了便于理解，根据诊断试验的结果和金标准试验的结果建立一个四格表（表2-1）。根据诊断试验的四格表，可出现4种情况：真阳性（患病组中诊断试验阳性）、假阳性（非患病组中诊断试验阳性）、假阴性（患病组中诊断试验阴性）和真阴性（非患病组中诊断试验阴性）。

表 2-1 评价诊断试验的四格表

试验结果	金标准试验		
	患病	未患病	合计
阳性	a（真阳性）	b（假阳性）	$a+b$（阳性人数）
阴性	c（假阴性）	d（真阴性）	$c+d$（阴性人数）
合计	$a+c$（患病人数）	$b+d$（非患病人数）	$a+b+c+d$（受检总人数）

1. 灵敏度与假阴性率

（1）灵敏度（sensitivity，SEN）：灵敏度又称真阳性率（true positive rate，TPR），是实际患病且诊断试验结果阳性的概率。反映被评价诊断试验发现患者的能力，该值越大越好，即理想的灵敏度为100%，灵敏度只与患病组有关。能够诊断出尚处于初期或早期的目标疾病的诊断试验，或能够反映出目标疾病微小变化的诊断试验为高灵敏度诊断试验。

$$SEN = \frac{a}{a+c} \times 100\%$$

（2）假阴性率（false negative rate，FNR）：假阴性率又称漏诊率（omission diagnostic rate，β），是实际患病但诊断试验结果为阴性的概率。与灵敏度为互补关系，也是反映被评价诊断试验发现患者的能力，该值越小越好。

$$FNR = \frac{c}{a+c} \times 100\% = 100\% - 灵敏度$$

2. 特异度与假阳性率

（1）特异度（specificity，SPE）：特异度又称真阴性率（true negative rate，TNR），是实际未患病且诊断试验结果为阴性的概率，反映鉴别未患病者的能力，该值越大越好，即理想的特异度为100%。特异度只与未患病组有关。用于鉴别诊断的诊断试验特异度达到85%以上者可称为高特异度的诊断试验。

$$SPE = \frac{d}{b+d} \times 100\%$$

（2）假阳性率（false positive rate，FPR）：假阳性率又称误诊率（mistake diagnostic rate，α），是实际未患病而诊断试验结果阳性的概率。与特异度为互补关系，也是反映鉴别未患病者的能力，该值越小越好。

$$FRP = \frac{b}{b+d} \times 100\% = 100\% - 特异度$$

3. 似然比（likelihood ratio，LR）

在评价诊断试验时，灵敏度和特异度分别单独地评价试验，但是在实际诊断试验中，两者存在一定的内部联系，且互相牵制，互不可分。不同的诊断试验临界值具有不同的灵敏度和特异度。灵敏度升高，特异度下降；特异度升高，灵敏度下降。因此，在评价诊断试验时仅描述灵敏度和特异度远不能反映诊断试验的全貌。似然比是反映灵敏度和特异度的复合指标，从而全面反映诊断试验的诊断价值，且非常稳定，比灵敏度和特异度更稳定，更不受患病率的影响。

（1）阳性似然比（positive likelihood ratio，LR+）：LR+为出现在金标准试验确定患

病的受试者阳性试验结果与出现在非患病受试者阳性试验结果的比值大小或倍数，即真阳性率与假阳性率之比，因此，LR+ 越大，表明该诊断试验误诊率越小，也表示患目标疾病的可能性越大。

$$LR + = \frac{真阳性率}{假阳性率} = \frac{SEN}{1 - SPE}$$

（2）阴性似然比（negative likelihood ratio，LR-）：LR - 为出现在金标准试验确定患病的受试者阴性试验结果与出现在非患病受试者阴性试验结果的比值大小或倍数，即假阴性率与真阴性率之比，因此，LR- 越小，表明该诊断试验漏诊率越低，也表示患目标疾病的可能性越小。

$$LR - = \frac{假阴性率}{真阴性率} = \frac{1 - SEN}{SPE}$$

4．准确度与约登指数

（1）准确度（accuracy，Ac）：准确度表示诊断试验中真阳性例数和真阴性例数之和占全部受检总人数的百分比。反映正确诊断患病者与非患病者的能力。准确度越高，说明真实性越好。

$$Ac = \frac{a + d}{a + b + c + d} \times 100\%$$

（2）约登指数（Youden's index，YI）：约登指数又称正确诊断指数，是一项综合性指标。该指数常用来比较不同的诊断试验。约登指数于 0 ～ 1 间变动。判断诊断试验能正确判断患病和非患病的能力。

$$约登指数 = （灵敏度 + 特异度）- 1$$

5．患病率与预测值

（1）患病率（prevalence，P）：患病率是指金标准诊断的阳性患者占检测诊断试验时纳入样本人群的比例，不是自然人群中的患病率。

$$P = \frac{a + c}{a + b + c + d} \times 100\%$$

（2）预测值（predictive value，PV）：预测值是反映应用诊断试验的检测结果来估计受试对象患病或不患病可能性大小的指标。根据诊断试验结果的阳性和阴性，将预测值分为阳性预测值和阴性预测值。

1）阳性预测值（positive predictive value，PV+）：PV+ 指诊断试验结果为阳性者中真正患者所占的比例。对于一项诊断试验来说，PV+ 越大，表示诊断试验阳性后受试对象患病的概率越高。

$$PV + = \frac{a}{a + b} \times 100\%$$

2）阴性预测值（negative predictive value，PV−）：PV−指诊断试验结果为阴性者中真正无病者所占的比例，PV−越大，表示诊断试验阴性后受试对象未患病的概率越高。

$$PV - = \frac{d}{c + d} \times 100\%$$

3）影响预测值的因素：在影响预测值的因素中，除了诊断试验的灵敏度、特异度，还有该人群中疾病的患病率。预测值与三者的关系如下：

$$PV + = \frac{P \times SEN}{P \times SEN + (1 - P) \times (1 - SPE)}$$

$$PV - = \frac{(1 - P) \times SPE}{P \times (1 - SEN) \times (1 - P) \times SPE}$$

式中，P 为目标人群的患病率，SEN 为灵敏度，SPE 为特异度。

当患病率固定时，诊断试验的灵敏度越高，则阴性预测值越高，当灵敏度达到 100% 时，若诊断试验结果阴性，那么可以肯定受试对象未患目标疾病；诊断试验的特异度越高，则阳性预测值越高，当特异度达到 100% 时，若诊断试验阳性，可以肯定受试对象患上目标疾病。

当诊断试验的灵敏度和特异度确定后，阳性预测值和患病率成正比，阴性预测值和患病率成反比。一般说来，人群中某病的患病率越高，所诊断的病例数就越多，阳性预测值也就越高。但对患病率低的疾病，即使诊断试验的灵敏度和特异度均较高，其阳性预测值也不高。例如将诊断试验用于普通人群疾病筛查时，如果该病患病率很低，即便出现较多的假阳性，阳性预测值也会很低。

6. 验前概率和验后概率

验前概率（pre-test probability）是临床医生根据患者的临床表现及个人经验对该患者患目标疾病可能性的估计值。验后概率（post-test probability）主要指诊断试验结果为阳性或阴性时，对患者患目标疾病可能性的估计。验前概率和验后概率常被用来评价诊断试验。临床医生希望了解当诊断试验为阳性时，患目标疾病的可能性有多大，阴性时排除某病的可能性有多大，这就需要用验后概率来进行估计。验后概率相对验前概率改变越大，则认为该诊断试验越重要。

计算验后概率需要先计算验前比和验后比。验前比（pre-test odds）是指在进行某项测试或诊断之前，研究对象或患者患有某种疾病或状况的先验概率。它是通过将患病的可能性与不患病的可能性进行比较得出的。而验后比（post-test odds）是指在进行某项测试或诊断之后，研究对象或者患有某种疾病或状况的后验概率。它是通过将测试结果的阳性或阴性概率与验前比进行计算得出的。

$$验前比 = 验前概率 / (1 - 验前概率)$$
$$验后比 = 验前比 \times 似然比$$
$$验后概率 = 验后比 / (1 + 验后比)$$

7. 诊断比值比

诊断比值比（diagnostic odds ratio，DOR）指患病组中诊断试验阳性的比值（真阳性率与假阴性率之比）与非患病组中诊断试验阳性的比值（假阳性率与真阴性率之比）。

$$DOR = \frac{a/c}{b/d}$$

8. ROC 曲线下面积

ROC 曲线即受试者操作特征曲线（receiver operator characteristic curve，ROC curve）。诊断试验结果以连续分组或计量资料表达结果时，将结果分组或将测量值按大小顺序排列，以随意设定出的多个不同临界值计算出一系列的灵敏度 / 特异度（至少 5 组），以灵敏度为纵坐标，"1 - 特异度"为横坐标绘制出的曲线即 ROC 曲线。由于 ROC 曲线由多个临界值相应的灵敏度和假阴性（1 - 特异度）构成，曲线上的各个点表示相应临界值的灵敏度和特异度，所以 ROC 曲线综合反映了诊断试验的特性，即诊断试验对目标疾病的诊断价值，也可以确定诊断试验最佳临界点，若患病率接近 50% 左右时，最接近左上角那一点，可定为最佳临界值点。若患病率极低或甚高，其最佳界值点可不在最接近左上角那一点。ROC 曲线下的面积（area under curve，AUC）反映了诊断试验的准确性。ROC 曲线下面积的大小可以用来比较不同诊断试验的诊断效率。最直接的 AUC 计算方法可根据梯形原理，目前常用的估计 AUC 及其标准误的方法是非参数统计方法，AUC 面积的 95% CI 为 AUC $\pm$ 1.96SE。

（1）ROC 曲线构成：

1）横坐标：1 - 特异度，即假阳性率（false positive rate，FPR），预测为正但实际为负的样本占所有负例样本的比例；

2）纵坐标：灵敏度，即真阳性率（true positive rate，TPR），预测为正且实际为正的样本占所有正例样本的比例。

曲线由灵敏度 / 特异度（在任意选取的临界值计算）的点构成，即 ROC 曲线可以综合反映诊断试验的特性。

（2）ROC 曲线下面积可以反映诊断试验的准确性，其范围为 0.5 ~ 1 之间。

1）AUC=0.5 时，说明该诊断试验没有诊断价值；

2）AUC=0.5 ~ 0.7 时，说明该诊断试验具有较低的诊断价值；

3）AUC=0.7 ~ 0.9 时，说明该诊断试验具有一定的诊断价值；

4）AUC > 0.9 时，说明该诊断试验具有较高的诊断价值。

理想情况下，TPR 应该接近 1，FPR 应该接近 0。横轴 FPR 为 1 - 特异度，FPR 越大，预测阳性中实际阴性越多。纵轴 TPR 为灵敏度，TPR 越大，预测阳性类中实际阳性越多。理想目标：TPR=1，FPR=0，即（0，1）点，故 ROC 曲线越靠拢（0，1）点，越偏离 45° 对角线越好，灵敏度、特异度越大，效果越好。

第二节　诊断准确性试验的研究设计及举例

一、诊断准确性试验的研究设计

（一）诊断准确性试验的研究设计类型

1. 队列研究（cohort study）设计

队列研究是指明确一定的纳入标准后，连续纳入一系列的研究对象，且研究对象有相同的临床暴露特征，同步进行诊断试验和金标准试验，再用盲法比较两种试验结果。

（1）前瞻性队列研究：前瞻性队列研究是指研究对象加入研究前，对其临床状况进行判定，进行诊断试验和金标准试验研究，经过一定的时间推移，才可得到诊断结论。

（2）历史性队列研究：历史性队列研究是指研究对象的确定和分组是根据历史材料和历史记载做出，研究结局也是从历史资料中获取，有一定的回顾特征。

（3）双向性队列研究：双向性队列研究是指在历史队列研究的基础上实施前瞻性队列研究，即历史队列研究结束之后，进行一段时间随访的前瞻性队列研究。

队列研究设计优势：选择偏倚、信息偏倚小；直接获得结果，可信度高；因果关系、时间顺序明确。队列研究设计局限：样本量大，耗时耗材；随访时间长，失访率增高；不适于罕见病的研究；对研究设计要求较高。

2. 病例对照研究设计

病例对照研究（case-control study）：病例对照研究是指分别确定病例组和对照组。病例组为确定患有某种疾病的一组患者，对照组为确定不患有该种疾病的一组患者，且对照组的患者可以为健康者或仅患有其他无关疾病。两组均进行诊断试验，根据诊断结果评判这种诊断试验对这类疾病的准确性，如灵敏度及特异度。

病例对照研究优势：样本量小，省时省材；一般不需随访；可用于罕见病的研究；对研究设计要求较低。病例对照研究局限：选择偏倚、信息偏倚较大，病例组不能找到适宜的对照组，诊断试验不一定都适应于病例组及对照组。

（二）诊断准确性试验的研究设计流程

1. 流程概述

（1）根据患者具体病情，确立一个循证医学的诊断问题

（2）根据有关数据库，检索文献，初步评价文献的真实性

　　1）明确研究对象是否具有典型特征；

　　2）明确金标准试验的可行性、适用性；

3）诊断试验与金标准试验进行独立、盲法的比较；

4）对每一个研究对象进行金标准诊断；

5）诊断试验的精确性。

（3）诊断试验与临床关系

1）评价诊断试验准确性；

2）评价诊断试验在临床中的实际价值。

（4）将临床研究结果应用于患者

1）评估是否适用于患者；

2）考虑患者的自身及实际需求；

3）考虑诊断试验对患者可能带来的影响。

（5）循证实践的后效评估

2. 具体关键步骤分析

（1）金标准试验的确立：常用的金标准试验有病理学诊断（组织活检和尸体解剖）、手术检查、特殊影像学检查（例如冠状动脉造影诊断冠心病），也可是公认的综合临床诊断标准（例如诊断精神心理等疾病）。长期临床随访所获得的结果也可用做标准诊断，如恶性肿瘤。原则上，对于所有研究对象，金标准试验应与诊断试验基本同步进行，但在某些特殊条件下的研究，只能对一部分研究对象实施金标准试验检查，如果这部分研究对象为非随机产生的，则会使结果产生偏倚，且不能被校正。如果仅仅对诊断试验阳性对象进行金标准试验的检查，那么会出现证实偏倚（verification bias），研究就会缺少假阴性的数据，从而影响研究结果的准确性。

（2）样本量的大小：每一个诊断研究都需要提前估计该研究所需样本量大小，且需要找到一个适宜的样本量数目，意义在于估计研究中的误差和降低研究的抽样误差。若样本量过大，耗时耗材；若样本量过小，诊断试验准确性的各项指标会存在不稳定现象，影像诊断试验的后效评价。那么一般情况下如何来估计样本量的大小？样本量的大小通过诊断试验的灵敏度和特异度评估，运用相应的数学公式可计算出具体的样本量。常见的样本量计算公式如下：

基于灵敏度的样本量计算公式：$\dfrac{Z_{1-\alpha/2}^2 \times S_N \times (1-S_N)}{L^2 \times \text{患病率}}$

基于特异度的样本量计算公式：$\dfrac{Z_{1-\alpha/2}^2 \times S_P \times (1-S_P)}{L^2 \times (1-\text{患病率})}$

根据已知的灵敏度（S_N）、特异度（S_P）、患病率（prevalence）、α（Ⅰ类误差概率）、L（容许误差）和 $Z_{1-\alpha/2}$ 计算样本量。$Z_{1-\alpha/2}$ 为正态分布中累积概率等于 $\alpha/2$ 时 Z 的值，α 取 0.05 时，$Z_{1-\alpha/2}$ 为 1.96；α 取 0.01 时，$Z_{1-\alpha/2}$ 为 2.58。L 即我们容许的灵敏度或特异度 95% 区间的宽度，是研究者人为指定，一般定在 0.03 ~ 0.1。

（3）研究对象的纳入与排除：研究对象必须符合研究目的，必须具有一定的代表性。试验前须对研究对象的条件作明确的规定，即明确纳入标准（inclusion criteria）、排除标准（exclusion criteria），以确保研究对象的同质性，同时要确保研究的样本有代表性。研究对象可以是人和动物及其器官、组织、排泄物或其他各种标本等。研究对象的观察单位要根据具体情况来决定。如可以是一个人作为一个观察单位，也可以是一个器官或一个标本作为一个观察单位。由于观察单位的不同，测量指标就会有所不同。如以一个人为观察单位，测量 30 个人的身高，则得到 30 个测量值，其观察单位数 $n=30$。如以人的眼睛为一个观察单位，测量 30 个人的视力指标，则可以得到 60 个测量值，则观察单位数 $n=60$。还需注意，符合诊断标准的对象，不一定符合研究设计的要求，如疾病的严重程度、病程长短、合并症的有无、文化和背景的不同等，都会影响研究结果的判定。纳入标准的制定（宜简明扼要，不宜设置过多。否则会降低研究结果的推广应用）。排除标准的制定（针对合并症和疾病严重程度、特殊背景等可能影响研究结果的事件进行排除）。

纳入标准是指在明确诊断标准的基础上，按照研究设计和科学假设，以及暴露或干预因素和要达到的目的，制定符合研究课题要求的纳入标准。其关键点：从复杂的群体中，选择临床特点相对单一、人口学具有共性的对象进行研究。制定纳入标准注意点：遵循伦理学要求，如考虑年龄、怀孕等因素；应当选取符合研究目的、应答良好的对象，容易得出期望结果；考虑多中心临床试验的特点，不同单位的研究者应按相同的纳入标准选择研究对象；纳入标准的制定一般比较宽泛、简明扼要、拥有研究结果的可外推性；为了特殊考虑，才会对疾病的诊断分型、严重程度分期等进行限定，以制定纳入标准；应当限定关键混杂因素，使样本相对均一性较好；尽可能选择新病例或病程短的病例，以减少偏倚。

排除标准是指为了提高研究结果的可靠性，只有纳入标准还不能更好地控制临床上各种非研究因素时，根据研究目的及干预措施的特点制定相应的排除标准。排除标准使研究对象处在同一基线上，以便能真实反映研究因素的效应。其关键点：在满足纳入标准的研究对象中，进行排除。制定排除标准注意点：可通过伦理学、技术性、严重干扰因素、依从性进行排除；应考虑是否存在竞争风险，即研究对象是否患其他严重疾病；应权衡患者的获益与风险，如不良事件。

影响样本代表性的因素：样本量、随机原则、无应答（研究对象不了解调查的意义或研究方式不恰当）和失访（时间长、研究对象数量众多、迁移、流动、死亡等导致）、依从性（人对外界要求的主动响应程度）、选择偏倚、疾病谱偏倚等。其产生临床不依从的原因有研究对象病情时轻时重，突然恶化或有其他影响诊断结果的合并症，或是主观拒绝诊断；研究人员对某些疾病诊断检查设置过于复杂，选择了疗程过长、复查间隔时间过短的研究对象，随访组织不周密，医护态度不佳等。

（4）独立、盲法的比较结果：想要得到最终诊断试验的结果，必须将诊断试验和金标准试验之间进行独立且盲法的相应比较。所谓"独立"是指每一个研究对象都必须同时进行诊断试验和金标准试验，即不能由诊断试验的结果决定是否行金标准试验；所谓"盲法"是指诊断试验和金标准试验方法二者的结果和解释之间相互不影响，即二者不可相互作为参考得出结果。

（5）诊断试验的后效评价

1）后效评价内容：

● 真实性（validity）：反映患者患病实际情况的程度。

● 可靠性（reliability）：一项诊断试验在完全相同的条件下，重复使用时获得相同结果的程度（用符合率表示）。

● 实用性（practicability）：包括仪器设备、试剂的费用多少、可及性、操作难度及效率、效益、不良反应、对患者的危险性、患者的依从性等。

2）后效评价意义：首先掌握诊断试验的临床效能，然后选择合理、可靠、有效的诊断试验，从而判断检验结果对于某种诊断的贡献，最后确定和执行合理的医疗决策。

（6）诊断试验的应用：①诊断疾病；②筛查无症状患者；③疾病的随访；④判断疾病的严重性；⑤估计疾病的临床过程及其预后；⑥估计对治疗的反应；⑦测定目前患者对治疗的实际反应。

（三）诊断准确性试验的研究设计技巧

试验设计实施原则：

1）关注该地区当前重大的公共卫生问题；

2）有可识别的早期客观指征与测量指标；

3）对所筛检疾病的自然史了解清楚；

4）筛检方法快速、简便、安全可靠、经济，易为研究对象接受；

5）对经过筛检发现并确诊的患者及高危人群能进行及时有效的干预和治疗；

6）筛检效果从各方面权衡，有好的收益；

7）筛检计划为目标人群接受，并可从生理、心理和社会生活等方面获益。

二、诊断准确性试验研究设计类型举例

1．回顾性队列研究案例

名称：特发性肺间质纤维化的 CT 临床诊断回顾性队列追踪研究。

目的：探讨特发性肺间质纤维化 CT 临床诊断。

方法：采用流行病学回顾性队列追踪研究方法，填写个体化问卷调查表。

结果：CT 可见病变累及上叶和下叶，中下野明显较多，背侧更为明显，呈清晰的外周分布，重者或涉及肺中带。101 例患者均出现清晰可见网状结节影，结节直径 2～3 mm，边缘模糊，网络相连。28 例有明显蜂窝状改变，占 27.72%；11 例有磨玻璃改变，占 10.89%；13 例有局限性胸膜增厚，占 12.87%。

结论：特发性肺间质纤维化（IPF）CT 临床诊断非常重要，其肺部 CT 表现及病理改变为深入和全面了解患者的治疗与转归工作提供了一线临床基础资料。

2．双向性队列研究案例

名称：我国既往不安全有偿供血感染 HIV 者自然史双向性队列研究。

目的：探讨我国既往不安全有偿供血员 HIV 感染自然史及其影响因素。

方法：采用双向性队列研究方法，从国家艾滋病综合防治示范区中抽取 6 个省的 10 个县（区），选择所有 2006 年 7 月 24 日前发现并确认既往不安全有偿采血（浆）者 HIV/AIDS 病例，收集其感染、发病、死亡信息及影响因素。

结果：①在 7 551 例 HIV 感染者中，典型进展者 6 533 例（86.52%，其中 AIDS 4 757 例），快速进展者 108 例（1.43%），长期不进展者 910 例（12.05%）。②目前已经进展为 AIDS 者 4 865 例（64.43%），AIDS 中位潜伏期为 9 年（95%CI 为 8.96 ~ 9.04）；至今累计未进行抗逆转录病毒（ART）治疗者 1 157 例（占 AIDS 23.78%），其中死亡 283 例，未治疗的 AIDS 患者中位生存时间为 6 个月（95%CI 为 4 ~ 7），2 年、3 年病死率分别为 95%、99%。③ HIV 无症状期长短与性别、感染 HIV 时年龄无关（$P > 0.05$）；未治疗的死亡 AIDS 患者生存时间长短与性别有关（$P < 0.05$），但与诊断 AIDS 时年龄、文化、婚姻状态无关（$P > 0.05$）。

结论：本研究与 UNAIDS 提出的成人慢性疾病进展规律比较发现，通过有偿采血（浆）感染 HIV 者的无症状期略长，而 AIDS 患者的自然生存期较短。与其他途径感染 HIV 人群的无症状期接近。

3．病例对照研究案例

名称：高频超声诊断甲状腺结节的多因素分析及病例对照研究。

目的：采用高频超声对甲状腺结节的多因素进行诊断分析，并对其进行病例对照研究，为甲状腺结节的准确诊断提供可靠的方法。

方法：通过整体随机抽样的方法，对某地区的居民进行问卷调查、甲状腺的高频超声和尿碘值的检测。将高频超声检测结果甲状腺结节为阳性的和甲状腺没有病变的群体按照年龄、性别、职业和城乡的区别配比分为两组，每组 400 例，对两个组别进行病例对照研究。对研究结果进行单因素和多因素的 Logistic 回归分析相关的危险因素。

结果：结合单因素和多因素分析，结果显示甲状腺结节的保护因素和患者的年收入相关，年收入越高的患甲状腺结节的概率越低，有吸烟史的患甲状腺结节的概率越高，检测分析甲状腺结节患病率低的尿碘值一般在 100 ~ 190 μg/L（$P < 0.05$）。

结论：通过高频超声对甲状腺结节的患者进行单一因素和多因素对比分析，结果发现饮食习惯和使用的碘量和甲状腺结节的发生率有一定的相关性，尿碘值的高低也影响着甲状腺结节的发生率。高频超声在诊断甲状腺结节方面起着一定的作用，可以作为临床诊断甲状腺结节推广使用。

第三节 诊断准确性试验的质量评价

诊断准确性试验的质量评价

现今，新的诊断试验方法层出不穷，现有的诊断方法有缺陷也需要新的方法，临床医生必须对诊断结果进行解释，才能指导临床实践。用金标准试验进行检查或检验，可将试验对象分为两组，即金标准试验确诊的患病组及金标准试验排除的未患病组。用新方法进行的诊断试验所得出的患病与未患病的结果分别与金标准试验所得出的患病与未患病的结果比较，根据其是否一致对试验方法进行评价。新方法试验所得的结果与金标准试验所得结果符合程度越高，这个新方法的诊断价值就越高，反之亦然。

（一）质量评价要点

诊断试验评价内容

（1）真实性：又称有效性。诊断试验的真实性是测定值与真实相符合的程度。评价诊断试验的真实性通常用该诊断试验的灵敏度和特异度。提高灵敏度，特异度就会降低；反之提高特异度，灵敏度就会降低。

（2）可靠性：用同一种方法在同样条件下，对相同的人群进行重复的检查，结果越恒定（试验结果稳定性高），此诊断方法的可靠性越高。

影响可靠性的因素：

1）方法的差异：如试剂的稳定性及被测物质数值的波动（如被测对象的昼夜差异）。试验方法可受试剂质量、配制方法、温湿度等因素影响。

2）被观察者的个体生物学变异：如血压值在一天内或不同季节不相同，血糖值在饭前、饭后不相同，身体上下肢、左右侧反应不尽相同等。

3）观察者的变异：包括观察者自身的变异（如不同的时间或条件时）和观察者之间的变异。

4）对诊断方法的可靠性，可以用变异系数（CV）来表示。

（3）实用性：包括仪器设备、试剂的费用多少、可及性、操作难度及效率、效益、不良反应、对患者的危险性、患者的依从性等。

（二）质量评价实施

1. 真实性评价

（1）灵敏度：是试验发现患病的人的能力，即实际（金标准）诊断为"有"病的病例中，诊断性试验检测为阳性例数的比例。

（2）特异度：是甄别出没有病的人的能力，即实际（金标准）无病的例数中，诊断试验结果为阴性的比例。

（3）假阴性率：在金标准诊断已确诊患某病组中，用新试验方法将其错判为阴性，即假阴性部分所占的百分比。也叫漏诊率，漏诊率与灵敏度互为补数。

（4）假阳性率：在金标准诊断已确诊未患某病组中，用新方法试验将其错判为阳性，即假阳性部分所占的百分比。也叫误诊率，误诊率与特异度互为补数。

（5）约登指数：约登指数（Youden's index）又称正确诊断指数，是灵敏度与特异度之和减1。约登指数的取值范围为 $0 \leqslant Youden$ 指数 $\leqslant 1$，约登指数越接近于1，诊断试验的真实性越好，反之越差。约登指数表示诊断试验能够正确地判断患者和非患者的能力。一个有效的疾病诊断方法应该灵敏度与特异度都很大，如果 Youden 指数 ≤ 0 表示诊断完全没有价值。当灵敏度与特异度同等重要时，可以使用这一指标。

（6）一致性：分为粗一致性（crude agreement）和调整一致性（adjusted agreement）。粗一致性和调整一致性说明诊断试验阳性与阴性结果均正确的百分比。它表示诊断试验的真实性。

（7）似然比：似然比为患者中出现某种检测结果的概率与非患者中出现相应结果的概率之比。

1）阳性似然比：是指真阳性率与假阳性率之比，说明患者中出现某种检测结果阳性的概率是非患者的多少倍。

2）阴性似然比：是指假阴性率与真阴性率之比，说明患者中出现某种检测结果阴性的概率是非患者的多少倍。

阳性似然比越大筛检试验的真实性越好，阴性似然比越小筛检试验的真实性越好，以此判断筛检试验的临床价值。

（8）ROC 曲线：ROC 曲线可称受试者操作特征曲线，为一种构图法，表达灵敏度和特异度的相互关系。以灵敏度（真阳性率）为纵坐标，（1－特异度）（假阳性率）为横坐标，所得曲线为 ROC 曲线。两种不同诊断方法的 ROC 曲线在一般情况下，所选分界值应尽量靠近左上角，使灵敏度和特异度均较高。利用 ROC 曲线可以直观地比较两种以上诊断试验的价值。

ROC 曲线的临床应用：

1）选择最佳分界值：取 ROC 曲线上的拐点作为分界值将会得到最大的准确性，但是必须结合似然比、约登指数以及筛查和确诊等试验目的的综合确定；

2）诊断效率分析：利用曲线下的面积来评价不同检验项目或不同检测方法对某种疾病的诊断价值；

3）对检验结果的评价：灵敏度和特异度随着诊断分界点的升高或降低而变化。

2．可靠性评价

（1）可靠性又称精密性（precision）或重复性（reproducibility），是指在相同条件下重复试验得相同结果的稳定程度。具体地讲，可靠性是指某一诊断方法重复测量同一试验对象时所获结果一致性。具体评价的方法是在相同的条件下，用待评价的诊断试验对同一组试验对象作两次相同的测量，根据两次量测结果计算相应指标，进行分析评价。筛检开始前，影响可靠性因素的充分估计，仪器设备统一校准，同批次试剂测量及检查步骤标准化，工作人员严格培训及适宜的检查场所的选择，可将各因素的影响控制在最低限度。

（2）Kappa 分析：用于评价不同医生之间或同一医生不同时间对同一结局判断的一致性程度。Kappa 值 =1，表示完全一致。一般认为 Kappa 值 < 0.4 时一致性差，Kappa值处于 0.4 ~ 0.75 为中、高度一致，Kappa 值 ≥ 0.75 时为一致性极好。

3．有效性评价

（1）阳性预测值（positive predictive value，PPV）：反映筛检试验结果阳性者患目标疾病的可能性。

（2）阴性预测值（negative predictive value，NPV）：反映排除非患者的能力。

（3）预测值大小与受检人群目标疾病患病率的高低密切相关。在患病率较高的人群中开展诊断试验意义较大，诊断出的病例数越多，收益越大。灵敏度越高，阴性预测值越高；特异度越高，阳性预测值越高。

4．卫生经济学评价

（1）成本效果分析：如通过筛检、诊断，算出平均每发现一个新病例消耗多少成本（钱）和在健康上收到多少效果（如血压下降多少，血脂下降多少，患病率下降多少、生存率提高多少等），并进行评价。

（2）成本效益分析：以平均每发现一个新病例消耗多少成本（钱）和收益（节省多少钱）来计算。效益包括经济效益和社会效益：经济效益指通过早期发现和治疗，节省的医疗费用和减少消耗的卫生资源等，还包括延长生命及工作年限等多方面产生的效益；社会效益指生命质量的提高给患者、家庭、人群和社会带来的各种好处。

（3）成本效用分析：以平均每发现一个新病例消耗多少钱和健康水平提高多少来衡量；而健康水平又以生活能力来衡量，健康水平提高情况用质量调整生命年来衡量（quality adjusted life years，QALYS）。

（三）提高试验效益

1．选择患病率高的人群　诊断试验的灵敏度与特异度是相对固定的，人群患病率水平对一项诊断试验阳性预测值的影响却很大；如果将一项诊断试验用于患病率低的人群，则阳性预测值较低；若将其用于高危人群，则可明显提高阳性预测值。

2．联合试验是指用多个诊断试验诊断一种疾病，达到提高诊断试验灵敏度或特异度的目的，以满足提高诊断试验真实性的需要。

（1）串联试验（serial test）也称系列试验，是指采用几种诊断试验检测疾病，只有全部试验均为阳性者才判为阳性；凡有一项结果为阴性即判为阴性。系列试验的特点：特异度高，灵敏度低，误诊率低。系列试验的适用情况：不需迅速做出诊断，如长期随访的患者；单项试验特异度不高；某些试验昂贵或有危险性时，先做简单安全的试验。若两试验其余条件相同，应首先使用特异度高的试验。

（2）并联试验（parallel test）也称平行试验，是指用几种诊断试验检测疾病，凡有一项试验为阳性者即判为阳性，所有试验均为阴性才判为阴性。平行试验的特点有可提高灵敏度、特异度低、漏诊率低。平行试验的适用情况包括急需迅速做出诊断，如急症患者、复诊困难的外地患者；单项试验灵敏度不高，需要一种更灵敏的诊断试验。

（四）质量评价注意事项

1．是否与金标准试验进行了比较，金标准的"纯度"如何。

2．病例与对照的代表性与结论及其推广范围是否一致。

3．样本含量是否足够。

4．分界值的设置是否合理。

5．各种指标是否得到正确计算和解释。

6．各种误差是否得到控制或定量分析。

7．与其他试验是否进行了包括效果、副反应、费用等方面的比较，与其他试验联合的价值如何。

8．对临床应用范围及其价值是否做了实事求是的讨论。

（五）诊断准确性研究的质量评价工具

1．诊断准确性研究的质量评价工具 QUADAS（quality assessment of diagnostic accuracy studies）自 2003 年正式推出以来，就得到了广泛的应用，是一种新近发展起来的诊断研究质量评价工具。在实践过程中，一些个人经验、零星报道及各种反馈都提出了该工具在使用过程中需要进行改进的一些问题。因此，为了进一步完善该工具，研发小组对 QUADAS 进行了修订，并于 2011 年推出了 QUADAS 2。相比 QUADAS，QUADAS 2 对一些易混淆的条目内容进行了删除和完善，将评价的条目改为单独评价的偏倚风险和临床适用性两个方面，并增加了标志性问题进行辅助判断。

QUADAS 的 14 项评价

（1）病例谱是否包含了各种病例及易混淆的疾病病例。

（2）研究对象的选择标准是否明确。

（3）金标准试验是否可准确区分有病、无病状态。

（4）金标准试验和待评价试验检测的间隔时间是否足够短，以避免出现疾病病情的变化。

（5）是否所有的样本和随机选择的样本均接受了金标准试验。

（6）是否所有病例无论待评价试验的结果如何，都接受了相同的金标准试验。

（7）金标准试验是否独立于待评价试验。

（8）待评价试验的操作是否描述得足够清楚且可以重复。

（9）金标准试验的操作是否描述得足够清楚且可以重复。

（10）待评价试验的结果判读是否在不知晓金标准试验结果的情况下进行。

（11）金标准试验的结果判读是否在不知晓待评价试验结果的情况下进行。

（12）当解释试验结果时可获得的临床资料是否与实际应用中获得的临床资料一致。

（13）是否报告了难以解释的中间试验结果。

（14）对退出研究的病例是否进行解释。

2．QUADAS 2 工具的基本内容

QUADAS 2 的研发是基于由 Moher 等所提议的 4 阶段法完成的：确定范围→评价证据基础→举行面对面的一致会议→通过绘图来改善该工具。QUADAS 2 工具主要由 4 个部分组成：病例的选择，待评价试验，金标准，病例流程和进展情况。所有组成部分在偏倚风险方面都会被评估，前三部分也会在临床适用性方面被评估。在偏倚风险判断上纳入了标志性的问题，这些研究设计方面的标识性问题与偏倚潜在性有关，旨在帮助评价者判断偏倚风险，但临床适用性的判断未纳入标志性问题。

（六）诊断准确性试验质量评价案例

1. 超声诊断乳腺癌中文文献的质量评价

以国际诊断类文献的质量评价（QUADAS）标准为准则，了解我国近年超声诊断乳腺癌的相关文献质量。收集近年来超声诊断乳腺癌的相关中文文献。按照 QUADAS 的 14 条标准进行系统评价。按照 QUADAS 系统评价标准，所有研究文献都以病理诊断作为金标准，其研究缺陷主要表现在样本含量不足、病例组和对照组的病理类型不全，超声和病理检查缺乏重复性，对超声难以定性或漏诊病例缺乏详细说明。当前超声诊断乳腺癌的文献应加以改进。

根据 QUADAS 14 条质量评价标准对纳入文献进行系统评价，逐篇阅读文献，按照"是""否""不清楚 / 欠清楚"逐项填表，计算纳入文献的各条标准的符合率。于维普、CNKI 及万方数据库中检索到的相关文献分别为 71 篇、281 篇和 181 篇。排除重复文献，并通过逐篇阅读文题、摘要或全文，根据纳入与排除标准，最后得到的文献为 109 篇。根据 QUADAS 14 条质量评价标准计算各条标准的符合率，结果见表 2-2。

表 2-2　超声诊断乳腺癌相关文献的系统评价结果

评价标准	是	否	不清楚 / 欠清楚
病例谱是否包含了各种病例及易混淆的疾病病例	1（0.9）	73（67.0）	35（32.1）
研究对象的选择标准是否明确	86（78.9）	1（0.9）	22（20.2）
金标准试验是否可准确区分有病、无病状态	109（100）	0（0）	0（0）
金标准试验和待评价试验检测的间隔时间是否足够短，以避免出现疾病病情的变化	109（100）	0（0）	0（0）
是否所有的样本和随机选择的样本均接受了金标准试验	108（99.1）	1（0.9）	0（0）
是否所有病例无论待评价试验的结果如何，都接受了相同的金标准试验	108（99.1）	1（0.9）	0（0）
金标准试验是否独立于待评价试验	109（100）	0（0）	0（0）
待评价试验的操作是否描述的足够清楚且可以重复	4（3.7）	1（0.9）	104（95.4）
金标准试验的操作是否描述的足够清楚且可以重复	0（0）	0（0）	109（100）
待评价试验的结果判读是否在不知晓金标准试验结果的情况下进行	109（100）	0（0）	0（0）
金标准试验的结果判读是否在不知晓待评价试验结果的情况下进行	1（0.9）	0（0）	108（99.1）
当解释试验结果时可获得的临床资料是否与实际应用中获得的临床资料一致	109（100）	0（0）	0（0）
是否报告了难以解释的中间试验结果	109（100）	0（0）	0（0）
对退出研究的病例是否进行解释	109（100）	0（0）	0（0）

2. miRNAs 对胰腺癌诊断价值的系统评价

计算机检索外文数据库（PubMed、Web of Science 和 Scopus）、中文数据库［中国生物医学文献数据库（CBM）、中国期刊全文数据库（CNKI）、万方数据库（WanFang Data）和维普（VIP）数据库］，筛选自建库至 2015 年 12 月发表的 miRNAs 诊断胰腺癌的文献作为研究对象，应用 QUADAS 及 QUADAS-2 对其进行文献质量评价。

QUADAS 评价结果显示，纳入的 40 篇文献评分最高 10 分，最低 5 分，平均 7.08 ± 1.12 分，26 篇（65%）文献得分 ≥ 7，文献质量中等水平。绝大部分文献所选金标准试验能区分疾病状态，对待评价试验操作进行了详细描述。选择偏倚、部分参照偏倚、合并偏倚和临床解读偏倚评为"是"者均超过 75%，发生风险较小。但疾病谱偏倚、试验解读偏倚、多重参照偏倚和金标准解读偏倚评为"是"者均不足 30%，很可能发生偏倚。疾病进展偏倚出现的可能性不确定，难以解释的中间试验结果报告率较低。

运用 QUADAS 2 进行评价的结果显示，纳入的 40 篇文献在病例选择、金标准试验、待评价试验、病例流程和进展 4 个方面存在一定偏倚风险，主要表现为不恰当的疾病谱构成（多选择健康人群做对照）、未实施盲法、未事先确定阈值、未报告待评试验和金标准间的时间间隔等。在病例选择中只有 4 篇是低风险的，其余 36 篇都被评为高风险；其对应的临床适应性评估为 27 篇高适应性，6 篇低适应性，7 篇不清楚。在待评价试验中只有 5 篇是低风险，4 篇不清楚，33 篇都是高风险；其对应的临床适应性评估为 35 篇高适应，1 篇低适应，4 篇不清楚。在金标准中有 4 篇是低风险，6 篇不清楚，31 篇都是高风险；其对应的临床适应性评估为 29 篇高适应，8 篇低适应，3 篇不清楚。

第四节　诊断准确性试验的报告规范

一、诊断准确性试验的报告规范

诊断试验为临床决策提供重要依据，对诊断试验的准确性进行评价是十分必要的，规范报告应该提供研究潜在偏倚和适用性所需要的重要信息，而不规范的报告则限制了对研究准确性的评价。诊断准确性研究报告标准（Standards for Reporting of Diagnostic Accuracy，STARD）是目前权威的诊断试验准确性研究报告模板。STARD 项目正是为了改进诊断准确性研究报告质量而发起的，通过建立一个科学、规范、循证的报告标准，使得读者能够通过完整、准确的报告评价研究结果的潜在偏倚和适用性。STARD 筹备委员会在系统、全面搜索了诊断准确性研究实施和报告文献后，获得了 33 个已经发表的关于诊断研究实施和报告的指南。

在此基础上，遴选出了一个由 75 项可能重要的条目组成的清单。2000 年 9 月在荷兰阿姆斯特丹举行的共识会议上，相关领域专家根据各个条目与结果偏倚（内部有效性）和诊断准确性测量结果的差异（外部有效性）证据决定保留或去除该条目，最终形成了一个由 25 项条目组成的清单，即为 STARD 2003。但 STARD 指南在实施过程中遇到了新问题，如其并没有说明如何计算样本量、未规范诊断试验的摘要。为了解决诊断试验中出现的新问题，简化报告流程，增加其适用性问题，并使 STARD 跟 CONSORT 2010 一致，Bossuyt PM 于 2015 年再次召集一批专家，包括流行病学家、统计学家、循证医学专家、医生、编辑和记者等 85 人，在 STARD 2003 基础上，采用文献研究、拟定条目、专家调查、集体讨论等方式，研制了 STARD 2015 指南。STARD 2015 指南参照 STARD 2003 和 CONSORT 2010，分为标题、摘要、简介、方法、结果、讨论和其他信息 7 个部分，包括 30 个条目，34 个子条目。条目如下：

1．确定文章为诊断试验，使用至少一个准确性评价指标（如灵敏度、特异度、预测值或受试者操作特征曲线面积）。

2．结构式摘要，包括试验设计、方法、结果和结论。

3．科学和临床背景，说明使用待评价试验的用途和临床作用。

4．研究目的和假设。

5．待评价试验和金标准（参考标准）试验执行之前（前瞻性研究）或之后（回顾性研究），收集数据。

6．纳入标准。

7．基于哪些条件（如症状、以前测试的结果、登记等）招募合适的受试者。

8．何时何地（场所、地点和日期）纳入合适的受试者。

9．受试者是否形成一个连续的随机序列或方便序列。

10a．足够的细节描述待评价试验，试验容易重复。

10b．足够的细节描述金标准试验，试验容易重复。

11．选择金标准试验的理由（是否存在可替代的金标准试验）。

12a．描述待评价试验的定义，及其阳性阈值和结果分类的原理，区分证实性研究和探索性研究。

12b．描述金标准试验的定义，及其阳性阈值和结果分类的原理，区分证实性研究和探索性研究。

13a．待评价试验的操作者 / 读者能否获取到临床信息及金标准试验。

13b．金标准试验的评估者能否获取到临床信息及待评价试验。

14．描述诊断试验的估计方法和比较方法。

15．如何处理待评价试验或金标准试验的不确定结果。

16．如何处理待评价试验或金标准试验的缺失数据。

17．诊断试验的变异性分析，区分证实性研究和探索性研究。

18．报告样本量，说明样本量的计算方法。

19．受试者的整个参与过程，强烈推荐使用流程图。

20．受试者的人口学和临床特征资料。

21a．目标人群疾病严重程度的分布情况。

21b．非目标人群其他疾病的分布情况。

22．待评价试验和金标准试验的时间间隔及临床干预方法。

23．待评价试验和金标准试验的四格表。

24．报告诊断试验准确性指标的点估计和精度结果（如95%可信区间）。

25．报告待评价试验和金标准试验中发生的所有不良反应事件。

26．研究的局限性，包括潜在偏倚的来源、统计的不确定性和普适性。

27．实用意义，包括预期用途和待评价试验的临床作用。

28．注册号和注册机构名称。

29．哪里可以获取完整的试验方案。

30．经费资助和其他支持，资助者所起的作用。

二、诊断试验报告规范化（案例）

1．STARD 声明是否提升了诊断试验的报告质量

2022年7月，*European Radiology* 发表了一篇关于 STARD 声明是否提高 *European Radiology* 发表的诊断试验报告质量的文章。该研究纳入 114 篇诊断试验文章，报告的 STARD 条目总数的平均值为 15.9±2.6（范围为 9.5 ～ 22.5），共包含 29 个项目。2019 年诊断准确性研究的报告质量 [平均值 ± 标准差（SD），16.3±2.7] 明显好于 2015 年（平均值 ±SD，15.1±2.3；$P < 0.02$）。在研究设计（$P = 0.13$）、数据收集（$P = 0.87$）和引用率（$P = 0.09$）方面，没有发现报告的 STARD 项目有明显差异。结果提示根据 STARD 声明，诊断准确性研究的报告质量为中等，自从 *European Radiology* 开始建议其作者遵循 STARD 指南后，质量略有提高。

2．急性床旁超声研究中遵守 STARD 指南的情况

2020 年 *JAMA Network Open* 发表了一篇研究评估了急性床旁超声研究中遵守 STARD 指南的情况，最终纳入 74 项研究。结果显示急性床旁超声研究中 STARD 遵循程度是中等的，报告了 66% 的条目；与成像设备参数、患者群体和待评价试验的阅读者有关的项目经常被报告（> 66% 的研究）。待评价试验的操作者 / 读者能否获取到或知晓临床信息及金标准或参考标准、异质性分析、不确定和缺失的数据以及待评价试验和参考试验之间的时间间隔的项目被适度（33% ～ 66%）或不经常（< 33%）报告。

参考文献

[1] 陆培新，王金兵，吴一迁，等．乙型肝炎病毒表面抗原携带者队列前瞻性研究在肝癌发生发展中的意义 [J]．中华医学杂志，2001，81（14）：856-859.

[2] 卜凡儒．特发性肺间质纤维化的 CT 临床诊断回顾性队列追踪研究 [J]．中国医药指南，2012（31）.

[3] 张福杰．我国既往不安全有偿供血感染 HIV 者自然史双向性队列研究 [D]．沈阳：中国医科大

学，2009.

[4] 王渊霞. 高频超声诊断甲状腺结节的多因素分析及病例对照研究 [J]. 国际检验医学杂志，2015 （5）：652-654.

[5] Schueler S，Walther S，Schuetz G M，et al. 无创性冠状动脉 CT 血管成像诊断准确性的研究方法质量：QUADAS 条款（系统性回顾的诊断准确性研究的质量评价）对敏感性和特异性的影响 [J]. 国际医学放射学杂志，2013 （4）.

[6] Prager R，Bowdridge J，Kareemi H，et al. Adherence to the Standards for Reporting of Diagnostic Accuracy（STARD）2015 Guidelines in Acute Point-of-Care Ultrasound Research [J]. JAMA Netw Open，2020，3 （5）：e203871.

[7] 杨克虎. 循证医学 [M]. 2 版. 北京：人民卫生出版社，2013.

[8] 刘续宝，王素洋. 临床道行病学与循证医学 [M]. 4 版. 北京：人民卫生出版社，2013.

[9] Macaskill P，Gatsonis C，Deeks JJ，et al. Chapter 10：Analysing and Presenting Results//Cochrane Handbook for Systematic Reviews of Diagnostic Test Accuracy Version 1.0. The Cochrane Collaboration，2010. http：//srdta.cochrane.org.

[10] Battaglia M，Bucher H，Egger M，et al. The Bayes Library of Diagnostic Studies and Reviews [M]. 2nd E. Frankfurt：verlag nicht ermittelbar，2002.

[11] de Vet HCW，Eisinga A，Riphagen Il，et al. Chapter 7：Searching for studies. //Deeks JJ，Bossuyt PM，Gatsonis C，et al. Cochrane Handbook for Systematic Reviews of Diagnostic Test Accuracy Version 1.0. The Cochrane Collaboration，2008. srdta. cochrane. org.

[12] 张和庆，童于真，彭玉兰，等. 超声诊断乳腺癌中文文献的质量评价 [J]. 中国超声医学杂志，2012，28 （1）：87-89.

[13] 张英英，周晓彬，朱小艳，等. miRNAs 对胰腺癌诊断价值的 Meta 分析 [J]. 中国循证医学杂志，2017，（1）：78-86.

[14] Bossuyt PM，Reitsma JB，Bruns DE，et al. STARD 2015：An Updated List of Essential Items for Reporting Diagnostic Accuracy Studies [J]. Clin Chem，2015，61 （12）：1446-1452.

[15] Stahl AC，Tietz AS，Kendziora B，et al. Has the STARD statement improved the quality of reporting of diagnostic accuracy studies published in European Radiology？ [J]. Eur Radiol，2022. doi：10.1007/s00330-022-09008-7.

第三章

诊断随机对照试验

本章概要

　　诊断随机对照试验是评估诊断试验能否改善患者结局的重要方法，是诊断研究的重要组成部分。对照研究因无法评估诊断试验的灵敏度、特异度和验后概率，一般不被诊断研究采用。但是随着循证医学理念的推广和深入，人们对诊断试验能否改善患者最终结局的关注越来越高，所以就需要采用随机对照的研究设计，来评估诊断试验对患者结局的影响。本章旨在讨论随机对照试验的研究设计方法、质量评价以及报告规范等在诊断研究中的应用。

第一节　诊断随机对照试验概述

　　随机对照试验（randomized controlled trial，RCT）是一种对医疗卫生服务中的某种疗法或药物的效果进行检测的手段，常用于医学、药学、护理学研究中，在司法、教育、社会科学等其他领域也有所应用。通常在流行病学研究中，需要比较两种（或以上）的干预措施对患者临床效果及其预后的影响时，就需要采取随机化的方法来控制偏倚。因 RCT 采用随机化、盲法和对照原则，具有能够最大程度地避免临床试验设计、实施中可能出现的各种偏倚，平衡混杂因素，提高统计学检验的有效性等诸多优点，被公认为是评价干预措施的金标准。在循证医学证据等级中，高质量的 RCT 或 RCT 的 Meta 分析属于最高级别的证据。与防治性研究不同，诊断试验一般不采用干预性设计方案。评估诊断试验准确性时，基本设计方案为横断面研究，但若从研究对象纳入方式划分，又可分为诊断性队列研究方案及诊断性病例对照研究方案，而评估诊断试验作为一种干预措施对使用或不使用该诊断试验患者结局的影响时，则采用随机对照研究方案。

与所有医疗措施一样，诊断试验的最终目标是改善患者的治疗结局。随着循证医学理念的推广和深入，面对越来越多的实验室检查手段及不断增加的检查费用，人们不禁质疑诊断试验能否改善患者最终结局，即能否提高患者的生存率或减少不良事件的发生，或改善患者的生存质量。采用随机对照研究方案可以评估诊断试验能否改善患者的结局，对患者是否真正有用。如临床上冠心病诊断的金标准诊断为冠状动脉造影，冠状动脉造影可明确冠状动脉阻塞与否以及阻塞程度，同时是评估是否进行支架治疗的指标，其有效性、对治疗的指导性使得众多临床医生考虑用此种手段检查和治疗患者，然而因为存在技术难度高、创伤性、危险性以及价格昂贵致使该手段的应用受到限制。128 层螺旋 CT 血管成像（128 slice spiral CT angiography，128-MSCTA）是安全的冠状动脉病变检查诊断技术，其对冠状动脉的通畅情况、狭窄性质、形态均有较好的显示。通过诊断随机对照研究，证明 128-MSCTA 诊断冠心病和判定冠脉狭窄程度效果同选择性冠状动脉造影效果一致，由于其创伤性小、安全，而被临床采用。

第二节　诊断随机对照试验的研究设计及举例

一、诊断随机对照试验的研究设计

诊断性随机对照研究是将患者随机分为两组：一组进行待研究诊断试验，并根据试验结果对患者进行相应治疗；另一组患者进行一般的诊断试验或不进行诊断试验，按常规方法治疗，最后比较两组患者的结局是否有差别。与干预性的随机对照研究类似，诊断随机对照试验的设计一般遵循 3 个原则：随机化、对照和盲法，设计模式如图 3-1 所示。

1. 随机化（randomization）

随机化是临床研究的重要方法和基本原则之一，是实现组间可比性的最重要因素。随机化原则，即通过随机化的方法，使每个受试者都有均等的机会被分配到不同的诊断方法组。随机化的方法主要有：①简单随机法（simple randomization）：又称为完全随机分组，是对研究对象直接进行随机分组，通过抛硬币、抽签、掷骰子、随机数字表或计算机产生的随机数字进行抽样或分组的方法。②分层随机法（stratified randomization）：先按照研究对象的不同特征进行分层，即将可能产生混杂作用的某些因素，通常包括年龄、性别、临床类型、病情、病程等分层，然后在各层中进行简单随机化分组分出试验组与对照组的对象，最后将各层试验和对照对象合在一起作为试验组和对照组，使试验组和对照组的均衡性提高。③区组随机法（block randomization）：将研究对象分成例数相等的若干区组，在每个区组中进行简单随机化分组。这种方法能保证区组内和组间的

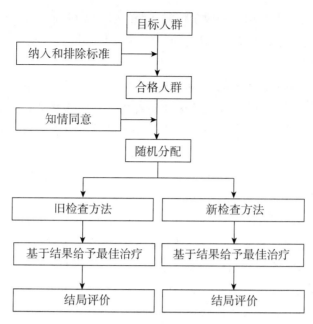

图 3-1　诊断随机对照试验的设计模式

病例数相等，便于进行期中分析和临时停止试验，不会因为两组例数相差太大而导致偏倚。④整群随机法（cluster randomization）：按社区或团体分配，即在一个组、一个病房、一个病区、一个医院为一个整体单位随机分组。

在随机分组的过程中，需要注意对随机方案进行保密，该过程称为随机分配隐藏（allocation concealment）。随机分配序列产生后，受试对象的入组情况就已确定。如果产生分配序列与选择、分配合格受试对象入组的研究人员是同一人，或产生的分配序列表保存在选择和分配受试对象入组的研究人员手中，那么研究人员就会预先知道下一个合格受试对象的入组情况。如果研究人员为了让具有某种特征的受试对象接受某种干预措施以获得有益于某种诊断方法的结果，就有可能改变随机分配序列，不按照事先产生的分配序列分配受试对象，导致选择偏倚。有研究发现，与分配隐藏方案隐藏完善的试验相比，未隐藏分配方案或分配方案隐藏不完善的试验，夸大治疗效果达 30% 以上。

2．对照（controlled）

干预性随机对照研究设立对照的目的是为需要评价的干预措施找到参照物，诊断性随机对照研究设立对照的目的也是为新的诊断方法找到可以对比的旧的诊断方法。即在随机对照研究中，对照就是设立条件类似的可供相互比较的组别。诊断性随机对照研究的对照类型有：①有效对照，相同基线的患者，分别用待研究的诊断方法与一般常规的诊断方法诊断后采取相应治疗措施，观察评价患者的结局；②空白对照，一组患者进行诊断试验并根据诊断结果进行相应处理，另一组患者不进行诊断试验按常规方法治疗，最后比较两组患者的结局差异。

由于试验组的疗效是通过与对照组比较而得，所以对照设置的水平直接决定了两组疗效差异的方向和数量。诊断随机对照研究对试验组实施的是待研究的诊断方法，对对照组实施的是常规的诊断方法，一般是疾病诊断的金标准诊断方法、标准诊断方法或参考标准。正确选择金标准是提高诊断试验研究与质量的关键。

3．盲法（blind）

盲法是临床研究中十分重要的设计原则和质量控制措施，主要目的是克服研究中可能存在的信息偏倚。所谓盲法即不让诊断实施者和（或）患者知晓研究对象的分组和接受诊断方法的具体情况，以避免双方的行为或决定对结果测量、反馈及效果评价等产生干扰和影响，保证测量的一致性，避免主观干扰。

根据盲法的程度，盲法可分为单盲、双盲和三盲，详见表 3-1。①单盲（single blind）指只有患者不知道分组和诊断实施情况。这种盲法的优点是可以更好地观察了解不同患者接受不同诊断方法后的结局情况，可以发现研究对象在试验过程中出现的不适应或其他可能发生的意外情况，及时破盲，保障研究对象的安全。缺点是避免不了测量偏倚，因为诊断实施者和（或）结果测量者，乃至统计分析人员都可能由于倾向于某种诊断方法而有意或无意地使结果向某侧偏倚。②双盲（double blind）指结果测量人员和受试者都不清楚每个研究对象被分到了哪一组。优点是可以避免来自结果测量者和受试者的主观偏倚。③三盲（triple blind）指诊断实施者、受试者和结果测量或分析者均不知道分组情况。从理论上讲这种设计完全可以消除各方面的主观因素，但实施过程复杂，有时难以实现。

需要注意的是，随机对照研究必须要求随机化和对照，而盲法则需要根据研究目的和可行性而酌情采用。

表 3-1　诊断随机对照试验的盲法分类

盲法	受试对象	测量 / 统计人员	诊断实施者
单盲法	+	−	−
双盲法	+	+	−
三盲法	+	+	+

二、诊断随机对照试验研究举例

本章以 2006 年《新英格兰医学》（*The New England Journal of Medicine*）发表的《呼吸机相关肺炎的诊断随机试验》（*A randomzed trial for diagnostic techniques for ventilator-associated pneumonia*）研究为例讲解诊断随机试验的原理与设计。

1．确定研究问题

诊断随机对照研究的主要目的是评估某一诊断试验与其他诊断方法相比能否改善患者结局。进行诊断随机对照研究首先需要明确研究的问题，如患者特征、待研究的诊断方法、对照的诊断方法、结局指标等，即明确研究问题的 PICO，P（patient）、I（intervention）、C（comparison）、O（outcome）。

需要机械通气的危重症患者存在呼吸机相关性肺炎（ventilator-associated pneumonia，

VAP）的风险。目前已有的研究发现，临床上正在使用的最佳诊断方法——气管内吸出物细菌非定量培养在确诊 VAP 方面存在误诊问题，而支气管肺泡灌洗液细菌定量培养方法有比较好的诊断效果。所以计划进行随机对照试验，比较两种诊断方法对患者结局改善的影响。研究对象是使用机械通气后拟患 VAP 的患者，干预措施是支气管肺泡灌洗液细菌定量培养，对照诊断方法是气管内吸出物细菌非定量培养，结局指标是患者根据诊断实施治疗后的结局。

2．选择研究对象

纳入诊断试验的患者需要有合适的疾病谱，以保证样本具有代表性，即研究中所检查患者的疾病谱与诊断试验在临床应用时患者的疾病谱相同。理想样本是那些临床需要鉴别诊断的患者，样本越有代表性，对研究疾病的判断就越准确。诊断随机对照研究对象包括两组人，两组的研究对象基本情况和患病情况要无差异。

本研究纳入了在加拿大和美国的 28 个 ICU 中的 740 名疑似 VAP 的患者，患者入选标准是：①在 ICU 接受连续机械通气 ≥ 4 d 的成人，排除了其他明显原因后，被新的或持续的肺部影像学特征定义为疑似肺炎。②并且具有以下临床特征中任何两个：a. 体温超过 38 ℃；b. 白细胞增多（白细胞计数 > $11.0 \times 10^3/mm^3$）；c. 中性粒细胞减少（中性粒细胞计数 < 3 500/mm^3）；d. 有化脓性气管内分泌物；e. 气管内吸出物分离出潜在致病菌；f. 需氧量增加。排除的患者是：①免疫功能受损；②主治医生认为不适合进行支气管镜检查；③对青霉素、头孢菌素、碳青霉烯类或氟西汀过敏；④假单胞菌或耐甲氧西林金黄色葡萄球菌感染或侵袭；⑤近期接受研究药物治疗（24 h 内接受环丙沙星，入组前 7 d 接受美罗培南）；⑥预计在入组后 72 h 内死亡或退出治疗；⑦3 周内不可能离开 ICU；⑧孕期或哺乳期；⑨参加过介入性试验。研究获得了所有患者家属的书面知情同意书。

3．设立对照组

诊断随机对照研究对试验组实施的是待研究的诊断方法；对对照组实施的是常规的诊断方法，一般是疾病诊断的金标准诊断方法、标准诊断方法或参考标准。正确选择金标准诊断方法是提高诊断试验研究研究与质量的关键。

本研究的试验组是由 ICU 医生或呼吸科医生在受影响的肺部区域进行了支气管肺泡灌洗，随后进行了灌洗细菌培养。对照组进行气管内吸出物细菌非定量培养。对于所有患者，在诊断测试后立即要求医生根据临床判断将呼吸机相关性肺炎的预测可能性评定为低、中或高。这个预测没有标准。

4．随机分组

随机化包括两个方面：随机抽样和随机分组，因为诊断研究的对象是患者或疑似患者，所以只包括随机分组一个方面。随机分组即所有受试者都有平等的机会被分入试验组和对照组，平衡两组中已知和未知的混杂因素，提高两组的可比性，避免造成偏倚。随机方法又分为简单随机分组、分层随机分组和整群随机分组。

本研究在加拿大和美国的 28 个 ICU 中纳入了 740 名疑似呼吸机相关性肺炎的危重症患者，随机分配患者进行支气管肺泡灌洗，或进行气管内物体吸出，然后分别对灌洗液和吸出物进行培养，并接受经验性抗生素单药或联合治疗。完成诊断测试后，患者被随机分配到接受美罗培南（1 g/8 h）和环丙沙星（400 mg/12 h）组或单独使用美罗培南组，均以开放标签方式静脉注射。

5. 盲法观察

实施盲法的主要目的是减少研究对象和研究者主观因素的影响，分为单盲、双盲和三盲。单盲指仅对研究对象施盲，双盲指对研究者和研究对象施盲，三盲是在双盲的基础上增加了对结局测量者施盲。

本研究虽然没有明确提及盲法的实施，但是从研究设计上看来，是对疑似 VAP 患者实施了单盲。

6. 结局测量

结局指标包括疾病终点（如死亡、残疾、功能丧失等）和某些重要临床事件（如糖尿病并发视网膜病变引起的失明等）。结局指标可以分为主要结局指标、次要结局指标和安全性结局指标等。

本研究主要结局指标是气管内吸出物细菌非定量培养组和支气管肺泡灌洗液细菌定量培养组的 28 天死亡率，次要结局指标是靶向治疗率、无抗生素存活天数、器官功能障碍最大评分和在 ICU 或医院的住院时间。

7. 统计分析

统计分析主要报告研究人群的基本情况、基线数据、有效性指标和安全性指标。

本研究有 739 名患者，随机分组后，支气管肺泡灌洗液细菌定量培养组 365 名，平均年龄 59.3 岁，气管内吸出物细菌非定量培养组 374 名患者，平均年龄 58.7 岁。在试验过程中记录了年龄、性别、存在的慢性病、入院时的诊断以及每位患者的 APACHE II 评分。每天监测患者器官功能障碍情况，器官功能障碍评分范围为 0 ~ 24，评分越高表明功能障碍越大。还记录了机械通气的持续时间、入住 ICU 的时间和总住院时间。出院或死亡后，现场调查人员审查了医院记录，结合培养结果、对抗生素的反应以及临床过程的其他特征，以判断患者是否患有呼吸机相关性肺炎，并根据标准定义确定最终的微生物学结果和临床结局。由于诊断和治疗结果的确定是由了解患者的医生做出的，研究组统一对结局指标进行测量，以确保一致性和完整性，本研究还调查了培养和药敏试验的结果，以确定治疗的充分性。

第三节 诊断随机对照试验的质量评价及报告规范

一、随机对照试验质量评价标准的演进

1981 年，美国 Chalmers 等设计的 Chalmers 标准是第一个用来规范 RCT 的标准，通过一般情况记录、研究方案、数据分析、结果陈述 4 个方面对 RCT 的质量进行了评

估，旨在规范未来 RCT 的设计和实施。Chalmers 标准把对受试者、干预措施实施人员、结果测量人员和数据统计人员实施盲法以及数据分析方法看作是最重要的部分。此标准的提出为之后 RCT 质量评价标准的制定和发展奠定了基础。

1994 年以前，RCT 质量评价标准多局限在特定领域的不同方面，某一领域各个方面的标准之间有一定的联系同时也各具特色。例如 Weintraub 标准、Blank 标准、Cho 标准都是针对药物试验领域的质量评价标准，三者对患者的招募、盲法的实施以及随访等方面都提出了要求，不同的是 Weintraub 标准是规范探究不同药物疗效的 RCT 所用的标准，Blank 标准是评价新药临床试验结果可靠性的标准，Cho 标准则用于评估已经出版的有关药物研究的 RCT。三者在药物试验领域各有侧重，相互补充。

而 1994 年以后的标准显现两大发展趋势：第一，不同机构不断推出新的 RCT 评价标准，标准的设计不拘泥于某个专业领域。虽然各标准侧重的专业领域有所不同，但规范 RCT 设计实施的核心步骤（患者的招募、随机、盲法、随访失访、数据统计等）大同小异。第二，这些标准大多在不断更新，尤其是 *Cochrane Reviewer's Handbook* 和 CONSORT 声明更新频率最快。

Cochrane 协作网于 1994 年出版第一版 *Cochrane Reviewer's Handbook*，并不断更新。于 1999 年 7 月更新为 4.0 版，侧重于规范 RCT 的实施方法，其内容为以下 4 方面：①随机方法是否正确；②是否做到分配隐藏，分组方法是否正确；③是否采用盲法；④有无失访、退出或丢失，如有失访、退出、丢失时，是否采用意向性治疗分析。2008 年 9 月发布 *Cochrane Reviewer's Handbook* 5.0 版，推荐 RCT 研究进行偏倚风险评估。在 4.0 版的基础之上，5.0 版将对失访、退出或丢失的分析代之以数据结果的完整性分析，并增加了选择性报告研究结果和其他偏倚来源两个评价条目。

1996 年，Jadad 等提出一种简单的质量评价方法，主要包括以下 3 方面：①是否提及随机序列的产生；②是否提及双盲法；③是否提及退出与失访。Banares 等于 2002 年改进为：①随机序列的产生；②随机化方案隐藏；③盲法；④退出与失访；⑤随机化的效果。上述标准主要从随机分组序列的产生方法、双盲法、退出与失访等方面对 RCT 进行质量评价，而其他与偏倚相关性不强的项目则未做规定。

2004 年，苏格兰院际指南网络提出 SIGN 50 方法学清单，用于评价 RCT 的质量。该标准的评价内容基本覆盖了 RCT 的各个方面，既包含 RCT 的实施方法也对其重要性和适用性等方面有所涉及。同时该标准还强调研究者在评价临床试验时要根据实际情况，灵活运用标准，避免了其他标准程式化评价的缺点。

自从 Mary Evans 标准和 G.Ter Riet 标准提高了研究者对 RCT 报告质量的重视以后，有了专门用于评价报告质量的 Nurmohamed 标准和 CONSORT 声明。1999—2000 年，CONSORT 小组对 CONSORT 声明做了修订并于 2001 年发表，修改后的内容从文题和摘要、引言、方法、结果、讨论 5 个方面对 RCT 报告进行规范，条目清晰，指导性强，尤其是流程图更是独具特色，该标准现已广为使用。2007 年 1 月 CONSORT 工作组根据近年来 RCT 文献质量的发展情况，开始了 CONSORT 声明新版本的更新工作，并于 2010 年 3 月公开发表 CONSORT 声明 2010 版，包括一份 25 项条目的清单和一个流程图。新版本在 CONSORT 声明修订版的基础上对其中的 16 个条目进行了补充、删减和修改，另外新增了试验注册、试验计划书和资金支持 3 项。再一次强调 RCT 的报告要完整、简明地反映真实的试验设计和实施情况，同时提出评价 RCT 报告质量的标准也要不断更新。该标准已成为国内外广为应用的 RCT 报告质量规范。STRICTA 标准作为 CONSORT 声明在针灸方面的拓展，包括以下 6 个方面：①针灸原理；②针刺细节；③治疗方案；④辅助干预措施；⑤医生基本情况；⑥对照组干预措施。STRICTA 与 CONSORT 声明联用可弥补前者未对 RCT 的设计实施过程予以规范的不足。该标准在规范针灸领域 RCT 的报告质量方面具有重要意义，尤其对我国针灸试验报告质量总体偏低的现状更具有针对性。

此外，证据推荐分级的评价、制定与评估（Grading of Recommendations Assessment, Development and Evaluation，GRADE）工作组 2000 年开始提出证据质量和推荐强度分级，并不断改进。GRADE 系统指出：在分配隐藏、盲法、失访、试验的终止和结果的报道中若存在局限性，将很大可能造成偏倚，降低证据质量。GRADE 提供了全面的分级和总结方法，通过评价 RCT 的试验设计和实施的细节等方面进行证据质量分级，对 RCT 所提供的证据推荐强度予以界定，从而指导临床证据的使用者。但其也可适用于观察性研究等其他证据的评价分级，并非仅仅针对 RCT。

RCT 质量评价标准的发展经历了从局部到整体（只考虑研究方案的质量到兼顾考虑其他研究方面的质量），从单一到均衡（从针对某一领域的一个方面到各个方面综合考虑），从片面到全面（从侧重于规范特定领域或适用于所有类型 RCT 到所有类型 RCT 与特定领域并存）的发展过程，不断改进，不断完善。

标准使用者应根据不同研究内容和目的选择恰当的标准。*Cochrane Reviewer's Handbook* 质量评价标准侧重于 RCT 的设计和实施的严谨性及 RCT 的真实性评价，其最新版本明确提出对 RCT 进行偏倚风险评估，*Cochrane Reviewer's Handbook* 偏倚风险评估工具对于评估 RCT 设计、实施中可能存在的偏倚风险，同时对于设计和实施 RCT 的研究人员亦具有很高的参考价值，但未对试验的重要性及适用性等方面的评价做出要求。

相对于 *Cochrane Reviewer's Handbook* 质量评价标准对 RCT 的重要性和适用性评价的欠缺，SIGN 50 方法学清单基本覆盖了 RCT 评价的各个方面，加之条目简明且多为定性描述，因此该标准可以作为指导研究者实施 RCT 的提纲。但鉴于该方法学清单对具体评价条目缺乏定量的界定，偏向于使用者的主观理解和评判，因此评价员难以对具体条目给出精确严谨的评价。

目前国内外用于评价 RCT 的标准众多，标准的形成、改进和完善也经历了从无到有、从有到优的发展过程。各个标准有其独有的特色和侧重点，在使用时不能一概而论，因此建议进行 RCT 评价的研究人员根据研究领域选择标准，对于有特定质量评价标准的领域优先考虑该领域的质量评价标准，若该领域标准过于陈旧或无特定质量评价标准，则推荐选用 *Cochrane Reviewer's Handbook* 6.3 偏倚风险评估工具（2022 年 4 月获取），并根据需要选择兼顾 RCT 重要性和适用性的标准，如 SIGN50。推荐选用《CONSORT 声明 2010 版》进行 RCT 研究的报告，以提高 RCT 的报告质量。

二、诊断随机对照试验的质量评价标准

1．Cochrane 偏倚风险评估工具

Cochrane 偏倚风险评估工具主要从选择偏倚（包括随机序列产生和分配隐藏）、实施偏倚（包括对研究者和受试者施盲）、测量偏倚（研究结局盲法评价）、随访偏倚（结局数据的完整性）、报告偏倚（选择性报告研究结果）及其他偏倚（其他偏倚来源）这六个方面总计 7 个条目对偏倚风险进行评估（表 3-2）。对每个条目依据偏倚风险评估准则做出"低偏倚风险""高偏倚风险"和"不清楚"的判定结果（表 3-3）。此外，Rob 2 的发表也敦促研究者积极更新自己评价使用的工具，Rob 2 相关条目和解读详见相关文献。

Cochrane 协作组织提供的 Revman 软件内置了 Cochrane 风险偏倚评估工具，并可提供可视化的结果。图 3-2 展示的便是 Cochrane 系统评价手册里提供的风险偏倚评估结果的例图。图中可用不同的颜色及符号（"+""-""?"）来分别表示"低偏倚风险""高偏倚风险"和"不清楚"。

表 3-2　Cochrane 风险偏倚评估工具

领域	评价内容
选择偏倚（selection bias）	
随机序列产生	详细描述了产生随机分配序列的方法，以便评估组间可比性
分配隐藏	详细描述了隐藏随机分配序列的方法，以便判断干预措施分配情况是否能预知
实施偏倚（performance bias）	
对研究者和研究对象施盲	详细描述了对研究者和受试者实施盲法的方法，以防其知晓受试者的干预措施。提供了判断盲法是否有效的信息
测量偏倚（detection bias）	
研究结果盲法评价	详细描述了对研究结果评价者实施盲法的方法，以防其知晓受试者的干预措施。提供了判断盲法是否有效的信息
随访偏倚（attrition bias）	
结果数据的完整性	完整地报告了每个主要结局指标的数据，包括失访及退出的。是否明确报道了失访及退出、每组人数（与随机入组的总人数相比）、失访 / 退出的原因，以便系统评价者行相关的处理
报告偏倚（reporting bias）	
选择性报告研究结果	描述的信息可供系统评价者判断选择性报告研究结果的可能性及相关情况
其他偏倚（other bias）	
其他偏倚来源	除上述偏倚外，提供的信息是否可评估存在其他引起偏倚的因素。若是先在计划书（protocol）中提到某个问题或因素，需给出对应的回答

表 3-3　**Cochrane** 偏倚风险评估工具中偏倚风险的评估准则

偏倚类型	偏倚风险评估等级		
	低偏倚风险	高偏倚风险	不清楚
选择偏倚			
随机序列的产生	研究者在随机序列产生过程中有随机成分的描述，例如利用随机数字表、利用电脑随机数生成器、抛硬币、用密封的卡片或信封、抛骰子、抽签、用最小化法	研究者在随机序列产生过程中有非随机成分的描述，例如，通过奇偶数或出生日期、入院日期（或周几）、医院或诊所的记录号产生随机数。或者直接用非随机分类法对受试者分类，如依据如下因素分组：医生的判断、患者的表现、实验室或一系列的检测、干预的可及性	无充足的信息判定为以上两种等级
分配隐藏	因为使用了以下或等同的方法，受试者和研究者无法预测分配结果：中央随机（包括基于电话、网络、药房控制的随机），有相同外观的随机序列药箱，有随机序列的不透明、密封信封	受试者和研究者有可能预测分配结果，如基于以下的分配：开放的随机分配清单，分配信封无合适的保障（如没有密封、透明、不是随机序列），交替或循环，出生日期，病历号、任何其他明确的非隐藏程序	无充足的信息判定为以上两种等级
实施偏倚			
研究者和受试者施盲	无盲法或不完全盲法，但综述作者判定结局不太可能受盲法缺失的影响；对受试者、主要的研究人员设盲，且不太可能破盲	盲法或不完全盲法，但结局可能受盲法缺失的影响；对受试者和负责招募的研究者设盲，但有可能破盲，且结局可能受盲法缺失的影响	无充足的信息判定为以上两种等级，未提及
测量偏倚			
研究结局盲法评价	未对结局进行盲法评价，但综述作者判定结局不太可能受盲法缺失的影响；保障了结局的盲法评价，且不太可能被破盲	未对结局进行盲法评价，但综述作者判定结局可能受盲法缺乏的影响；进行结局的盲法评价，但可能已经破盲，且结局的测量可能受盲法缺失的影响	无充足的信息判定为以上两种等级，未提及
随访偏倚			
结果数据的完整性	结局无缺失数据；结局指标缺失的原因不太可能与结局的真值相关；缺失的结局指标在组间平衡，且原因类似；对于二分类结局指标，结局的缺失比例同观察到的事件的风险不足以确定其对干预效应的估计有临床相关的影响；对于连续结局指标，缺失结局的效应大小不足以确定其对观察到的效应大小有临床相关的影响；缺失数据用合适的方法作了填补	结局指标缺失的原因可能与结局的真值相关，且缺失数量或原因在组间不一致；对于二分类结局指标，结局的缺失比例同观察到的事件的风险足以确定其对干预效应的估计有临床相关的影响；对于连续结局指标，缺失结局的效应大小足以对观察到的效应引入临床相关的偏倚；当有大量干预违背随机分配时，应用"当作治疗"策略来分析；缺失数据用了不合适的填补方法	报告里对随访或排除的信息不足以判定为以上两种等级，未提及

续表

偏倚类型	偏倚风险评估等级		
	低偏倚风险	高偏倚风险	不清楚
报告偏倚	可获得研究方案,所有关注的预先申明的结局都已报告;研究方案不可得,但发表的报告包含了所有期望的结果,包括那些预先申明的	并非所有预先申明的主要结局都已报告;一个或多个主要结局指标使用了未事先申明的测量指标、方法或子数据集;一个或多个主要结局指标未事先申明;综述研究者关注的一个或多个主要结局指标报告不完全,无法纳入 Meta 分析;研究报告未报告期望的主要结局	无充足的信息判定为以上两种等级
其他偏倚	没有明显的其他偏倚	存在着与特定的研究设计相关的潜在偏倚,有作假,有其他问题	无足够的信息评价是否存在重要的偏倚风险,无充分的理由或证据表明现有的问题会引入偏倚

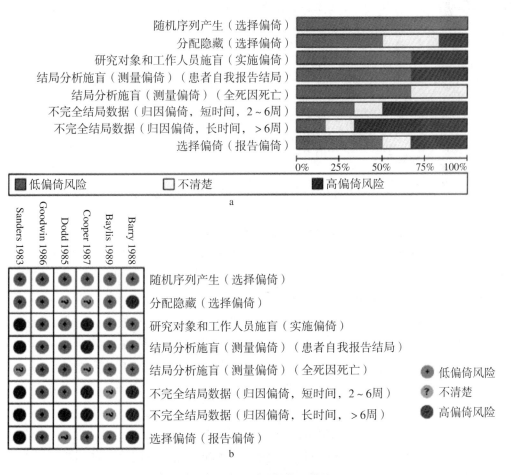

图 3-2 Cochrane 风险偏倚评估结果

a. 文章中不同偏倚类别的偏倚风险程度占比;b. 各文章的不同偏倚类别的偏倚风险程度

2. Jadad 量表

Jadad 量表是 Jadad 等 1996 年制定的一个量表，其初衷是评价疼痛治疗的临床试验质量，并保证量表在不同背景的评阅员中有较好的一致性。Jadad 等通过咨询哈佛疼痛治疗研究所中 6 名研究人员组成的专家组制成量表，并对其进行了信度、效度和反应度的评价，最后定义的临床试验质量只包括内部有效性，所以该表包含了 3 个问题：①该研究是否是随机试验（包括使用了随机、随机化、随机分配字样）？②该研究是否采用双盲法？③是否进行了随访和失访的描述？由于这三项并不包含有疼痛研究中特定内容，因此也可以应用于评价其他临床试验研究。该量表简单明了，已被很多人作为评价临床试验的重要工具。

Jadad 量表从随机方案及其隐藏、盲法、退出与失访病例的原因及例数这 3 个方面进行评价，采用 0 ~ 7 分计分法，< 4 分认定为低质量研究，≥ 4 分则认为质量较高（表 3-4）。

表 3-4 Jadad 量表

评价指标	内容	记分
随机	未随机 / 不清楚 / 假随机	0
	提及"随机"但未描述具体的随机方法	1
	采用"随机"并描述了正确的随机方法	2
盲法	未实施双盲 / 假双盲	0
	提及"双盲"但未描述具体的随机方法	1
	采用"双盲"并描述了正确的施盲方法	2
失访 / 退出	未提及	0
	对退出 / 失访的例数和理由进行了详细的描述	1

3. 诊断随机对照试验 Cochrane 偏倚风险评估举例

以 2006 年新英格兰杂志发表的《呼吸机相关肺炎的诊断随机试验》研究为例评价诊断随机对照试验偏倚风险。

（1）选择偏倚（selection bias）

1）随机序列产生：详细描述了产生随机分配序列的方法，以便评估组间可比性。

本研究在方法部分说明了患者在两个诊断方法组的分配是随机的，诊断试验后患者的抗生素的使用也是随机的，所以本研究在此条目的评价结果是 L（低风险偏倚）。

2）分配隐藏：详细描述了隐藏随机分配序列的方法，以便判断干预措施分配情况是否能预知。

本研究没有提及分配隐藏的问题，所以本研究在此条目的评价结果是 U（不清楚）。

（2）实施偏倚（performance bias）：对研究者和研究对象施盲，详细描述了对研究者和受试者实施盲法的方法，以防其知晓受试者的干预措施；提供了判断盲法是否有效的信息。

因为研究者是临床医生，临床医生在实施诊断方法的时候没有办法对其施盲，只是对患者实施的盲法，因为临床医生只是对患者实行了气管内物体吸出或支气管肺泡灌洗，不涉及其主观意识影响试验结果的问题，所以本研究对患者施盲是 L（低风险偏倚）。

（3）测量偏倚（detection bias）：研究结果盲法评价，详细描述了对研究结果评价者实施盲法的方法，以防其知晓受试者的干预措施。提供了判断盲法是否有效的信息。

随机分组后，因为实施诊断方法的临床医生知道分配结果，所以结果测量是由研究组统一培训的研究者完成，此条目评价的结果是 L（低风险偏倚）。

（4）随访偏倚（attrition bias）：结果数据的完整性，完整性地报告了每个主要结局指标的数据，包括失访及退出的。是否明确报道了失访及退出，每组人数（与随机入组的总人数相比）、失访/退出的原因，以便系统评价者行相关的处理。

研究启动后经过一系列的纳入排除标准后，从 2 531 名患者中纳入了 740 名。一名患者在随机分组 2 天后拒绝继续参加试验，研究对该患者的数据没有进行进一步的分析。此条目评价的结果是 L（低风险偏倚）。

（5）报告偏倚（reporting bias）：选择性报告研究结果：描述的信息可供系统评价者判断选择性报告研究结果的可能性及相关情况；

在方法中提及，本研究需要在试验过程中监测患者器官功能障碍情况、机械通气的持续时间、住院时间、细菌培养物的结果、患者对抗生素的反应，以及患者的生存情况。在结果中报告了患者器官功能障碍情况、机械通气的持续时间、住院时间、细菌培养物的结果、患者对抗生素的反应，以及患者的 28 天死亡率。没有选择性报告的情况，此条目评价的结果是 L（低风险偏倚）。

（6）其他偏倚（other bias）：除上述偏倚外，提供的信息是否可评估存在其他引起偏倚的因素。若是先在计划书（protocol）中提到某个问题或因素，需给出对应的回答。

本研究没有提及计划书，所以其他偏倚是 U（不清楚）。

三、诊断随机对照试验的报告规范

随机对照试验的统一报告格式 CONSORT 声明于 1996 年发表后，在实用中受到好评，对规范 RCT 报告格式、提高 RCT 报告质量发挥了重要作用。2000 年推出了修订的 CONSORT 声明，并于 2001 年正式发表。2010 年再次进行更新，形成当前的《CONSORT 声明 2010 版》。该声明现已得到国际上著名的 14 个组织机构和 120 余家医学期刊的认可、并签约使用，作为 RCT 报告的作者、审稿人和编者撰写、评价和发表的重要指南。CONSORT 声明经 20 多年努力和不断修订完善而形成，是一组随机对照试验报告的质量标准，目的在于提高 RCT 报告质量，力求使读者能够知道试验是如何执行的，并能对结果的准确性进行评价。具体条目见表 3-5。

表 3-5　CONSORT 清单

论文章节 / 主题	条目号	对照检查的条目	报告页码
文题和摘要			
	1a	文题能识别是随机临床试验	
	1b	结构式摘要，包括试验设计、方法、结果、结论几个部分（具体的指导建议参见"CONSORT for abstracts"）	
引言			
背景和目的	2a	科学背景和对试验理由的解释	
	2b	具体目的和假设	
方法			
试验设计	3a	描述试验设计（诸如平行设计、析因设计），包括研究对象分配入各组的比例	
	3b	试验开始后对试验方法所做的重要改变（如合格研究对象的挑选标准），并说明原因	
受试者	4a	研究对象合格标准	
	4b	资料收集的场所和地点	
干预措施	5	详细描述各组干预措施的细节以使他人能够重复，包括它们实际上是在何时、如何实施的	
结局指标	6a	完整而确切地说明预先设定的主要和次要结局指标，包括它们是在何时、如何测评的	
	6b	试验开始后对结局指标是否有任何更改，并说明原因	
样本量	7a	如何确定样本量	
	7b	必要时，解释中期分析和试验中止原则	
随机方法			
序列的产生	8a	产生随机分配序列的方法	
	8b	随机方法的类型，任何限定的细节（如怎样分区组和各区组样本多少）	
分配隐藏机制	9	用于执行随机分配序列的机制（例如按序编码的封藏法），描述干预措施分配之前为隐藏序列号所采取的步骤	
实施	10	谁产生随机分配序列，谁招募受试者，谁给受试者分配干预措施	
盲法	11a	如果实施了盲法，分配干预措施之后对谁设盲（例如研究对象、医护提供者、结局评估者），以及盲法是如何实施的	
	11b	如有必要，描述干预措施的相似之处	
统计学方法	12a	用于比较各组主要和次要结局指标的统计学方法	
	12b	附加分析的方法，诸如亚组分析和校正分析	

续表

论文章节/主题	条目号	对照检查的条目	报告页码
结果			
受试者流程（极力推荐使用流程图）	13a	随机分配到各组的受试者例数，接受已分配治疗的例数，以及纳入主要结局分析的例数	
	13b	随机分组后，各组脱落和被剔除的例数，并说明原因	
招募受试者	14a	招募期和随访时间的长短，并说明具体日期	
	14b	为什么试验中断或停止	
基线资料	15	用一张表格列出每一组受试者的基线数据，包括人口学资料和临床特征	
纳入分析的例数	16	各组纳入每一种分析的受试者数目（分母），以及是否按最初的分组分析	
结局和估计值	17a	各组每一项主要和次要结局指标的结果，效应估计值及其精确性（如95%可信区间）	
	17b	对于二分类结局，建议同时提供相对效应值和绝对效应值	
辅助分析	18	所做的其他分析的结果，包括亚组分析和校正分析，指出哪些是预先设定的分析，哪些是新尝试的分析	
危害	19	各组出现的所有严重危害或意外效果（具体的指导建议参见"CONSORT for harms"）	
讨论			
局限性	20	试验的局限性，报告潜在偏倚和不精确的原因，以及出现多种分析结果的原因（如果有这种情况的话）	
可推广性	21	试验结果被推广的可能性（外部可靠性、实用性）	
解释	22	与结果相对应的解释，权衡试验结果的利弊，并且考虑其他相关证据	
其他信息			
试验注册	23	临床试验注册号和注册机构名称	
试验方案	24	如果有的话，在哪里可以获取完整的试验方案	
资助	25	资助和其他支持（如提供药品）的来源，以及提供资助者所起的作用	

参考文献

[1] Kinsey C M，Ost D E. Randomization in Diagnostic and Therapeutic Interventional Pulmonary Trials [J]. J Bronchology Interv Pulmonol，2016，23（4）：272-278.

[2] Kenneth FS，Douglas GA，David M et al. Randomised controlled trial of ultrasonography in diagnosis of acute appendicitis，incorporating the Alvarado score [J]. BMJ，2010，321.

[3] 曾宪涛，包翠萍，曹世义，等. Meta 分析系列之三：随机对照试验的质量评价工具 [J]. 中国循

证心血管医学杂志，2012，4（3）：183-185.

[4] 黄悦勤. 循证医学［M］. 人民卫生出版社，2016.

[5] 李幼平. 临床流行病学［M］. 人民卫生出版社，2014.

[6] 陈耀龙，姚亮，杜亮，等. GRADE 在诊断准确性试验系统评价中应用的原理、方法、挑战及发展趋势［J］. 中国循证医学杂志，2014，14（11）：1402-1406.

[7] 马捷，刘莹，钟来平，等. Jadad 量表与 Cochrane 偏倚风险评估工具在随机对照试验质量评价中的应用与比较［J］. 中国口腔颌面外科杂志，2012，10（5）：417-422.

[8] 詹思延. 第二讲：如何报告随机对照试验——国际报告规范 CONSORT 及其扩展版解读［J］. 中国循证儿科杂志，2010，5（2）：146-150.

[9] 田磊，管欣，马爱霞. 随机对照试验研究与观察性研究的系统比较［J］. 中国药房，2018（4）：493-496.

[10] Heyland D，Cook D，Dodek P，et al. A randomized trial of diagnostic techniques for ventilator-associated pneumonia［J］. New England Journal of Medicine，2006，355（25）：2619-2630.

[11] 谷鸿秋，王杨，李卫. Cochrane 偏倚风险评估工具在随机对照研究 Meta 分析中的应用［J］. 中国循环杂志，2014，29（2）：147-148.

[12] Sterne JAC，Savović J，Page MJ，et al. RoB 2：a revised tool for assessing risk of bias in randomised trials［J］. BMJ，2019，366：l4898.

[13] Schulz KF，Altman DG，Moher D，for the CONSORT Group. CONSORT 2010 Statement：updated guidelines for reporting parallel group randomised trials［J］. BMJ，2010，340：c332.

[14] Boutron I，Altman DG，Moher D，et al. CONSORT statement for randomized trials of nonpharmacologic treatments：a 2017 update and a consort extension for nonpharmacologic trial abstracts［J］. Ann Intern Med，2017，167（1）：40-47.

[15] 杨声坪，闫先侠，刘建强，等. 随机对照试验质量评价标准的比较分析［J］. 循证医学，2010，（6）：5.

第四章

诊断试验系统评价 /Meta 分析

本章概要

诊断试验系统评价 /Meta 分析用于评价诊断试验对目标疾病诊断准确性及其对患者最终临床结局的影响，是诊断试验中最高级别的证据。本章结合具体实例，系统地讲解诊断试验系统评价 /Meta 分析目前国内外的进展以及制作系统评价 /Meta 分析的具体步骤，着重介绍诊断试验系统评价 /Meta 分析的质量评价工具（ROBIS、AMSTAR）及其最新的报告规范（PRISMA-DTA）。

第一节 诊断试验系统评价 /Meta 分析概述

一、诊断试验系统评价 /Meta 分析的定义

对于某一个诊断试验，可能已经有多位研究者进行了研究，但由于这些研究具有不同程度的随机抽样误差，而且各自采用的诊断界点常常不同，所以获得的诊断试验准确性指标如灵敏度和特异度也有差异。为了对不同研究结果进行综合性分析，获得综合的结论，需要采用系统评价 /Meta 分析方法评价诊断试验。

诊断试验系统评价 /Meta 分析是通过系统、全面地搜集诊断试验研究，严格按照预先制定的纳入标准筛选研究，依据国际公认的诊断试验质量评价工具 QUADAS 2 评价纳入研究质量，并进行定性描述或用合成受试者操作特征曲线进行定量分析的一种全面评价诊断试验准确性和重要性的研究方法。其目的是评价诊断试验对目标疾病诊断的准确性。主要包括两方面内容：①诊断试验的技术质量评价，主要从研究设计、方法的准

确性、可重复性等方面进行评价；②诊断试验的准确性评价主要采用 Meta 分析，对目标疾病的灵敏度、特异度进行评价，报告似然比、诊断比值比等。

二、诊断试验系统评价/Meta 分析的历史发展

20 世纪 80 年代末，Gianrossi 等学者首次发表了诊断试验系统评价/Meta 分析，当时诊断试验系统评价/Meta 分析主要采用的是干预性系统评价/Meta 分析的方法。然而，诊断试验系统评价/Meta 分析本质上更复杂，因为试验准确度的测量通常成对出现：灵敏度和特异度，阳性和阴性预测值，以及阳性和阴性似然比。一个关键因素的考虑是准确度测量取决于阳性试验结果的阈值，报告的灵敏度和特异度随着阈值的变化而在相反的方向上变化。1992 年一种新的方法（采用受试者操作特征曲线下的面积）被用来提供每次研究的单一准确度的测量结果，但该方法会丢失关于阈值效应的信息。1993 年 Littenberg 及其同事研发的统计方法是诊断试验系统评价/Meta 分析的一次重大突破，因为该方法解决了阈值效应的问题，在此后的诊断试验系统评价/Meta 分析中被广泛采用。

20 世纪 90 年代早期，Cochrane 协作网的 Les Irwig 和 Paul Glasziou 等研究人员已经在关注诊断试验系统评价/Meta 分析的方法。1994 年 10 月 2 日在安大略省汉密尔顿举行的第二届 Cochrane 学术讨论会上进行了 Cochrane 诊断启动会，此后 Cochrane 筛查和诊断试验方法学小组于 1996 年在 Cochrane 协作网中成立并正式注册，但它最初专注于制作诊断试验系统评价/Meta 分析的常规方法，并未关注其方法学的发展。

2003 年，Jon Deeks 说服 Cochrane 协作网纳入诊断试验准确性系统评价并关注其方法学的发展。此后协作网开始开发诊断试验系统评价/Meta 分析的格式和方法，以及在 Cochrane Library 制作诊断试验系统评价/Meta 分析所需的软件。

2006 年，Cochrane 协作网成立了 Cochrane Diagnostic Test Accuracy Working Group（诊断准确性试验工作小组），并出版《Cochrane 诊断试验准确性系统评价指导手册》，截至 2022 年 3 月，该手册已更新至第 2 版。2008 年诊断试验系统评价/Meta 分析首次出现在 Cochrane Library，此后诊断试验的系统评价/Meta 分析日益受到关注，目前诊断试验系统评价/Meta 分析的数量在 Cochrane 协作网中仅次于随机对照试验的系统评价。

三、诊断试验系统评价/Meta 分析的制作步骤

目前，较多文献介绍诊断试验系统评价/Meta 分析制作步骤，概括起来可以分为以下 9 个步骤，具体制作流程见图 4-1：

（1）确定待评价的问题；

（2）制定纳入、排除标准（研究对象、待评价诊断试验、对照诊断试验和研究设计）；

（3）制定检索策略并检索相关研究（应该包括电子数据库和其他资源）；

（4）筛选研究（根据纳入、排除标准选择研究）；

（5）评估纳入研究的方法学质量（使用相关量表评价纳入研究质量）；

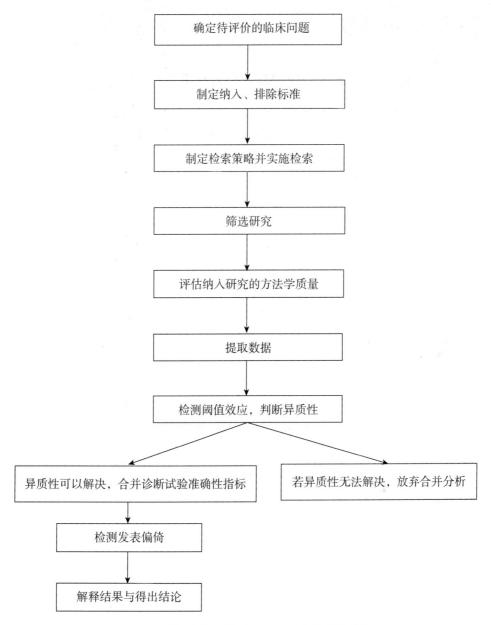

图 4-1　诊断试验系统评价 /Meta 分析的制作流程

（6）提取数据（设计数据提取表，内容涉及研究对象、待评价诊断试验、对照诊断试验、四格表数据和研究设计等）；

（7）分析数据并在合适的情况下进行 Meta 分析（考虑亚组分析、灵敏度分析、Meta 回归和发表偏倚）；

（8）陈述结果和制作结果摘要表格（列表呈现纳入研究基本情况和质量评价结果，如果可能，以森林图形式呈现 Meta 分析结果和流程图形式呈现研究的筛选过程）；

（9）撰写讨论与结论（总结主要研究结果、优势与不足和适用性）。

四、国内外研究现状

（一）国外诊断试验系统评价/Meta分析研究现状

我们以"diagnosis""diagnostic""test"等词联合"systematic review"和"meta-analysis"等词在Web of Science中进行检索，发现诊断系统评价和Meta分析的数量逐年上升（图4-2）。研究主题方面，前5位分别为肿瘤（20%）、科学技术其他主题（16%）、影像与核医学（16%）、内科学（15%）和医疗保健服务（15%）（图4-3）。

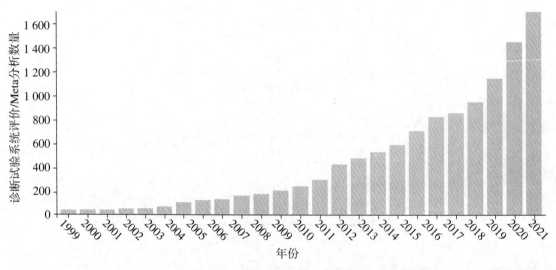

图4-2 不同年份英文发表的诊断试验系统评价/Meta分析数量

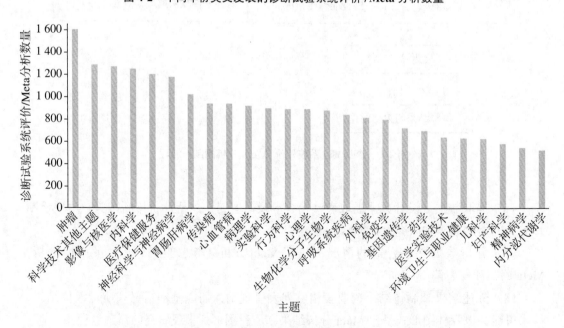

图4-3 英文发表的不同主题的诊断试验系统评价/Meta分析数量

在 Cochrane 诊断试验准确性系统评价方面，截至 2022 年 4 月，Cochrane Library 收录了诊断试验系统评价全文 153 篇，计划书 75 篇。涉及的疾病谱主要为儿童健康（38篇，24.8%）、肿瘤（37 篇，24.2%）、神经系统疾病（33 篇，21.6%）、某些传染病和寄生虫病（30 篇，19.6%）等。

（二）国内诊断试验系统评价 /Meta 分析研究现状

徐俊峰等对 2011 年前中国大陆学者发表的 312 篇诊断试验系统评价 /Meta 分析情况进行了分析，第 1 篇诊断试验系统评价 /Meta 分析发表于 2001 年，前 4 年发表的数量介于 1 ~ 9 篇之间，2005—2006 年徘徊在 10 篇左右，从 2007 年开始发表数量陡增（图4-4）。它们涉及 15 个疾病谱，以肿瘤最多（42%），其他依次为消化系统疾病（10%）、某些传染性疾病和寄生虫病（10%）、循环系统疾病（8%）和呼吸系统疾病（8%）等。诊断试验方法以实验室诊断（51%）和影像学诊断（45%）最多（图 4-5）。

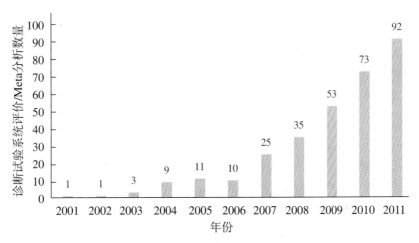

图 4-4　不同年份中国大陆学者发表的诊断试验系统评价 /Meta 分析发表的数量

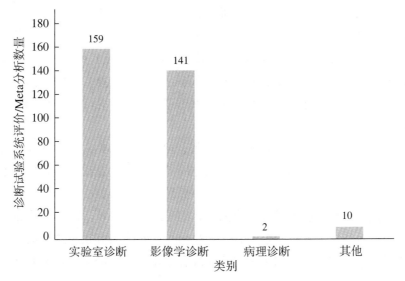

图 4-5　不同类别 2011 年前中国大陆学者发表的诊断试验系统评价 /Meta 分析数量

第二节　诊断试验系统评价的研究设计及举例

一、诊断试验系统评价的研究设计与实施

（一）选题

爱因斯坦在《物理学的进化》一书中指出："提出一个问题往往比解决一个问题更重要，因为解决问题也许仅仅是一个数学上或实验上的技能。而提出新的问题，新的可能性，以新的角度去看旧的问题，却需要创造性的想象力，而且标志着科学的真正进步。"提出问题等于解决了问题的一半。选择诊断试验系统评价的题目，必须首先了解选题的原则，其次是熟悉选题方法。一般来说，诊断试验系统评价课题的来源大致有两个方面：一是来自临床实践，二是来自诊断方法理论本身的发展。最佳选题产生在临床需要与诊断方法内在发展逻辑的交叉点上。选题是否恰当、清晰、明确，关系到诊断试验系统评价是否具有重要的临床意义，是否具有可行性，并影响着整个诊断试验系统评价研究方案的设计和制定。

1. 选题原则

选题主要遵循以下原则：

（1）需要性原则：需要是诊断试验系统评价选题的第一要素。诊断试验系统评价选题不但要紧密结合临床，而且要考虑其研究成果是否能直接为诊断方法的管理和应用提供决策依据。

（2）价值性原则：所谓价值性主要指诊断试验系统评价关注的临床问题具有研究价值和实用价值。研究价值指选题关注的疾病应该是疾病负担重、国家或地区重大健康问题，如心脑血管疾病和肿瘤等，同时，关注的诊断方法或技术具有较高临床诊断疾病和评价治疗疾病效果方面的效能。

（3）科学性原则：诊断试验系统评价选题的科学性原则就是选题必须有科学依据。确定某个选题前应该了解拟选题国内外的研究热点和发展趋势，且选题必须实事求是、符合客观规律、合乎逻辑推理，要做到立论依据充分，研究目标明确，研究内容具体，研究方法及技术路线可行。

（4）创新性原则：诊断试验系统评价选题必须具有创新性，必须选择别人没有解决或没有完全解决的临床诊断问题，这是诊断试验系统评价选题得以成立的基本条件和价值所在。诊断试验系统评价选题最忌讳完全照搬照抄他人研究，为了避免该问题，在决定对某种诊断方法或技术诊断某种疾病的临床问题进行系统评价前，应该在自己当前可及的数据库中进行系统、全面的检索，了解目前是否有发表和正在进行的同一主题的系统评价，如果有，必须考虑你的系统评价与发表或正在进行的系统评价有无不同点和创新之处。

（5）可行性原则：可行性原则指充分考虑是否具备完成所选系统评价的主观和客观条件。正如恩格斯说的，我们只能在我们时代条件下进行认识，而这些条件达到什么程度，我们便认识到什么程度。如果选题不具备可以完成的主客观条件，再好的选题也只能是一种愿望，因此，可行性原则是决定选题能否成功的关键。其中主观条件主要指系统评价制作人员的知识结构（是否具备临床流行病学、系统评价方法和临床专业方面的基本知识）和研究能力（是否具备检索文献、阅读外文文献和操作 RevMan、Meta-Disc、RStudio、STATA 等软件的能力）等。客观条件主要是指制作系统评价所必需的数据库、经费和时间等。除已具备的条件外，对那些暂不具备的条件，可以通过努力创造条件：如部分数据库不可及，可以联系订购该数据库的单位进行检索；部分全文无法获取，可以通过文献传递服务实现。

2．题目的呈现格式

诊断试验系统评价题目涉及两个方面：一是诊断方法，二是特定人群。主要有以下4 种格式：

格式 1：诊断试验 1 和诊断试验 2 诊断特定人群的某疾病 [（index test 1）versus（index test 2）for（target condition）in（patient description）]。

格式 2：诊断试验 1 和诊断试验 2 诊断某疾病 [（index test 1）versus（index test 2）for（target condition）]，如 ^{18}F-FDGPET/CT 和增强 MSCT 诊断胰腺癌价值的 Meta 分析。

格式 3：诊断试验诊断特定人群的某疾病 [（index test）for（target condition）in（patient description）]，如硝酸盐还原酶测定法诊断耐乙胺丁醇的结核病（nitrate reductase assay for the diagnosis of ethambutol resistance in Mycobacterium tuberculosis）。

格式 4：诊断试验诊断某疾病 [（index test）for（target condition）]，如 MRI 诊断乳腺癌腋窝淋巴结转移准确性（accuracy of MRI in the diagnosis of axillary lymph node metastasis in breast cancer）。

格式 1 和格式 2 规定了具体的诊断方法，格式 1 和格式 3 规定了特定人群，格式 3 和格式 4 只规定了一种具体诊断方法，未规定对照的诊断方法。如果要撰写 Cochrane 诊断试验系统评价，为了避免重复，应在题目确定好后，首先填表注册告知 Cochrane 协作网工作小组，确定该题目是否已被注册；其次，专家评审后，确定是否有必要进行该题目的系统评价；最后，如果该题目无人注册且有研究的价值，工作小组将通知你填写有关表格，确定你的注册资格。

（二）计划书的撰写内容

Cochrane 系统评价是目前最为规范的系统评价，其系统评价计划书需主要包含以下5 个方面的信息：

1．题目

2．一般信息

作者、通讯作者、时间、新内容、历史。

3．计划书

背景、目的、方法（研究对象纳入标准、干预措施、结局指标类型、检索策略、数据收集与分析）、致谢、参考文献、表格与图。

4．补充信息

附录、反馈。

5．本研究相关信息

作者贡献、声明利益冲突、资源支持、发表备注。

目前系统评价的注册有多个平台：① Cochrane Library（http：//www.cochranelibrary.com/）；②英国的约克大学（https：//www.crd.york.ac.uk/prospero/）；③ OSF 注册平台（https：//www.osf.io/）；④ JBI 注册平台（https：//jbi.global/systematic-review-register）；以及一些收费的注册平台，比如 INPLASY（https：//inplasy.com/inplasy-protocols/）。

（三）纳入、排除标准

诊断试验系统评价通常用于评估一个或多个诊断试验在多大程度上确诊患者，或患者患有该疾病的可能性。一般来说，灵敏度和特异度并不是一个诊断试验准确性的固定特征，统计学的精度仅是显示了一个诊断试验在特定的状态下（确定范围的人群、环境和实验类型等）的诊断效果。在不同的人群（如儿童 v.s. 成人）、不同的环境（如基层卫生机构 v.s. 城市卫生机构），灵敏度和特异度都有可能发生变化。因此，诊断试验系统评价研究的纳入标准应该遵从研究的主要目的和次要目的，可根据纳入的研究类型、研究对象、待评价诊断试验、对照诊断试验、目标疾病和金标准诊断等核心要素进行细化，并充分考虑研究的可行性。纳入标准和排除标准的关系为：基于纳入标准确定研究的主体，根据排除标准排除主体中对研究结果有影响的个体，以进一步准确定义研究主体。Cochrane 诊断系统评价的纳入和排除标准包括以下 6 个方面：

1．研究类型

纳入标准中，需首先说明纳入的研究类型及其相关限制条件。如"纳入所有设计类型"，或"纳入所有连续系列患者和病例对照研究"。此外，是否需要排除个别的研究类型（如回顾性研究等）也需要详细说明。注意对于金标准试验的限制条件不应该在此处叙述。

2．研究对象

详细描述纳入研究对象特征，包括年龄、诊断和就诊地点等方面的限制。年龄和性别，有无附加其他症状，患者是否居住在社区，是否参加初级卫生保健、住院、家庭护理或长期护理等均是重要的影响因素，相比较诊断方法的操作，这些因素更容易对研究结果产生影响。研究对象可以是特定的疾病，也可以是疾病的某个阶段。注意预开展的基于患者特征的亚组分析不在此处叙述。

3．待评价诊断试验

准确定义待评价诊断试验，包括详细的技术信息等。此外，还要明确待评价诊断试验在当前临床实践中的应用现状，包括在欠发达地区或国家中使用的适用性及诊断方法是否高度符合需要等信息。

4．对照诊断试验

对照诊断试验是指已在临床大量使用或最常用的一种诊断方法，是待评价诊断试验期望可以代替的诊断手段。若比较 MRI 是否可以达到与 CT 一样的诊断准确性，那 MRI 就是待评价诊断试验，CT（是目前临床实践中常用的手段）就是对照诊断试验。注意：对照诊断试验不等于金标准试验，待评价诊断试验和对照诊断试验的结果需要分别与金标准试验进行对比。

5．目标疾病

诊断的目的是减少对现有目标疾病诊断的不确定性。虽然疾病可以表述为是基于生物学、病理学或组织学结果的一种严格的定义，而目标疾病则是一种与临床更加紧密的术语，是对有特定临床病史、检查和诊断结果的描述。通常指特定的疾病、疾病状态或任何其他可识别的能够促发临床行为的状态，如进一步诊断、修改或终止治疗。许多诊断试验通常可用于多个目标疾病的鉴别诊断，如胸部 X 线片可用于感染、恶性肿瘤和炎症性疾病的诊断等。

6．金标准试验

金标准试验是用于确诊患者是否患有某种疾病的一个试验、一系列试验，或一套诊断流程。理想状态的金标准试验应该具有方便、可及、临床易于接受和零差错等特点。对于许多目标疾病而言，都需要一套诊断流程去鉴别是否患有目标疾病，如多模式的成像、额外的实验室检查或临床随访。在大多数情况下，这些金标准试验的检查顺序是不可替换的（interchangeable）。注意：应该事先定义诊断试验系统评价研究中所采用的金标准试验。

（四）检索策略的构建

1．分析拟检课题，明确检索问题和需求

首先要分析、确定拟检课题涉及几个概念，这些概念的内涵和外延如何，这些概念之间的联系或关系是什么。在此基础上，明确检索的内容、目的、要求，从而确定检索的学科范围、文献类型、回溯的年限等。有可能当检索人员面对一个具有临床意义的诊断问题时，却不知道怎样去检索相关研究。为了解决这一难题，首先应学会对回答该临床诊断问题的信息需求进行分析和整理，将初始的临床问题转变为可以回答的临床问题，通常这类临床问题可以分解为 PICO 4 个部分：P 表示患者或人群（Patient/Population），I 表示干预措施（Intervention），C 表示对照措施（Comparison），O 表示结局指标（Outcome）。如对"半乳甘露聚糖的血清酶联免疫吸附试验与金标准试验相比，能否准确诊断侵袭性曲霉菌病（invasive aspergillosis, IA）？"的问题，根据 PICO 原则，可初步分解为 P（IA 患者）、I（半乳甘露聚糖的血清酶联免疫吸附试验）、C（金标准试验）、O（IA 的最终准确诊断）。

2．数据库的选择

为全面查找所有相关诊断试验，凡是可能收录了与研究问题相关原始研究的数据库均应考虑在内，不限定语种和时间。诊断试验系统评价检索信息源主要包括：①综合性

文献数据库资源，如 PubMed、MEDLINE、Embase、Cochrane Library、Web of Science、BIOSIS Previews、SciFinder Web 和 SinoMed 等；②专题数据库，如 Medion、IFCC 等；③其他相关资源，包括在研临床试验数据库、灰色文献（药厂、会议论文、学位论文）、已发表研究参考文献，以及手工检索相关杂志和与研究通讯作者联系。以上所列并不是固定不变的，由于数据库资源的不断变化以及检索资源的可获得性等原因，检索者应根据检索课题的要求，选择最能满足检索要求的检索资源，即在检索主要信息资源的基础上，检索其他相关专业和类型的数据库及信息资源。往往一个检索系统包括若干个数据库，进入系统后，根据 3C（Content、Coverage area 和 Cost）原则选择数据库：①内容，即数据库的内容、类型、学科范畴、文献质量和文献来源；②覆盖范围，覆盖的学科或专业领域及其更新频率和周期；③检索成本，即所需的检索费用。

3. 检索词的确定

数据库选择好后，还应针对已分解的临床诊断问题选择恰当的检索词。列出一组与临床诊断问题有关的词，这些词应包括自由词和主题词。由于研究内容的主题概念在数据库中的检索用词常标引得不够完善，没有列入主题词表，在这种情况下用主题词检索就很难令人满意。关键词检索与主题词检索的结果差别较大，检索结果不仅受检索方式、检索策略的影响，也与各数据库主题标引的质量和收录范围有直接关系。为提高检索质量和检索效率，应熟悉数据库的主题词表，了解相关主题词在词表中的收录情况。在选择检索词时，既要重视对主题词的选择，充分利用主题词检索系统的优点（如主题词的树状结构、主题词和副主题词的组配、对主题词扩展或不扩展检索等），也不能忽视关键词检索方式的应用。

4. 确定检索途径，编写检索策略，实施检索

根据检索课题的已知条件和检索要求，以及所选定的信息检索系统所提供的检索功能，确定适宜的检索途径，如主题途径或关键词途径等。检索途径确定后，编写检索策略表达式，即将选择确定的作为检索标识的主题词、关键词以及各种符号等用各种检索算符（如布尔逻辑运算符、截词符等）组合，形成既可为计算机识别又能体现检索要求的表达式。若关注灵敏度可扩大检索范围，提高相关文献被检出的比例，提高查全率；若关注特异度则可缩小检索范围，排除非相关文献被检出的比例，提高查准率。检索者可根据检索目的选择。而检索策略的制定原则是灵敏度要高，通过提高灵敏度，达到提高检出率，降低漏检率的目的，PubMed 中诊断试验层面检索策略详见表 4-1。制定针对疾病和诊断方法的检索策略的一般步骤如下：

（1）针对某疾病的检索词（主题词/关键词）及其同义词和别名，还要考虑到不同语言可能有不同的后辍或前辍。将所有检索词编号，以"OR"连接，意为只要其中任一个检索词相符就命中。

（2）针对诊断方法可能涉及的检索词也用"OR"连接。

（3）将涉及疾病和诊断方法的两组检索词用"AND"连接。

（4）如果检索结果较多时，可以考虑加入诊断试验检索策略，与疾病和诊断方法进行逻辑"AND"运算。

表 4-1　PubMed 中诊断试验的检索策略

#1 "Diagnosis" [Mesh]	#24 "predictive value" [Title/Abstract]
#2 "Delayed Diagnosis" [Mesh]	#25 "roc" [Title/Abstract]
#3 "Diagnosis，Computer-Assisted" [Mesh]	#26 "pre-test odds" [Title/Abstract]
#4 "Diagnosis，Differential" [Mesh]	#27 "pretest odds" [Title/Abstract]
#5 "Diagnosis，Dual" [Mesh]	#28 "pre-test probability*" [Title/Abstract]
#6 "Diagnostic Errors" [Mesh]	#29 "pretest probability*" [Title/Abstract]
#7 "Diagnostic Techniques and Procedures" [Mesh]	#30 "post-test odds" [Title/Abstract]
#8 "Early Diagnosis" [Mesh]	#31 "posttest odds" [Title/Abstract]
#9 "Incidental Findings" [Mesh]	#32 "post-test probability*" [Title/Abstract]
#10 "Sensitivity and Specificity" [Mesh]	#33 "posttest probability*" [Title/Abstract]
#11 "Reference Values" [Mesh]	#34 "likelihood ratio*" [Title/Abstract]
#12 "False Positive Reactions" [Mesh]	#35 "positive predictive value*" [Title/Abstract]
#13 "False Negative Reactions" [Mesh]	#36 "negative predictive value*" [Title/Abstract]
#14 "Observer Variation" [Mesh]	#37 "false negative" [Title/Abstract]
#15 "ROC Curve" [Mesh]	#38 "false positive" [Title/Abstract]
#16 "Predictive Value of Tests" [Mesh]	#39 "true negative*" [Title/Abstract]
#17 "diagnosis" [Subheading]	#40 "true positive*" [Title/Abstract]
#18 "diagnoses" [Title/Abstract]	#41 "misdiagnosis" [Title/Abstract]
#19 "diagnosis" [Title/Abstract]	#42 "misdiagnoses" [Title/Abstract]
#20 "sensitivity" [Title/Abstract]	#43 "accuracy" [Title/Abstract]
#21 "specificity" [Title/Abstract]	#44 "screening" [Title/Abstract]
#22 "receiver operating characteristic" [Title/Abstract]	#45 "reference value*" [Title/Abstract]
#23 "receiver operator characteristic" [Title/Abstract]	#46 OR/1-45 [Title/Abstract]

　　构建检索策略的质量直接影响到检索效果或结果，是检索成败的最关键环节。从系统论的角度来看，检索策略的编制是对多领域知识和多种技能全面、系统地综合运用。如涉及专业背景知识的主题分析、涉及检索语言知识的概念与语言转换、涉及信息检索原理与系统性能的多种检索技术，以及涉及逻辑思维规则的各种组配形式等。其中任何一个环节的微小失误或不当，都会产生"东边微风西边雨"的蝴蝶效应，而影响到检索质量。所以，这一环节是检索者信息素养、检索能力、知识水平的最集中体现。

5．评估检索结果

　　对检索结果进行评价主要是看检索结果是否在预期的范围之内。对检索结果的评价步骤包括：浏览检出记录的标题和摘要，评价该记录是否符合事先制定好的纳入和排除标准，是否为符合纳入要求的文献。对潜在的有可能符合纳入标准的记录以及不能确定是否需要纳入和排除的记录，应阅读全文，以进一步判断或评估。若检索结果不能满足需要，有必要对已检索过的数据库进行再次检索或另检索其他数据库。由于不同的数据库收录范围不同，检索术语、主题词表及检索功能存在差异，因此，需在检索过程中仔细选择检索词，并且不断修改和完善检索策略，调整检索策略的灵敏度或特异度，以便制定出能满足检索需求的高质量的检索策略，详见表 4-2。

表 4-2　漏检和误检的成因与改进措施

	误检	漏检
具体表现	检索范围太大	检索范围太小
	命中数量过多	命中数量过少
主要成因	检索词的多义性	没有使用足够的同义词
	误组配，即组配具有多义性	未充分利用属种、上下位关系
	没有排除无关的概念	逻辑运算符过于严格
	截词使用过度	限制/限定措施过于严格
	数据库本身的标引质量问题	数据库本身的标引质量问题
改进措施	提高检索的准确性	提高检索的全面性
操作性对策	限定为主要标引词	补充足够的同义词
	加入分类代码或范畴代码	把叙词作为紧邻关键词使用
	采用字段限制	选用登录数高的索引词
	实施语种、出版年代等限定	取消各种检索限制和限定
	更多地使用位置算符	更少地使用位置算符
概念性对策	用"AND"加入相关检索词	用"OR"加入相关检索词
	用"NOT"排除无关概念	用"OR"加入所有的上下位叙词
	采用下位叙词	采用上位叙词
	采用下位类	采用上位类
	对泛指概念加以具体化	排除数据库中的普遍概念

（五）文献筛选及质量评价

1. 文献筛选

文献筛选是指根据预先制定的纳入、排除标准从检索获得的所有文献中选择能够回答临床诊断问题的诊断试验。以"PET/CT 诊断宫颈癌淋巴结转移"为例，如果研究对象（P）为宫颈癌淋巴结转移患者，不考虑转移部位是盆腔和（或）腹主动脉以及患者年龄，待评价诊断试验（I）为 PET/CT，对照诊断试验（C）为术后病理结果，则所选研究必须符合上述条件。而不伴有淋巴结转移宫颈癌患者和 PET/CT 与非术后病理结果比较的研究均不能纳入。文献筛选过程需要至少两名评价员独立进行，最好是本专业和非本专业评价员同时评价，这样可大大减少相关文献的误排率，若有意见分歧可讨论解决，必要时需与第三位评价员讨论协商确定。如果可能，应对评价员培训并进行预试验，即对样本文献（约10～20篇，其中包括合格的、不合格的和不确定的）预筛选，以保证文献筛选过程的标准化和筛选结果的准确性。文献筛选步骤如下：用文献管理软件将初检文献归类、整理，排除重复文献。先根据标题和摘要筛选，之后根据全文筛选。不确定者进行讨论，确定者纳入文献。诊断试验系统评价需要检索多个数据库来尽可能全面地检出相关研究，但多个数据库之间存在重复收录期刊，如何才能快速准确地把这些重复的文献找出来呢？文献管理软件（reference management software，RMS）可以帮我们既快又准地查重相关文献。常用的RMS有EndNote、ProCite、Reference Manager、RefViz、Qusoa、Medenley、NoteFirst、NoteExpress和医学文献王等。

2. 质量评价

对纳入研究的质量是否进行准确而严格的评价直接影响诊断试验系统评价的质量。如果单个研究的结果存在偏倚，在不考虑其质量的情况下进行合并，则诊断试验系统评价结果也会存在偏倚。因此，有必要对诊断试验系统评价所纳入的研究进行质量评价。与干预性研究相比，诊断试验在设计上有其独特之处，这意味着用于评价诊断试验研究质量的标准也不同于干预性研究质量评价。通过评价原始诊断试验的质量，即研究中潜在的偏倚和异质性来源对结果可能造成的影响来评价诊断试验的真实性。目前，已有许多评价标准被推荐用于评价诊断试验准确性研究的质量，以评估诊断试验证据的真实性。其中，QUADAS标准是目前唯一一个经过严格评价和验证的诊断试验质量评价标准。纳入条目从最初的28个减少至14个，涵盖了疾病谱、金标准、疾病进展偏倚、评价偏倚、临床评价偏倚、合并偏倚、试验的实施、病例退出以及不确定结果等。每一个条目以"是""否""不清楚"评价，"是"为满足此条标准，"否"为不满足，部分满足或者从文献中无法得到足够信息的为"不清楚"。2008年，Cochrane协作网推荐QUADAS作为Cochrane诊断试验准确性系统评价中质量评价的标准，并根据Cochrane协作网的筛检和诊断试验方法学组的意见，将QUADAS的第3、8、9条列入非必须评价条目。因此，Cochrane诊断试验系统评价中的质量评价标准最终确定为11条。随着QUADAS被广泛使用，一些使用者反馈并提出了该工具在使用过程中出现的一些问题，例如如何界定纳入的疾病谱，如何解释中间试验结果，如何处理退出病例评价条目（如部分证实偏倚和退出病例）的重叠及不适用的情况（如将临床随访当作金标准）等。是否准确且严格的评价了纳入研究的质量，直接影响到诊断准确性试验系统评价分析的质量，因此，研发小组根据使用者的反馈信息在原版QUADAS工具的基础上研制了QUADAS 2。QUADAS 2主要由4部分组成：病例选择，待评价诊断试验，金标准试验，失访、金标准试验和待评价试验检测的间隔时间。所有组成部分在偏倚风险方面都会被评估，其中前3部分也会在临床适用性方面被评估。

（六）数据提取与转换（灵敏度、特异度等）

1. 数据提取

数据提取是指将纳入研究的结果和所有有价值的信息正确地收集并记录下来。资料提取是系统评价结果分析中的一个关键步骤，直接影响结果的准确性。为了保证资料提取的准确性，要求两位评价人员各自独立地提取资料，然后互相复核，准确无误和意见统一后才输入统计软件。资料提取表条目的设置不要过于繁杂，过于繁杂的提取表会令人厌烦，浪费资料提取人的时间。但若过于简单，就有可能忽略有用的信息，在录入资料进行分析时不得不重新提取原始资料，同样浪费时间。不同的系统评价的资料提取表虽然各有不同，但基本项目是一致的。资料提取的主要内容如下：

（1）纳入研究基本情况：题目，第一作者，发表文献期刊名称，发表文献国家，发表文献日期，发表文献类型，提取数据日期等。

（2）研究对象：例数，种族，性别，年龄，疾病、患病率，疾病谱（疾病的轻、中、重的比例），对象的选择（连续或按比例抽样），对象的来源（住院或门诊），纳入标准，排除标准，有无症状、并发症或合并症等。

（3）待评价试验：包括例数，所使用仪器、试剂、检测方法，是否盲法，是否有详细的操作过程描述等。

（4）参考试验：包括例数，所使用仪器、试剂、检测方法，是否盲法，是否有详细的操作过程描述等。

（5）评价指标：在参考试验诊断为"有病"的病例总数（$a+c$）中，用待评价试验检测，结果为阳性的病例数为 a，结果为阴性的人数为 c；在参考试验诊断为"无病"的病例总数（$b+d$）中，用待评价诊断试验检测，结果为阳性的病例数为 b，结果为阴性的人数为 d，资料列成四格表形式。当评价某待评价诊断试验的研究用了一个以上的临界值描述试验结果，则分别提取各临界值对应的数据；

（6）纳入研究质量评价：采用 QUADAS 或 QUADAS 2 条目评价纳入研究质量。

2. 数据转换

在提取资料时，理想的情况是直接可以获取四格表的数据进行 Meta 分析。但纳入原始研究的结果往往不能直接进行 Meta 分析，此时则需要进行数据转换，可通过 RevMan 软件提供的计算器实现，运行 RevMan 软件后，展开"Data and analyses"，打开"Data tables by test"或"Data tables by study"界面，点击进入数据转换界面。

（七）常用统计指标及数据处理

1. 常用统计指标

利用软件进行 Meta 分析，计算各组合并诊断比值比、灵敏度、特异度、预测值、似然比以及验前概率、验后概率和综合受试者操作特征（summary receiver operating characteristic，SROC）曲线下面积等，相关结果均用 95% 置信区间（confidence interval，CI）表示。

（1）合并诊断比值比：诊断比值比（diagnostic odds ratio，DOR）即诊断试验阳性似然比与阴性似然比的比值，表示诊断试验的结果与疾病的联系强度，其大小与选择的诊断界点有关，诊断比值比的数值越大表示该诊断试验的判别效果越好。诊断比值比等于 1，表示该试验无法判别患者与非患者。

（2）合并似然比：似然比（likelihood ratio，LR）指诊断试验的结果在患者中出现的概率与非患者中出现的概率之比，LR+ 越大越好，它提示阳性结果的正确率高，受检对象患该病的概率高；LR− 越小越好，提示患病可能性小，阴性结果正确率高。LR=1，表示验前和验后概率相同，对诊断无价值；LR+ ＞ 1，表示诊断结果阳性，患该病的可能性增大，值越大，患该病的可能性越大；LR− ＜ 1，表示诊断结果阴性，患该病的可能性变小，值越小，患该病的可能性越小。LR+ ＞ 10 或 LR− ＜ 0.1 表示验前概率到验后概率发生决定性变化，基本可以确定或排除诊断；LR+ 在 5 ~ 10 或 LR− 在 0.1 ~ 0.2 之间表示验前概率到验后概率发生中等程度变化；LR+ 在 2 ~ 5 或 LR− 在 0.2 ~ 0.5 之间表示验前概率到验后概率发生较小程度变化；LR+ 在 1 ~ 2 或 LR− 在 0.5 ~ 1 之间表示验前概率到验后概率基本不发生变化，对疾病诊断的帮助有限。

（3）合并预测值：预测值（predictive value，PV）指诊断试验结果与实际（参考试验结果）符合的概率，当诊断试验的 PV+ ＞ 85% 时，认为试验结果阳性可确诊该病；当诊断试验的 PV− ＞ 95% 时，认为试验结果阴性可排除该病而不需要进一步的检查。

（4）SROC 曲线：曲线下面积用于评价诊断试验准确性的总体表现，可解释为一种诊断试验能将随机的患病与非患病正确识别的概率。对同一检测指标的多个不同试验进行 Meta 分析，可根据它们效应量的权重，用 SROC（summary ROC，综合 ROC）曲线表示。通过 SROC 曲线下的面积大小来分析、评价和比较两种或两种以上诊断试验的价值，曲线越接近坐标轴左上角，曲线下面积越接近于 100%，说明该诊断试验的确诊或排除价值越高。SROC 曲线分析的准确度与灵敏度、特异度有关，它是将灵敏度与 1 − 特异度进行 Logit 线性变换，将 TPR 与 FPR 间的非线性关系转化成阈值与诊断比值比间的线性关系。可以采用一般最小二乘法、加权最小二乘法和稳健法 3 种方法估计 SROC 模型参数，建立相应的曲线回归方程，并绘制其对应的 SROC 曲线。

2．资料分析

（1）异质性来源：一是研究内变异，即使两个研究的总体效应完全相同，由于存在抽样误差，样本内的各观察单位可能存在差异，可能得到不同的结果，但与实际效应相差不会很大。当样本含量较大时，抽样误差相对较小。二是研究间变异，即使诊断方法和其他情况都一样，由于研究对象来自不同的总体以及偏倚的控制等诸多方面存在差异，其实际效应也不相同。

（2）异质性分类：Cochrane 系统评价指导手册将 Meta 分析的异质性分为临床异质性、方法学异质性和统计学异质性。临床异质性指研究对象的病情、病程和诊断方法的差异（如 MRI 的磁场强度不同）等导致的变异；方法学异质性指由于诊断试验设计和质量方面的差异引起，如不同研究设计和盲法的应用等导致的变异；统计学异质性指不同诊断试验间被估计效应量在数据上表现出的差异。

（3）异质性检验：按不同的诊断方法分组，采用 χ^2 检验对各研究 DOR 结果进行异质性分析，用 I^2 评估异质性大小。$I^2 \leqslant 25\%$ 表示研究结果间异质性较小，$25\% < I^2 < 50\%$ 则为中等度异质性，$I^2 \geqslant 50\%$ 则为高度异质性。若存在异质性，应进行以下的统计学分析，来探究异质性的来源：

1）亚组分析：如研究间结果存在异质性，需对异质性产生的原因进行分析。按异质性来源不同进行分层处理，如可能由方法学质量导致者，则按质量高低进行分层分析；如可能由设计方案不同导致者，则按设计方案进行分层分析。必须注意：①每次只能对一个变量进行亚组分析，并且对每个亚组都要进行效应量的合并。若要对两个以上的变量进行分析，则应采用 Meta 回归。②应该在临床同质性的基础上亚组的数量越少越好。

2）Meta 回归及混合效应模型 Meta 回归：Meta 回归是系统评价中探索研究特征（如研究对象特征、盲法评价结果）和研究结果（每个诊断试验观察到的效应量）间关系的一种技术。在诊断研究中，不可能有完全相同的研究，总会或多或少地存在一些差别，如在诊断设备生产厂家、研究对象年龄和病情轻重、随访时间等方面有所不同，由此构成异质性来源。若这些因素能够准确测量并能解释全部变异时，可选用 Meta 回归分析，在控制这些变异因素的影响后，估计单纯的合并效应量。

3）灵敏度分析：指通过改变某些可能影响合成结果的重要因素，如采取不同的纳入标准（研究质量、随访情况等）或统计方法（固定效应模型或随机效应模型）等，观察不同研究的异质性和合并结果是否发生变化，从而判断结果的稳定性和强度。若采用不同方法分析后，结果未发生大的变化，说明灵敏度低，结果较为稳定可信。若分析后得到差别较大甚至相反结论，说明灵敏度高，结果的稳定性低，在解释结果和下结论时需非常慎重。这提示存在与诊断方法准确性相关的、重要的、潜在的因素，需进一步明确争议的来源。

4）统计模型的选择：①固定效应模型，指在 Meta 分析中假设研究间所有观察到的变异是由偶然机会引起的一种合并效应量的计算模型，这些研究假定为测量相同的总体效应。②随机效应模型，是统计 Meta 分析中研究内抽样误差（方差）和研究间变异以估计结果的不确定性（可信区间）的模型。当包括的研究有除偶然机会外的异质性时，随机效应模型将给出比固定效应模型更宽的可信区间。当异质性来源不能用临床异质性和方法学异质性来解释时，通常用随机效应模型合并效应量。随机效应模型估计合并效应量是以研究内方差与研究间方差之和的倒数作为权重，计算多个原始研究效应量的加权平均值。调整的结果是样本量较大的研究给予较小的权重，而样本量较小的研究则给予较大的权重，这样可以部分消除异质性的影响。

5）放弃做 Meta 分析：若异质性过于明显，特别是具有明显的临床异质性、方法学异质性而无法通过上述几种方法解决时，可考虑放弃做 Meta 分析，只对结果进行一般的统计描述，撰写定性的系统评价。

（八）结果呈现

Meta 分析需呈现检索结果、研究基本特征、质量评价结果和 Meta 分析结果等。

1．文献检索结果

这部分内容包括：① 根据预先制定的检索策略和计划检索数据库所获得的检索结果以及通过其他途径检索获得的文献数量；② 利用文献管理软件去重后获得的文献数量；③ 采用文献筛选方法，依据纳入、排除标准对去重文献进行筛选，初步符合纳入标准的研究，排除的研究及其原因；④ 在阅读全文基础上，符合纳入标准的研究中有多少个研究被排除及其原因，最终有多少个研究被纳入定性和定量分析。可采用如下文字和流程图（PRISMA 2020 图，详见 PRISMA 官网：https：//prisma-statement.org/）描述文献检索结果：按照预先制定的检索策略和资料收集方法，从数据库检索到文献 X 篇，从网站、组织机构或引用文献检索到文献 X 篇，共查到相关文献 X 篇，利用 EndNote 软件去除重复文献 X 篇，通过阅读题名和摘要后排除研究对象和诊断方法与本研究纳入标准不符的文献 X 篇，初筛后符合标准的 X 篇文献阅读全文，再经过阅读全文按纳入标准及数据完整性进行筛选，共纳入 X 个研究，共有 X 例患者 / 标本。

2．纳入研究基本特征

推荐用纳入研究基本特征表呈现这部分内容，除了研究对象数量、来源、选择和疾病谱，待评价诊断试验和参考试验实施过程及其使用的仪器和试剂等，评价指标 [灵敏度、特异度、诊断比值比、似然比和分层 SROC（HSROC）曲线] 等内容外，还必须考虑还有哪些是重要的、证据使用者和患者所关注的特征。

3．纳入研究质量评价

可通过图和（或）表格呈现采用 QUADAS 或 QUADAS 2 条目评价纳入研究质量的具体结果，具体见图 4-6。

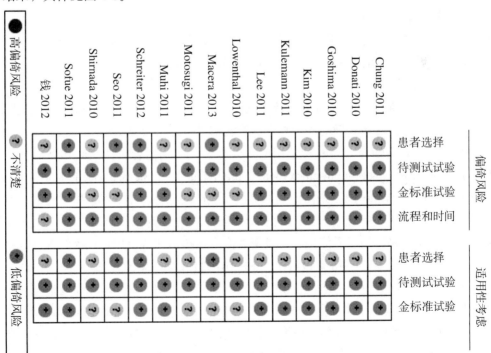

图 4-6 诊断试验质量评价结果

4. 纳入研究结果及 Meta 分析结果

纳入研究结果及 Meta 分析结果是诊断试验系统评价的主要部分，呈现诊断试验系统评价全部诊断准确性指标，主要包括灵敏度森林图、特异度森林图、诊断比值比森林图、似然比森林图、验后概率和 HSROC 曲线等内容。

5. 其他

（1）亚组分析：亚组分析一般可以采用森林图或表格形式呈现。亚组分析是探究异质性的手段之一，但是亚组分析也需要满足相应的标准才能够进行。

（2）发表偏倚：通过取对数后的诊断比值比（lnDOR）对有效样本量平方根的倒数（$1/ESS^{1/2}$）进行线性回归后得到漏斗图。当发表偏倚不存在时，得到对称的漏斗图。需要注意的是，使用漏斗图检测发表偏倚也有一定的条件，若纳入研究数过少（≤9），则不容易观测到对称性，因此应该放弃漏斗图的制作，改用其他方法探测发表偏倚。

结果呈现应讲究技巧，需要详略得当，如果呈现的内容主次分明，则读者容易阅读，容易抓住系统评价的要点。

二、诊断试验系统评价举例

以发表在 2015 年中国循证医学杂志上的一篇《特异性肝胆对比剂钆塞酸二钠对肝转移瘤的诊断价值的 Meta 分析》为例，阐述诊断试验系统评价的设计与实施过程。

（一）诊断试验系统评价的选题

1. 选题的呈现格式

标题"特异性肝胆对比剂钆塞酸二钠对肝转移瘤的诊断价值的 Meta 分析"符合"格式 4：诊断试验诊断某疾病 [（index test）for（target condition）]"。

2. 选题的原则

由背景"晚期患者对全身化疗及介入治疗耐受较差，治疗效果往往不理想"得到早期诊断和治疗是肝转移瘤的诊治重点。肝转移性肿瘤的早期诊断主要依赖于影像学检查，肝 MR 动态增强检查是一种常用的有效方法，特别适合于微小转移灶的检出和诊断。钆塞酸二钠（gadolinium-ethoxybenzyl diethylene triamine pentaacetic acid，Gd-EOB-DTPA），商品名 Primovist，是由德国拜耳公司生产的一种新型肝细胞特异性对比剂，对肝结节的诊断具有一定优势，"三期扫描后延时 20 分钟为其特异期，非瘤区肝组织呈略高信号，而转移瘤相对低信号，与三期对比增强扫描联合使用可以大大提高诊断精确度"和"目前已经有许多研究报告了 Gd-EOB-DTPA 动态对比增强 MRI 检查对肝转移的诊断价值，但已有研究样本量较小，且研究结果不一致"可知，该研究选题分别符合需要性原则和价值性原则。由"本研究采用 Meta 分析方法，对 Gd-EOB-DTPA 在肝转移瘤的诊断中的价值进行评估，以期为临床使用和诊断提供证据"可知，该研究首次采用 Meta 分析的方法进行汇总分析，所以选题符合创新性原则。

（二）计划书的撰写及 Protocol 的注册

整篇研究均未提及计划书的撰写和 Protocol 的注册。

（三）纳入、排除标准

1．纳入标准

（1）研究类型：GD-EOB-DTPA 增强 MRI 对肝转移瘤诊断价值的诊断准确性试验。

（2）研究对象：怀疑患有肝转移病灶患者，年龄、性别、种族及国别不限。

（3）待评价诊断试验：MR 平扫（T1WI 及 T2WI）和 Gd-EOB-DTPA 增强 MR 检查，或仅 GD-EOB-DTPA 增强检查。

（4）金标准试验：为病理检查（包括穿刺活检和手术切片）、术中观察和（或）随访超声、CT 或 MR 检查。

（5）结局指标：灵敏度（sensitivity，SEN）、特异度（specificity，SPE）、阳性似然比（positive likelihood ratio，LR+）、阴性似然比（negative likelihood ratio，LR−）、诊断比值比（diagnosis odds ratios，DOR），以及综合受试者操作特征（summary receiver operating characteristic，SROC）曲线下面积（area under curve，AUC）。

2．排除标准

（1）不是按结节个数统计的研究。

（2）不能提取四格表数据的文献。

（3）只有摘要未找到全文的文献。

（4）动物研究。

（5）非中英文文献。

（四）检索策略的构建过程

1．检索的临床问题

（1）P（患者或人群）：疑似肝转移瘤患者。

（2）I（干预措施）：Gd-EOB-DTPA 动态对比增强 MRI。

（3）C（对照措施）：病理检查等。

（4）O（结局指标）：SEN、SPE、LR+、LR−、DOR、$SROC_{AUC}$。

2．检索词及检索方式

（1）检索词：英文检索词为 Gadolinium-EOB-DTPA gadoxetic acid Disodium、Gd-EOB-DTPA、eovist、primovist、liver metastases、hepatic metastases、liver lesions；中文检索词为钆塞酸二钠、普美显、肝特异性对比剂、Gd-EOB-DTPA、肝转移、肝转移瘤。

（2）检索方式：主题词与自由词相结合的方式。

3．检索的数据库

（1）综合性文献数据库：CNKI、CBM、VIP、Web of Science、WanFang Data、PubMed、Cochrane Library 和 Embase 数据库。

（2）专题数据库：该系统评价未检索。

（3）查找其他相关资源：追溯纳入研究的参考文献。

（4）检索策略的呈现：以 PubMed 为例，其具体检索策略见框 4-1。

框 4-1　PubMed 检索策略

#1. "Gadolinium-EOB-DTPA gadoxetic acid Disodium" [Title/Abstract] OR "Gd-EOB-DTPA" [Title/Abstract] OR "primovist" [Title/Abstract] OR "eovist" [Title/Abstract]

#2. "Liver metastases" [Title/Abstract] OR "hepatic metastases" [Title/Abstract] OR "liver lesions" [Title/Abstract]

#3. "Neoplasm Metastasis" [MeSH Terms]

#4. "gadolinium ethoxybenzyl DTPA" [MeSH Terms]

#5. #1 OR #4

#6. #2 OR #3

#7. #5 AND #6

（五）文献筛选及质量评价

1. 文献筛选

（1）筛选评价员：2 名研究人员独立进行文献的筛选。

（2）筛选过程：首先阅读文题和摘要，在排除明显不相关的文献后，进一步阅读全文，以确定最终是否纳入。

（3）筛选标准：见本章节"纳入、排除标准"。

2. 质量评价

（1）质量评价工具：本实例采用 QUADAS 2 工具对纳入的诊断准确性试验进行了偏倚风险的评估。

（2）质量评价结果：详见图 4-6。

（六）数据提取与转换

1. 数据提取

（1）纳入研究的基本信息：包括作者、年份、国家、发表语言、患者年龄。

（2）纳入患者的基本特征：包括患者数目、金标准实施方法、纳入结节数、转移原发病灶。

（3）纳入统计资料的四格表数据：包括真阳性（true positive，TP）、假阳性（false positive，FP）、真阴性（true negative，TN）、假阴性（false negative，FN）。

（4）质量评价：QUADAS 2 条目偏倚风险评价结果。

2. 统计分析

各研究结果间的异质性采用 χ^2 检验进行分析（检验水准为 $\alpha=0.1$），并结合 I^2 定量判断异质性的大小。若各研究结果间无统计学异质性，则采用固定效应模型进行 Meta 分析；若各研究结果间存在统计学异质性，在排除明显临床异质性的影响后，采用随机效应模型进行 Meta 分析，并按可能产生异质性的因素进行亚组分析，探索其异质性来源。采用灵敏度分析评价 Meta 分析结果的稳定性。Meta 分析的检验水准为 $\alpha=0.05$。采用 Stata 13.0 软件计算合并 SEN、SPE、LR+、LR−、DOR，以及绘制 SROC 曲线并计算曲线下面积。如存在异质性，首先分析异质性来源，若排除了阈值效应引起的异质性则可行亚组或者 Meta 回归分析。

（七）结果呈现

1．文献筛选的流程

文献筛选的流程见图 4-7。

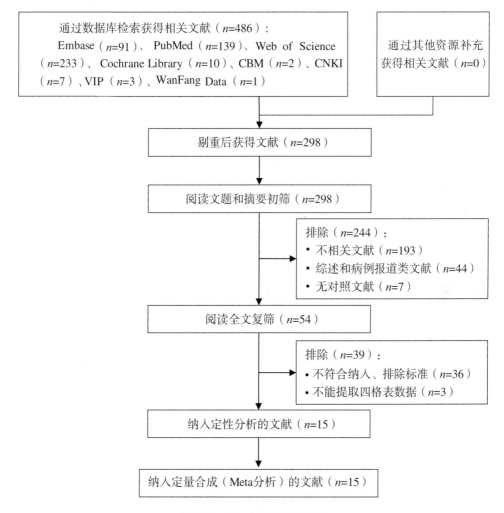

图 4-7　纳入文献筛选流程图

2．纳入研究的基本特征

纳入研究的基本特征详见表 4-3。

3．纳入研究的偏倚风险评估结果

偏倚风险评估的结果见本节"质量评价"部分呈现的图形。

4. Meta 分析的结果

(1) 异质性检验结果：本研究采用秩相关系数检验来检测异质性是否由阈值效应引起。检测结果为 0.235（$P=0.462$），提示纳入研究间不存在阈值效应所致异质性。

(2) 合并分析结果：结果见图 4-8 至图 4-11。Gd-EOB-DTPA 增强磁共振对于肝转移瘤的诊断价值的合并 SEN、SPE、DOR、LR+ 和 LR– 分别为 0.92（95%CI 为 0.89 ~ 0.95）、0.94（95%CI 为 0.89 ~ 0.97）、177.98（95%CI 为 89.50 ~ 353.94）、14.51（95%CI 为 8.01 ~ 26.28）和 0.08（95%CI 为 0.06 ~ 0.12），$SROC_{AUC}=0.97$（95%CI 为 0.95 ~ 0.98）。

表 4-3 纳入研究的基本特征

纳入研究	国家	男/女（例数）	平均年龄（岁）	结节性质	研究设计	场强（T）	盲法	TP	FP	FN	TN
Schreiter 2012	德国	13/9	54.8	肝转移	前瞻性研究	1.5	是	99	4	14	26
Goshima 2010	日本	15/10	64.1	肝转移	回顾性研究	3.0	是	28	4	1	28
Lee 2011	韩国	51/25	58	肝转移	回顾性研究	3.0	是	78	2	1	37
Motosugi 2011	日本	26/19	59.9	结肠癌肝转移	回顾性研究	1.5	是	48	3	10	45
钱 2012	中国	11/5	59.1	肝转移	回顾性研究	1.5	是	38	4	1	30
Lowenthal 2010	德国	50/23	61.6	肝转移	回顾性研究	1.5	是	264	20	14	34
Donati 2010	瑞士	23/14	60.2	结肠癌肝转移	回顾性研究	1.5	是	50	0	5	30
Macera 2013	意大利	24/8	65	结肠癌肝转移	回顾性研究	1.5	是	106	1	38	21
Seo 2011	韩国	37/31	68	结肠癌肝转移	回顾性研究	3.0	是	123	2	12	28
Kim 2010	韩国	27/9	54	肝转移	回顾性研究	1.5	是	75	2	6	16
Shimada 2010	日本	27/18	64	肝转移	回顾性研究	3.0	是	48	2	4	52
Chung 2011	韩国	31/16	60	结肠癌肝转移	回顾性研究	3.0	是	77	5	2	29
Sofue 2011	日本	26/22	64	结肠癌肝转移	回顾性研究	3.0	是	81	5	7	51
Kulemann 2011	澳大利亚	8/12	64	结肠癌肝转移	回顾性研究	1.5/3.0	是	45	0	6	13
Muhi 2011	日本	84/27	64	肝转移	回顾性研究	1.5	是	56	1	3	206

(3) 亚组分析：由于纳入研究的灵敏度之间存在明显的异质性（$P < 0.001$），按照纳入研究的结节的大小、使用磁共振场强、研究人群的不同进行亚组分析。亚组分析结果显示：Gd-EOB-DTPA 对于 ≤ 10 mm 的结节的汇总 SEN = 0.75（95%CI 为 0.65 ~ 0.85），对于 > 10 mm 的结节的汇总 SEN = 0.97（95%CI 为 0.94 ~ 0.99），两组差异有

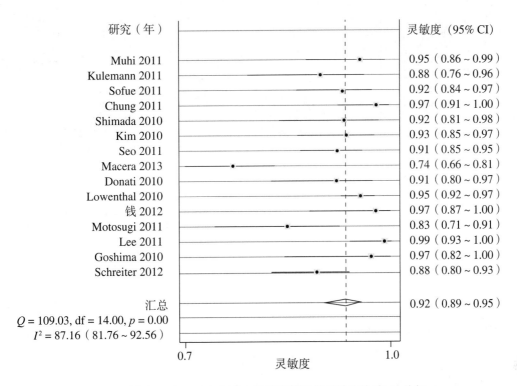

图 4-8　Gd-EOB-DTPA 诊断肝转移瘤灵敏度的 Meta 分析

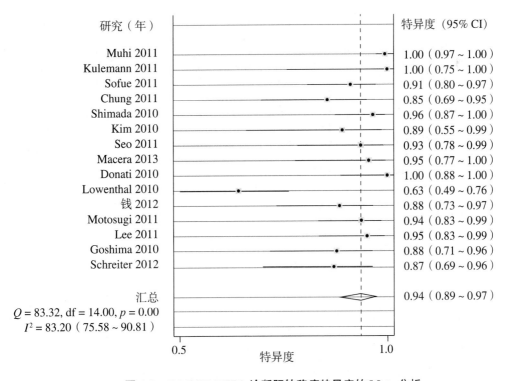

图 4-9　Gd-EOB-DTPA 诊断肝转移瘤特异度的 Meta 分析

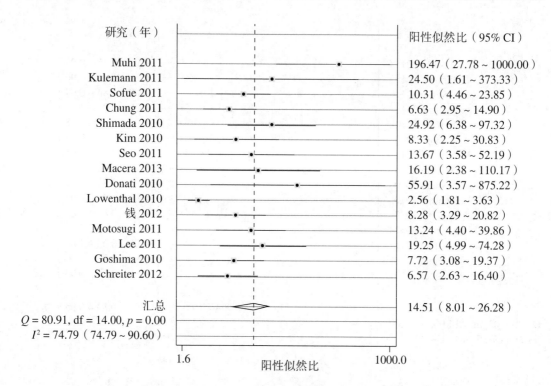

图 4-10 Gd-EOB-DTPA 诊断肝转移瘤阳性似然比的 Meta 分析

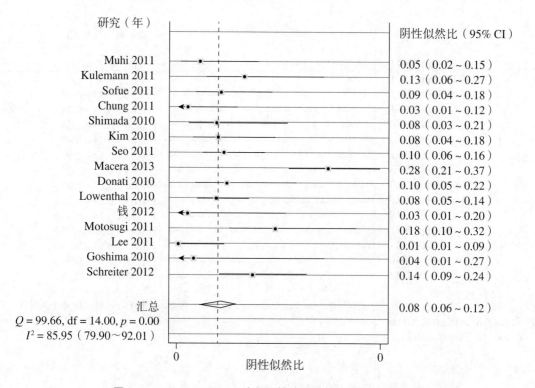

图 4-11 Gd-EOB-DTPA 诊断肝转移瘤阴性似然比的 Meta 分析

统计学意义（$P < 0.001$）；针对亚洲人群的研究汇总 SEN = 0.94（95%CI 为 0.91 ~ 0.96），针对欧洲人群的研究汇总 SEN = 0.89（95%CI 为 0.82 ~ 0.93），两组差异无统计学意义（$P=0.105$）。使用 1.5T 磁共振的研究汇总 SEN = 0.90（95%CI 为 0.87 ~ 0.94），使用 3.0T 磁共振的研究汇总 SEN = 0.95（95%CI 为 0.92 ~ 0.97），两组差异有统计学意义（$P=0.001$），结果见表 4-4。

表 4-4　亚组分析结果

亚组	纳入研究数	汇总 SEN（95%CI）	P 值
结节大小			< 0.001
≤ 10 mm	7	0.75（0.65，0.85）	
> 10 mm	5	0.97（0.94，0.99）	
研究人群			0.105
亚洲人	10	0.94（0.91，0.96）	
欧洲人	5	0.89（0.82，0.93）	
磁共振场强			0.001
1.5T	8	0.90（0.87，0.94）	
3.0T	6	0.95（0.92，0.97）	

第三节　诊断试验系统评价的质量评价

目前，针对系统评价/Meta分析质量进行评价的工具主要分为两类：方法学质量评价工具和报告质量评价工具。方法学质量是指系统评价/Meta分析及其制作过程中能否遵循科学的标准规范，有效地控制偏倚，使结果真实可靠；而报告质量实际上反映了系统评价/Meta分析报告内容的完整性和全面性，是质量评价的重要组成部分。报告规范可以缩小实际研究结果和发表结果之间的偏倚，从而提高系统评价/Meta分析本身的报告质量。方法学质量和报告质量之间既有联系又有差别，报告质量好的系统评价/Meta分析不一定方法学正确，报告质量不高的系统评价/Meta分析也可能具有较好的真实性，但是报告质量不高将影响结果的真实性。方法学质量越高，系统评价/Meta分析的可重复性就越好，其论证强度就越高，结果也越可靠。

一、AMSTAR 工具简介

2007 年，来自荷兰阿姆斯特丹 VU 大学（Vrije Universiteit Amsterdam）医学研究中心和加拿大渥太华大学的临床流行病学专家们在英国医学委员会期刊《医学研究方法学》（*BMC Medical Research Methodology*）上发表了名为《AMSTAR 的发展：系统评价的测量工具》(*Development of AMSTAR：a measurement tool to assess systematic reviews*) 的专论，标志着 AMSTAR 的正式形成。它的条目形成基础有 OQAQ（Overview of Quality Assessment Questionnaire）的 10 个条目、SQAC（Sack's Quality Assessment Checklist）的 24 个条目以及另外 3 个考虑文种偏倚、发表偏倚和灰色文献的条目。研发组采用探索性因素分析和名义群体技术保证了 AMSTAR 量表的表面效度和内容效度。在后续研究中，该研发组进一步检验了 AMSTAR 的信度、结构效度和实用性。还专门委托加拿大药物卫生技术评估中心评估了其科学性，评估结果也十分令人满意。在上述工作的基础上，研发组提出了 AMSTAR 的标准条目，共 11 个条目（条目详见表 4-5）。每个条目的评语选项有"是""否""不清楚""不适用"。

表 4-5 AMSTAR 量表

序号	条目	描述
1	是否提供了前期设计方案？	在系统评价开展以前，应该确定研究问题及纳入、排除标准
2	纳入研究的选择和数据提取是否具有可重复性？	至少要有两名独立的数据提取员，而且采用合理的不同意见达成一致的方法过程
3	是否实施了广泛全面的文献检索	至少检索 2 种电子数据库。检索报告必须包括年份以及数据库，如 Central、Embase 和 MEDLINE。必须说明采用的关键词／主题词，如果可能应提供检索策略。应查询最新信息的目录、综述、教科书、专业注册库，或咨询特定领域的专家，进行额外检索，同时还可检索文献后的参考文献
4	发表情况是否已考虑在纳入标准中，如灰色文献？	应该说明评价者的检索是否不受发表类型的限制。应该说明评价者是否根据文献的发表情况排除文献，如语言
5	是否提供了纳入和排除的研究文献清单？	应该提供纳入和排除的研究文献清单
6	是否描述纳入研究的特征？	原始研究提取的数据应包括受试者、干预措施和结局指标等信息，并以诸如表格的形成进行总结。应该报告纳入研究的一系列特征，如年龄、种族、性别、相关社会经济学数据、疾病情况、病程、严重程度等
7	是否评价和报道了纳入研究的科学性？	应提供预先设计的评价方法，如治疗性研究，评价者是否把随机、双盲、安慰剂对照、分配隐藏作为评价标准，其他类型研究的相关标准条目一样要交代
8	纳入研究的科学性是否恰当地运用在结论的推导上？	在分析结果和推导结论中，应考虑方法学的严格性和科学性。在形成推荐意见时，同样需要明确说明
9	合成纳入研究结果的方法是否恰当？	对于合成结果，应采用一定的统计检验方法确定纳入研究是可合并的，以及评估它们的异质性（如 χ^2）。如果存在异质性，应采用随机效应模型，和（或）考虑合成结果的临床适宜程度，如合并结果是否敏感
10	是否评估了发表偏倚的可能性？	发表偏倚评估应含有某一种图表的辅助，如漏斗图，以及其他可行的检测方法和（或）统计学检验方法，如 Egger 回归
11	是否说明了相关利益冲突？	应清楚交代系统评价及纳入研究中潜在的资助来源

二、ROBIS 工具简介

AMSTAR 虽被认为是当前有效和实用的系统评价方法学质量评价工具之一，但目前主要用于评价纳入随机对照试验（randomized controlled trial，RCT）的系统评价，虽然有研究表明，其用于非 RCT 系统评价也具有较高的信度和实用性，但其在非 RCT 系统评价中的应用仍有限。2014 年英国布里斯托尔大学（University of Bristol）社会医学部制定了一种全新的评价工具——系统评价偏倚风险评价（Risk of Bias in Systematic Review，ROBIS）工具，其针对系统评价的偏倚风险，不仅用于评估包括干预性、病因学、诊断准确性、预后等多种系统评价开展过程和结果解释过程中的偏倚风险，还用于评价系统评价问题与其使用者要解决的实践问题的相关性。应用 ROBIS 评估系统评价偏倚风险的过程包括 3 个阶段：①评估相关性（根据情况选择）；②确定系统评价制定过程中的偏倚风险程度；③判断系统评价的偏倚风险。ROBIS 工具清单详见表 4-6 和表 4-7。使用者可以从其网站（http：//www.robis-tool.info/）获得 ROBIS 工具清单和使用指导。

表 4-6　不同类型系统评价的评价表（阶段一）

干预性系统评价		
种类	目标问题（比如再评价或指南）	正在评估的综述
患者 / 人群		
干预		
对照		
结局		
病因学系统评价		
种类	目标问题（比如再评价或指南）	正在评估的综述
患者 / 人群		
暴露和比较		
结局		
诊断准确性系统评价		
种类	目标问题（比如再评价或指南）	正在评估的综述
患者		
待评估试验		
金标准		
目标环境		
预后系统评价		
种类	目标问题（比如再评价或指南）	正在评估的综述
患者		
预测结局		
预计使用模型		
预测时间		
审查所涉及的问题是否与目标问题相符？	是 / 否 / 不清楚	

表 4-7 评估领域及标志性问题（阶段二、阶段三）

	阶段二				阶段三
	领域 1：研究的纳入、排除标准	领域 2：研究的检索和筛选	领域 3：数据提取和质量（评价）	领域 4：数据合成和结果（呈现）	系统评价的偏倚风险
标志性问题*	1.1 系统评价遵循了预先确定的目的和纳入标准吗？	2.1 检索已发表和未发表研究时所包含的数据库或电子资源范围合适吗？	3.1 数据提取中尽可能地减小了误差吗？	4.1 数据合成包括了所有应该包括的研究吗？	A 结果解释中处理了领域 1 至领域 4 中所有的偏倚风险吗？
	1.2 纳入标准适合系统评价的问题吗？	2.2 使用了除数据库检索以外的其他方法来确定相关研究吗？	3.2 系统评价作者和读者能获取足够的研究特征来解读结果吗？	4.2 遵循了所有预先确定的分析吗？未遵循的部分解释了吗？	B 合理地考虑到了纳入研究与系统评价研究问题的相关性吗？
	1.3 纳入标准明确吗？	2.3 检索策略的检索词和结构能尽可能多地检索到符合的研究吗？	3.3 提取了所有相关的研究结果来进行数据合成吗？	4.3 鉴于纳入研究的研究问题、研究设计和结局指标的性质和相似性，数据合成方法恰当吗？	C 评价者避免强调有统计学意义的结果了吗？
	1.4 纳入标准中所有基于研究特征的限制合适吗？	2.4 基于时间、发表形式、语言的限制合适吗？	3.4 使用了合适的工具来正规地评价偏倚风险（或方法学质量）吗？	4.4 数据合成中研究之间的差异（异质性）是最小的或者经过处理了吗？	
	1.5 纳入标准中所有与研究来源相关的限制合适吗？	2.5 研究的筛选中尽可能地减小了差错吗？	3.5 偏倚风险评价中尽可能地减小了差错吗？	4.5 结果稳定吗？例如是否通过准确性分析来证明？	
				4.6 原始研究的偏倚最小吗？或者在数据合成中处理了吗？	
判断**	对纳入标准的描述的偏倚风险程度	研究检索和（或）筛选所使用方法的偏倚风险程度	数据提取和质量评价所使用方法的偏倚风险程度	数据合成和结果呈现的偏倚风险程度	系统评价的偏倚风险

* 标志性问题的回答：是 / 可能是 / 否 / 可能否 / 无信息。** 偏倚风险程度判断：低 / 高 / 不确定。

三、AMSTAR 2 工具简介

领域清单的说明

AMSTAR 由 11 个领域组成，AMSTAR 2 保留了原始版本的 10 个领域，AMSTAR 2 对原始版本的 AMSTAR 进行了大幅度的修改，主要的修改包括简化了评价选项、偏倚风险的识别和处理考虑更详细、采用 PICO 定义研究问题、研究设计选择依据的解释和排除研究列表的细化。此外，推荐在进行系统评价质量评价之前定义重要领域，通过判断重要领域是否存在缺陷对系统评价的整体质量进行评估。其中 2 个领域（"研究选择和数据提取是否具有可重复性""是否说明相关的利益冲突"）被扩展为 4 个领域，对"研究选择的可重复性"和"数据提取的重复性"分开评估，对"系统评价的基金资助情况"和"系统评价纳入研究的基金资助情况"从"是否说明相关利益冲突"中独立出并分开评估。细化和分开评估随机和非随机研究的偏倚风险。移动原始版本中"发表情况是否已考虑在纳入标准中，如灰色文献？"领域到文献检索部分进行考虑。因此，在对原始版本的 10 个领域进行修改、细化和补充之后，增加 4 个领域，目前的 AMSTAR 2 由 16 个领域组成，其中 2 个领域直接来自于 ROBINS-I 工具，分别为"PICO 问题的构建"和"证据合成时偏倚风险的处理方法的描述"，其余 2 个新的领域分别为"异质性的处理和原因""研究设计的选择依据"。具体清单见表 4-8，各领域说明见下：

领域 1：系统评价的研究问题和纳入标准是否基于 PICO 构建

PICO（患者或人群、干预措施、对照措施和结局指标）框架可以清晰地构建研究问题，对于某些临床结局，随访时间点也非常重要。基于 PICO 可以清晰地报告和描述研究特征，有助于系统评价员进行文献筛选；同时它还可以让使用者判断结果的应用范围。当系统评价的作者没有清晰地构建 PICO 时，通过摘要、背景和方法应当能判断出 PICO 四要素。

领域 2：制作系统评价前是否制定前期研究方案，若有修订，报告修订的细节

系统评价作为观察性研究的一种形式，保持前瞻性非常重要。在研究开始之前制定研究方案，可以减少系统评价的偏倚。作者应当说明是否制定前期的研究方案，且该方案是否进行注册（如在 PROSPERO 注册）、在期刊发表，或是否通过研究办公室或研究伦理委员会的审查。如果评定为"是"，应当具有前期的研究方案，且该方案已经注册或者经过研究办公室或研究伦理委员会的审查。当研究方案可获得时，评价员应当比较发表的系统评价和研究方案之间的一致性，若存在不一致，作者应当在文中说明和解释。

领域 3：研究设计的选择依据是否给予解释

AMSTAR 2 的一个重要更新是考虑了非随机研究或者同时纳入随机和非随机研究的系统评价。系统评价中研究设计类型的选择不应当是随意的，应当遵循一些策略或规则，比如常见的是仅仅纳入随机对照试验并不能获得某种干预措施完整的治疗效应评估，这可能是由于没有相关的 RCTs，或者是缺失关注的结局指标（如危害性结局），或者统计效能不足等。该领域的判断可能需要阅览全文。

领域 4：是否使用了全面的检索策略

至少检索两个生物医学数据库，系统评价中应报告检索年限和检索的数据库（如 Central、Embase 和 PubMed/MEDLINE）。关键词和（或）主题词应当被报告，必要时，还应当报告完整的检索策略。此外，还需要通过检索发表的系统评价、注册平台、咨询相关领域的专家、追踪纳入研究参考文献等进行补充检索。必要时，联系原始研究作者获取需要的信息。对于发表语言,如有限定,应当进行说明。针对不同的研究问题,灰色文献的检索也很必要。该领域若评定为"符合",评价员应当根据研究问题判断当前的检索是满意的。

领域 5:研究筛选是否具有可重复性

为了重现研究筛选过程,保证筛选过程准确无误,要求至少 2 名评价员独立进行文献筛选,且评价员之间的一致性在 80% 及以上,存在分歧时应当达成共识。如果是一位评价员执行所有的文献筛选过程,另一位评价员进行核查,最好 Kappa 评分在 0.80 及以上。

领域 6:数据提取是否具有可重复性

与领域 5 相似,应当由两名评价员独立进行数据提取,且评价员之间的一致性在80% 及以上,存在分歧时应当达成共识。如果是一位评价员提取所有数据,另一位评价员进行核查,推荐 Kappa 评分应当在 0.80 及以上。

领域 7:是否提供排除研究的清单以及排除理由

为了保证透明性,不符合纳入的潜在相关的研究应当提供清单,且给出具体的排除理由;排除理由不应当基于偏倚风险。

领域 8:是否描述纳入研究详细的基本信息

详细描述纳入研究的研究对象(患者或人群)、干预措施、对照措施、结局指标、研究设计、研究背景和分析方法,这些细节有助于评价者根据 PICO 原则判断纳入的研究是否恰当,有助于评价者根据研究对象和干预措施判断该系统评价是否与自身的实践相关,也可以用于解释可能存在异质性的来源。

领域 9:纳入研究的偏倚风险评估方法是否合理

在研究设计、计划、开展和分析阶段都有可能引进偏倚,对 RCTs 和非随机干预性研究(non-randomized studies of interventions,NRSI)的偏倚风险评估应当参照Cochrane 相关的评价工具,且判断是否对研究水平的偏倚进行充分评估,以避免、控制和调整基线的混杂因素、选择性偏倚、暴露和结局测量偏倚、数据分析或结局的选择性报告等。指导性文件可以参考已出版的 Cochrane 偏倚风险评估工具第 2 版以及非随机干预性研究偏倚风险(Risk of Bias in Non-Randomised Studies-of Interventions,ROBINS-I)评估工具。

领域 10:是否报告系统评价纳入研究的基金资助信息

由于考虑企业资助的研究结果更偏向于资助方,同时企业资助研究发表阳性结果的可能性相对更大,因此提取纳入研究的基金资助信息可以判断对研究结果的影响。

领域 11:如果执行 Meta 分析,结果合成的统计学分析方法是否合适

首先作者应当在研究方案中清楚申明执行 Meta 分析的原理,当 Meta 分析被考虑可行时,给出选择随机或固定效应模型的原则,以及调查异质性的方法。当 NRSI 样本量差异较大时,与小样本的 RCTs 结合后结果的精确性增加,但可能存在偏倚。作者应当单独报告来自不同研究设计的合并效应量。Meta 分析中异质性是一个重要的主题,尤其针对 NRSI 的系统评价,除了常规异质性来源之外,还应当重点考虑研究人群的来源、

数据的完整性、数据管理和分析的方法。此外，效应量的合并应当进行调整，然而不同的研究可能调整因素不一致，这也可能是异质性的来源。

领域 12：如果执行 Meta 分析，是否评价单个研究偏倚风险对 Meta 分析结果的影响

如果作者仅纳入高质量的 RCTs，偏倚风险对研究结果的影响可能不需要太多的讨论。但是纳入不同质量的 RCTs 时，作者应当采用 Meta 回归分析评价偏倚风险对结果的影响，或仅纳入低偏倚风险的研究进行分析，观察结果的稳定性。针对 NRSI，作者应当估计中等或者低偏倚风险研究的合并效应量。即使未执行 Meta 分析，作者也应当针对偏倚风险对结果的影响进行讨论。

领域 13：在解释和讨论系统评价的结果时是否考虑了单个研究的偏倚风险

即使未执行 Meta 分析，作者在解释结果时也应当对偏倚风险的影响进行讨论。当纳入 RCTs 存在不同程度的偏倚风险时，或者是同时纳入 NRSI 时，对潜在的偏倚风险的讨论尤为重要。此外，在做出推荐时，作者也应当充分考虑偏倚风险对临床照护和决策的影响。

领域 14：是否对存在的异质性进行满意的解释和讨论

与 RCTs 比较，NRSI 引起异质性的来源更多，主要考虑的因素包括不同研究设计、不同分析方法、不同的研究对象群和不同的干预措施强度（如不同剂量）。所有的 PICO 和领域 9 考虑的要点都应该被考虑为潜在的异质性来源。作者应该解释和讨论异质性对结果和推荐意见的影响。

领域 15：如果进行定量合并，是否充分地调查了存在发表偏倚的可能性，并讨论发表偏倚对结果的影响

该领域极其重要，但评判难度较大。尽管可以采用图形和统计学检验判断存在发表偏倚的可能性，然而检验结果阴性并不能保证不存在发表偏倚。因此作者在解释和讨论结果时应当充分考虑发表偏倚可能带来的影响。

领域 16：是否报告潜在的利益冲突来源，包括目前系统评价收到的基金资源

该领域在原始版本的基础上进行修改，要求作者充分说明相关的利益冲突，交代系统评价潜在的基金资源。此外，研究者专业利益冲突也应给予重视，尤其是当研究者在该领域发表了大量原始研究且被纳入系统评价时。

表 4-8　AMSTAR 2 清单

序号	领域	评价		
1	系统评价的研究问题和纳入标准是否基于 PICO 构建？	□符合	□不符合	
2	制作系统评价前是否制定前期研究方案，若有修订，报告修订的细节	□符合	□部分符合	□不符合
3	研究设计的选择依据是否给予解释？	□符合	□不符合	
4	是否使用了全面的检索策略？	□符合	□部分符合	□不符合

续表

序号	领域	评价
5	研究筛选是否具有可重复性？	□符合　□不符合
6	数据提取是否具有可重复性？	□符合　□不符合
7	是否提供排除研究的清单以及排除理由？	□符合　□不符合
8	是否描述纳入研究详细的基本信息？	□符合　□部分符合　□不符合
9	纳入研究的偏倚风险评估方法是否合理？	□符合　□部分符合　□不符合　□仅纳入 NRSI 或 RCT
10	是否报告系统评价纳入研究的基金资助信息？	□符合　□不符合
11	如果执行 Meta 分析，结果合成的统计学分析方法是否合适？	□符合　□不符合　□未执行 Meta 分析
12	如果执行 Meta 分析，是否评价单个研究偏倚风险对 Meta 分析结果的影响？	□符合　□不符合　□未执行 Meta 分析
13	在解释和讨论系统评价的结果时是否考虑了单个研究的偏倚风险？	□符合　□不符合
14	是否对存在的异质性进行满意的解释和讨论？	□符合　□不符合
15	如果进行定量合并，是否充分地调查了存在发表偏倚的可能性，并讨论发表偏倚对结果的影响？	□符合　□不符合　□未执行 Meta 分析
16	是否报告潜在的利益冲突来源，包括目前系统评价收到的基金资源？	□符合　□不符合

注：RCT，随机对照试验（randomized controlled trial）；NRSI，非随机干预性研究（non-randomized studies of interventions）。

四、AMSTAR 工具在实例中的应用

以 2015 年发表在《中国循证医学杂志》上的《特异性肝胆对比剂钆塞酸二钠对肝转移瘤的诊断价值的 Meta 分析》诊断试验的系统评价为例。

领域 1：是否提供了前期设计方案？ 一个合格的系统评价/Meta 分析必须预先制定前期设计方案，这是区别于传统综述的重要方面。这样，系统评价/Meta 分析的方法得到预先确定，使得其研究虽然是回顾性质的，其纳入的研究大多是已完成并公开发表的研究，但其研究过程可以尽可能严格和精细，从而保持前瞻性。

文章并未呈现该部分的内容，因此，根据目前文章报告的信息不足以判断该系统评价有无计划书，所以对该条目的评价结果为：不清楚。

领域 2：纳入研究的选择和数据提取是否具有可重复性？ 该条目主要强调系统评价制作过程中，文献筛选与数据提取过程至少需要两名人员独立进行，并且采用合理的方法达成一致。

通过文中的"由 2 名研究人员独立筛选文献、提取资料并交叉核对，如遇分歧，则

协商解决"信息可知，文献筛选和数据提取过程是符合条目 2 的说明，所以该条目的评价结果为：是。

领域 3：**是否实施广泛全面的文献检索**？该条目用于衡量制定的检索策略是否全面，能否检全符合该主题的文献。要满足该条目，系统评价必须满足两点：①数据库检索，至少检索 2 种电子数据库（检索必须包括年份以及数据库，如 Central、Embase 和 MEDLINE），必须说明采用的关键词/主题词，如果可能应提供检索策略。②补充检索，应检索最新信息的目录、综述、教科书、专业注册库，或咨询特定领域的专家，进行额外检索，同时还可检索文献后的参考文献。

通过文中报告的"计算机检索 CNKI、CBM、VIP、WanFang Data、PubMed、Cochrane Library 和 Embase 数据库，搜集特异性肝胆对比剂 Gd-EOB-DTPA 用于肝转移瘤诊断的相关诊断试验，检索时限均为 2011 年 1 月至 2014 年 12 月。此外，追溯纳入研究的参考文献，以补充获取相关文献。参考 Bayes Library of Diagnostic Studies and Reviews 制定检索策略，并根据具体数据库调整。采用主题词与自由词相结合的方式进行检索。英文检索词包括 Gadolinium-EOBDTPA gadoxetic acid Disodium、Gd-EOB-DTPA、eovist、primovist、liver metastases、hepatic metastases、liver lesions，中文检索词包括钆塞酸二钠、普美显、肝特异性对比剂、Gd-EOB-DTPA、肝转移、肝转移瘤[*]。由信息可知，数据库的检索和补充检索进行得都很完备，符合条目 3 的所有要求，所以该条目的评价结果为：是。

领域 4：**发表情况是否已考虑在纳入标准中，如灰色文献**？该条目是考察发表偏倚和查询偏倚的，一个高质量的系统评价/Meta 分析应该在可能情况下包括各种类型的文献，即使是灰色文献。要满足该条目，系统评价必须满足两点：①检索过程不能限定发表类型，应尽可能地纳入其他灰色文献（如学位论文、会议论文等）；②检索过程不能限定语言类型，保证其他语言发表的文献能够检索到。

文章并未呈现该部分的内容，因此，根据目前文章报告的信息不足以判断检索过程是否对发表类型和语言类型进行了限定，所以该条目的评价结果为：不清楚。

领域 5：**是否提供了纳入和排除的研究文献清单**？一般来说，纳入研究文献都会出现在参考文献中，但排除文献往往不会出现在发表的论文中。要满足该条目，系统评价必须满足两点：①列出符合研究目的所纳入的文献清单；②列出排除文献的清单，最好能给出排除的理由。

就目前期刊发表的文章而言，由于版面的限制，编辑不太可能把较为冗长的排除文献列于论文之后，因此大多数的系统评价只会列出纳入文献的清单，不会列出排除文献的清单。通过文中呈现的"纳入研究的基本特征"信息可知，该系统评价只列出了纳入的文献，而全文并未列出排除文献的清单，因此，系统评价在该条目上只是部分符合，所以该条目的评价结果为：否。

领域 6：**是否描述纳入研究的特征**？该条目实际是对结果部分的研究特征情况的评

---

[*] 具体检索策略参见原文。

价。要满足该条目，系统评价必须满足两点：①包含原始研究的 PICO 等具体信息；②包含人口学基本特征，如年龄、种族、性别、相关社会经济学数据、疾病情况、病程、严重程度等具体信息。

通过文中呈现的"表 1 纳入研究的基本特征"信息可知，该系统评价满足上述两类的研究特征，所以该条目的评价结果为：是。

领域 7：是否评价和报道纳入研究的科学性？ 该条目指出研究者应当评价和报道纳入研究的科学性，交代运用了怎样的评价方法评估纳入文献的真实性，也就是评价原始研究的方法学质量。要满足该条目，系统评价应该说明采用了哪种方法学评价工具，原始研究的方法学质量如何。

通过文中的"由 2 位评价员按照 QUADAS 2 工具独立评价纳入研究的偏倚风险"和"纳入研究的偏倚风险评价结果见图 2 和图 3"信息可知，该系统评价对原始研究的方法学质量进行了评价，所以该条目的评价结果为：是。

领域 8：纳入研究的科学性是否恰当地运用在结论的推导上？ 该条目说明，在分析结果和推导结论中，应考虑方法学的严格性和科学性。

通过文中的"本研究纳入文献的研究对象代表性、金标准的合理性、试验的间隔时间、部分证实偏倚、嵌入偏倚、诊断试验盲法评估及临床信息的研究设计质量均较好。对不同证实偏倚及金标准盲法评估试验设计质量参差不齐，总体质量较差"和"本研究显示肝特异性对比剂 Gd-EOBDTPA 对肝转移瘤有着明确的诊断价值，尤其对于直径 > 10 mm 的结节或者使用 3.0T 磁共振成像系统的病例具有更好的诊断灵敏度。受纳入研究的数量和质量的限制，上述结论尚需要更多高质量研究予以证实"信息可知，该系统评价将质量评价的结果与结论结合了起来，所以该条目的评价结果为：是。

领域 9：合成纳入研究结果的方法是否恰当？ 系统评价 /Meta 分析的目的就是对研究资料进行综合分析，得到一个全面综合的结论，以指导决策或促进临床实践。如果合并方法得当，数据的合成将为从这些资料中得出有意义的结论提供有力的证据，而合并错误则只能误导使用者。

通过文中的"各研究结果间的异质性采用 χ^2 检验进行分析（检验水准为 $\alpha=0.1$），并结合 I^2 定量判断异质性的大小。若各研究结果间无统计学异质性，则采用固定效应模型进行 Meta 分析；若各研究结果间存在统计学异质性，在排除明显临床异质性的影响后，采用随机效应模型进行 Meta 分析，并按可能产生异质性的因素进行亚组分析，探索其异质性来源。采用灵敏度分析评价 Meta 分析结果的稳定性"信息可知，该系统评价有合理的异质性处理方法和数据合并方法，所以该条目的评价结果为：是。

领域 10：是否评估了发表偏倚的可能性？ 该条目要求作者在论文中交代是否评估了发表偏倚的可能性。要满足该条目，研究必须呈现发表偏倚的检测过程，如漏斗图、Egger 检验等其他可行的检测方法和（或）统计学检验方法。

文章并未呈现该部分的内容，因此，根据目前文章报告的信息不足以判断是否进行了发表偏倚的检测，所以该条目的评价结果为：不清楚。

领域 11：是否说明了相关利益冲突？ 该条目要求作者说明相关利益冲突，清楚地交代系统评价及纳入研究中潜在的资助来源。要满足该条目，必须说明 3 点：①系统评价制作人员自身与该项目的利益冲突；②系统评价项目是否在利益冲突；③纳入的原始研究与系统评价制作者、系统评价项目之间的利益冲突。

文章并未说明该部分的内容，所以该条目的评价结果为：否。

该实例通过 AMSTAR 评价后，11 个领域中，有 6 个领域评价为"是"，3 个评价为"不清楚"，2 个评价为"否"。AMSTAR 评分总体的结果分为 3 个等级，1 ~ 4 分为低质量，5 ~ 8 分为中等质量，9 ~ 11 分为高质量，根据表 4-9 可知该文章的方法学质量为 6 分（评价结果为"是"的计"1"分，其他计"0"分），最终总体评价结果为中等质量。

表 4-9　特异性肝胆对比剂钆塞酸二钠对肝转移瘤的诊断价值的 Meta 分析方法学质量评价结果

领域	条目内容	判断结果
领域 1	是否提供了前期设计方案？	不清楚
领域 2	纳入研究的选择和数据提取是否具有可重复性？	是
领域 3	是否实施广泛全面的文献检索？	是
领域 4	发表情况是否已考虑在纳入标准中，如灰色文献？	不清楚
领域 5	是否提供了纳入和排除的研究文献清单？	否
领域 6	是否描述纳入研究的特征？	是
领域 7	是否评价和报道纳入研究的科学性？	是
领域 8	纳入研究的科学性是否恰当地运用在结论的推导上？	是
领域 9	合成纳入研究结果的方法是否恰当？	是
领域 10	是否评估了发表偏倚的可能性？	不清楚
领域 11	是否说明了相关利益冲突？	否

第四节　诊断试验系统评价的报告规范

一、报告规范简介

（一）报告规范的作用与意义

报告规范是针对某种类型的研究或文件进行清晰、明确、系统呈现的标准化格式，是循证医学的重点研究领域，对提升研究的报告质量和透明性起到至关重要的作用。清晰、透明及充分的报告研究结果对于医学研究的发展和进步存在以下作用：①读者可以清晰地判断所使用方法的稳健性和结果的可靠性；②其他研究人员可以重复此类研究；③卫生决策者基于详细的结果可以进行合理的决策；④可以提高期刊审稿效率和手稿质量；⑤避免研究的浪费，提高研究的转化；⑥可以减少研究的发表偏倚。

（二）报告规范的发展

1978 年，国际医学期刊编辑委员会（International Committee of Medical Journal Editors，*ICMJE*）制定了《生物医学期刊投稿的统一要求》，被视为最早的医学研究报告规范，适用于所有医学研究。随着医学研究领域的不断发展，ICMJE 对《生物医学期刊投稿的统一要求》进行了多次修订，并于 2013 年将其更名为《学术研究实施与报告和医学期刊编辑与发表的推荐规范》。该规范作为最早的医学研究报告规范推出 40 多年以来，已被翻译成 10 余种语言，对医学研究报告的撰写、研究成果的传播及医学研究报告规范的发展都起到了重大的推动作用。1994 年的一项研究发现，作为高质量证据来源之一的随机对照试验，其对关键信息（如随机序列号的产生、随机分配方案的隐藏、盲法以及失访）的报告非常不充分。因此，1996 年，来自美国、英国和加拿大的 11 位专家联合在 *JAMA* 上发表了《提高随机对照试验的报告质量—CONSORT 声明》报告规范。这不仅是 RCT 发展史上的里程碑事件，还标志着报告规范的研发成为医学研究的一个重要领域。随着 2006 EQUATOR 图书馆的建立，报告规范领域的研究在此后得到极大的发展，截至 2022 年 4 月 19 日 EQUATOR 图书馆共收录包括扩展版在内的报告指南 500 篇，几乎覆盖了医学各个类别：如针对随机对照试验的 CONSORT 声明、针对系统评价与 Meta 分析的 PRISMA 声明、针对观察性研究的 STROBE 声明、针对临床研究计划书的 SPIRIT 声明，以及针对病例报告的 CARE 指南等。

（三）诊断试验系统评价/Meta 分析报告规范的发展（PRISMA 声明的发展）

为了提高 Meta 分析的报告质量，研究者制定了一系列相关的报告规范。最早的为 1999 年由加拿大渥大华大学 David Moher 等制定的随机对照试验 Meta 分析的报告规范 QUOROM（quality of reporting of meta-analysis）。2009 年，包括 SR 作者、方法学家、临床医生、医学编辑及用户在内的 29 名参与者组成的小组在 QUOROM 的基础上进行修订总结，将 QUOROM 修改为系统评价/Meta 分析优先报告的条目（preferred reporting items for systematic reviews and meta-analysis，PRISMA），虽然 PRISMA 只适用于随机对照试验系统评价/Meta 分析的报告，但也可作为其他类型系统评价/Meta 分析报告的基本规范。

二、PRISMA-DTA 声明的条目清单

原有的系统评价/Meta 分析报告规范主要针对提升干预性试验的报告质量，并不适用于诊断精确性试验（DTA）研究设计、效应评估方法、偏倚风险评价方法的规范化报告。因此，PRISMA 工作组制定了 PRISMA-DTA，并于 2018 年 1 月发表于 *JAMA*。条目清单详见表 4-10。

表 4-10　PRISMA-DTA 条目清单

章节/主题	编号	清单内容
标题/摘要		
标题	1	明确报告该研究为诊断准确性试验的系统评价和（或）Meta 分析
摘要	2	PRISMA-DTA 摘要报告清单
简介		
理由	3	回顾已有研究背景，报告本系统评价研究的理由
待评价试验的临床价值	D1	报告待评价试验的科学背景和临床应用背景，包括其用途和临床诊断价值；如果适用，应报告待评价试验的最低诊断价值的基本原理及其与 DTA 最低诊断效能有差异的原因
目的	4	明确报告系统评价所研究问题的情况，包括诊断人群、诊断试验和待诊断目标临床情况等
方法		
计划书和注册	5	报告是否有系统评价计划书，计划书可否获取及获取途径（如通过网址）；若可行，报告系统评价注册信息（包括注册号）
纳入标准	6	明确报告制定的纳入标准，包括研究特征（如参与者、适用场景、待评价试验、参考试验、待诊断的目标临床情况和研究设计）和研究发表的特征（如考虑的年份、语言和发表情况），并给出理由
信息来源	7	描述所有检索信息来源及末次检索时间（包括检索数据库及其收录年限，联系原始文献作者获取更多研究信息）
检索	8	提供所有电子数据库和其他信息来源的完整检索策略，包括检索式所用限制，以保证检索过程的可重复性
研究筛选	9	报告选择研究过程（如筛选过程、纳入和排除标准、是否纳入系统评价及 Meta 分析中）
数据收集过程	10	报告提取纳入研究数据过程（如制定预提取表格、单人提取和重复提取），报告从原作者处获取和确认数据的情况
数据提取的定义	11	报告实施过程所用定义：如数据提取、区分目标疾病、待评价试验、参考标准和其他特征（如研究设计、临床场景）
偏倚风险和适用性	12	描述评价单个纳入研究偏倚风险的方法以及针对待评价研究问题的适用性
诊断准确性测量	13	报告主要的诊断准确性试验评价指标（如灵敏度、特异度）及其评价单位（如每个患者、每个病灶）
结果合成	14	描述处理数据、合并研究结果的方法并且报告研究结果间的变异。包括但不限于：①处理多种定义的目标疾病；②处理试验的多个阳性结果阈值；③处理试验多个读取结果；④ 处理不确定的试验结果；⑤ 处理试验的分组和比较结果；⑥ 处理不同参考标准
Meta 分析	D2	如实施了 Meta 分析，应报告 Meta 分析统计方法
其他分析	16	报告其他分析过程（如灵敏度分析或亚组分析、Meta 回归分析）；若实施其他分析，应报告哪些分析是预先计划实施的

续表

章节/主题	编号	清单内容
结果		
纳入研究过程	17	报告筛选研究数量，纳入研究理由，报告系统评价和 Meta 分析的研究数量，如果可行，报告每一阶段排除研究数量及理由，最好使用流程图展示过程
研究特征	18	报告纳入研究的参考文献和重要的特征，包括：①受试者基本特征（临床表现、先前诊断情况）；②临床场景；③研究设计；④目标临床情况的定义；⑤待评价试验；⑥参考标准；⑦样本量；⑧资金来源
偏倚风险和适用性	19	报告纳入研究的偏倚风险评价结果及适用性的判断
单个研究结果	20	报告每个研究的所有分析（如待评价试验，参考标准和阳性阈值的独特组合），报告四格表数据（真阳性、假阳性、真阴性、假阴性）及统计的诊断准确性和置信区间的估计值，最好报告森林图或 ROC 曲线
结果的综合	21	报告诊断试验的准确性，包括变异；如有 Meta 分析，报告 Meta 分析的结果及置信区间
其他分析	23	若有，报告其他分析的结果（如灵敏度分析或亚组分析、Meta 回归、待评价试验的分析、失败率、不确定结果的比例和不良事件）
讨论		
总结	24	总结主要发现，包括证据强度
局限性	25	讨论纳入研究局限性（从偏倚风险和适用性角度分析）及开展系统评价过程中的局限性（如纳入研究提取不完全）
结论	26	结合其他证据总结本研究结果。讨论本研究结果对未来研究和临床实践的启示（如待评价试验的临床潜在用途及其在临床实践中的价值）
其他		
资金	27	报告系统评价的资助资金来源或其他支持，并描述资助者在本研究中扮演的角色

三、报告规范的现状

（一）国外发表的诊断试验系统评价/Meta 分析报告质量现状

Jean-Paul Salameh 等采用 PRISMA-DTA 声明评价了英文发表的诊断试验系统评价/Meta 分析的报告质量，平均报告条目为 18.6。结果显示，纳入的 100 个诊断试验系统评价/Meta 分析的 PRISMA-DTA 条目报告完整性结果见表 4-11。

（二）中国诊断试验系统评价/Meta 分析报告质量现状

葛龙等用 PRISMA 声明对中国学者发表的诊断试验系统评价/Meta 分析报告质量进行了评价，结果显示，纳入的 312 篇诊断试验系统评价/Meta 分析存在报告缺陷，尤其体现在：结构式摘要（22.4%）、目的（18.9%）、计划书和注册（2.6%）、研究间的偏倚风险（26.3%）和基金资助（28.8%）（表 4-12）。对文献的发表年代、作者数量、作者单位数量和性质、基金资助情况和中国科学引文数据库（CSCD/SCI）收录情况进行分层分析，结果显示 PRISMA 发布以后（2010 年及以后）、作者数量 ≥ 3、多单位合作（≥ 2）、大学发表系统评价 /Meta 分析、CSCD 收录和 SCI 收录研究的报告质量相对较好。

表 4-11　英文发表的诊断试验系统评价 /Meta 分析 PRISMA-DTA 条目报告完整性（n=100）

	PRISMA-DTA 条目	报告（n=100）	
		n	%
标题	1．标题	94	94
摘要	2．结构式摘要	50	50
前言	3．理由	100	100
	D1．待评价试验的临床价值	92	92
	4．目的	55	55
方法	5．方案和注册	29	29
	6．纳入标准	75	75
	7．信息来源	87	87
	8．检索	33	33
	9．研究筛选	87	87
	10．数据收集过程	84	84
	11．数据提取的定义	28	21
	12．偏倚风险和适用性	90	90
	13．诊断准确性测量	96	96
	14．结果合成	26	26
	D2．Meta 分析	90	90
	16．其他分析	92	92
结果	17．纳入研究过程	97	97
	18．研究特征	67	67
	19．偏倚风险及适用性	60	60
	20．单个研究结果	37	37
	21．结果的综合	100	100
	23．其他分析	98	98
讨论	24．总结	98	98
	25．局限性	82	82
	26．结论	99	99
资金支持	27．资金	68	68

表 4-12 中国学者发表的诊断试验系统评价/Meta 分析 PRISMA 条目报告完整性结果 （n=312）

PRISMA 条目	完整报告		部分报告		未报告	
	n（%）	95%CI	n（%）	95%CI	n（%）	95%CI
标题 1. 标题	257 (82.4)	77.7 ～ 86.2	0	—	55 (17.6)	13.8 ～ 22.3
摘要 2. 结构式摘要	70 (22.4)	18.1 ～ 27.4	228 (73.1)	67.9 ～ 77.7	14 (4.5)	2.7 ～ 7.4
前言 3. 理由	280 (89.7)	85.9 ～ 92.7	0	—	32 (10.3)	7.1 ～ 14.1
4. 目的	59 (18.9)	14.9 ～ 23.6	247 (79.2)	74.3 ～ 83.3	6 (1.9)	0.9 ～ 4.2
方法 5. 方案和注册	8 (2.6)	1.3 ～ 5.0	0	—	304 (97.4)	95.0 ～ 98.7
6. 纳入标准	276 (88.5)	84.1 ～ 91.3	19 (6.1)	3.9 ～ 9.3	17 (5.4)	3.2 ～ 8.2
7. 信息来源	274 (87.8)	83.7 ～ 91.0	0	—	38 (12.2)	9.0 ～ 16.3
8. 检索	120 (38.5)	33.2 ～ 44.0	129 (41.3)	36.0 ～ 46.9	63 (20.2)	16.1 ～ 25.0
9. 研究筛选	134 (42.9)	37.6 ～ 48.5	62 (19.9)	15.8 ～ 24.7	116 (37.2)	32.0 ～ 42.7
10. 数据收集过程	193 (61.9)	56.3 ～ 67.1	40 (12.8)	9.5 ～ 17.0	79 (25.3)	20.8 ～ 30.4
11. 数据提取的定义	148 (47.4)	41.9 ～ 53.0	51 (16.3)	12.6 ～ 20.9	113 (36.2)	31.1 ～ 41.7
12. 偏倚风险	204 (65.4)	59.9 ～ 70.5	13 (4.2)	2.4 ～ 7.0	95 (30.4)	25.6 ～ 35.8
13. 合并效应指标	232 (74.4)	69.2 ～ 78.9	0	—	80 (25.6)	21.1 ～ 30.8
14. 结果综合	266 (85.3)	80.9 ～ 88.8	28 (9.0)	6.3 ～ 12.7	18 (5.8)	3.7 ～ 9.0
15. 研究偏倚	82 (26.3)	21.7 ～ 31.4	4 (1.3)	0.5 ～ 3.4	226 (72.4)	67.2 ～ 77.1
16. 其他分析	122 (39.1)	33.8 ～ 44.6	8 (2.6)	1.3 ～ 5.0	182 (58.3)	53.8 ～ 64.6
结果 17. 研究选择	141 (45.2)	39.8 ～ 50.8	82 (26.3)	21.7 ～ 31.4	89 (28.5)	23.8 ～ 33.8
18. 研究特征	246 (78.8)	74.0 ～ 83.0	20 (6.4)	4.2 ～ 9.7	46 (14.7)	11.2 ～ 19.1
19. 偏倚风险	201 (64.4)	59.0 ～ 69.5	12 (3.8)	2.2 ～ 6.6	99 (31.7)	26.8 ～ 37.1
20. 单个研究结果	251 (80.4)	75.7 ～ 84.5	23 (7.4)	4.9 ～ 10.8	38 (12.2)	9.0 ～ 16.3
21. 结果的综合	235 (75.3)	70.2 ～ 79.8	30 (9.6)	6.8 ～ 13.4	47 (15.1)	11.5 ～ 19.5
22. 研究间偏倚风险	98 (31.4)	26.5 ～ 36.8	3 (1.0)	0.3 ～ 2.9	211 (67.6)	62.2 ～ 72.6
23. 其他分析	131 (42.0)	36.6 ～ 47.5	7 (2.2)	1.1 ～ 4.6	174 (55.8)	50.2 ～ 61.2
讨论 24. 证据总结	267 (85.6)	81.2 ～ 89.1	37 (11.9)	8.7 ～ 15.9	8 (2.6)	1.3 ～ 5.0
25. 局限性	212 (67.9)	62.6 ～ 72.9	40 (12.8)	9.5 ～ 17.0	60 (19.2)	15.2 ～ 24.0
26. 结论	155 (49.7)	44.2 ～ 55.2	107 (34.3)	29.2 ～ 29.7	50 (16.0)	12.4 ～ 20.5
资金支持 27. 资金	90 (28.8)	24.1 ～ 34.1	0	—	222 (71.2)	65.9 ～ 75.9

第五节 诊断 Cochrane 系统评价简介

一、诊断 Cochrane 系统评价简介

20 世纪 90 年代早期，Cochrane 协作网的 Les Irwig 和 Paul Glasziou 等研究人员已经在关注诊断试验系统评价/Meta 分析的方法。1994 年 10 月 2 日在安大略省汉密尔顿举行的第二届 Cochrane 学术讨论会上进行了 Cochrane 诊断工作组的启动会议，此后 Cochrane 筛查和诊断试验方法学小组于 1996 年在 Cochrane 协作网中成立并正式注册，但它最初专注于制作诊断试验系统评价/Meta 分析的常规方法，并未关注其方法学的发展。

2003 年，Jon Deeks 说服 Cochrane 协作网应该纳入诊断准确性试验系统评价并关注其方法学的发展。此后协作网决定开发诊断试验系统评价/Meta 分析的格式和方法，以及在 Cochrane Library 制作诊断试验系统评价/Meta 分析所需的软件。

2006 年，Cochrane 协作网成立了 Cochrane Diagnostic Test Accuracy Working Group，并出版《Cochrane 诊断准确性试验系统评价指导手册》（*Cochrane Handbook for Diagnostic Test Accuracy Reviews*）。2008 年诊断准确性试验系统评价/Meta 分析首次出现在 Cochrane Library，现在是协作网的一个组成部分。此后诊断准确性试验的系统评价/Meta 分析日益受到关注。

二、Cochrane 诊断试验系统评价的注册

目前，为了保证 Cochrane 诊断试验系统评价的唯一性，Cochrane 协作网对诊断试验系统评价实行了注册制度。

（一）查询注册情况

作者若对某一题目感兴趣，可通过网址（https：//training.cochrane.org/online-learning/starter-kit/editorial-manager-information-authors）核实该题目是否已经被注册，该网站的主要功能是发布 Cochrane 协作网所有系统评价的题目及其当前状况，以便查阅。

（二）申请注册

作者可通过给 Cochrane 系统评价工作组写信申请注册。收到作者的申请后，该组编辑和专业负责人针对注册信息进行讨论，如同意则向作者发送电子注册表。

（三）填写注册表

各个 Cochrane 系统评价工作组的注册表的格式和填写内容略有差异，但基本内容都包括申请者和合作者的信息资料及其对 Cochrane 系统评价知识的掌握背景情况、简要的研究计划等。作者按照相关 Cochrane 系统评价工作组的要求填写注册表，在此过

程中，若有疑惑可寻求 Cochrane 系统评价工作组的帮助，填写结束并核实无误后向 Cochrane 系统评价工作组提交注册表。

（四）评估注册表

相关 Cochrane 系统评价工作组在编辑会上对注册表进行评估，提出修改意见并通知作者是否可进行计划书撰写。

三、Cochrane 诊断试验系统评价的撰写

注册、撰写和发表一个 Cochrane 诊断试验系统评价的具体步骤如下，2022 年，Cochrane 协作网更新了相关的注册制度和政策，具体详见 https://training.cochrane.org/online-learning/starter-kit/editorial-manager-information-authors。

（1）确定诊断试验系统评价题目。

（2）与相关 Cochrane 系统评价工作组联系，在投稿系统中提交计划书，申请注册诊断试验系统评价题目。

（3）题目获得批准后，研究者在 Cochrane 协作网诊断试验系统评价手册指导下利用 Cochrane 系统评价专用软件（RevMan）开始撰写系统评价的计划书。Cochrane 协作网建议撰写系统评价的人员最好参加各国或各地区 Cochrane/ 循证医学中心举办的诊断试验系统评价培训班，因为一般人员很难自学诊断试验系统评价的方法。

（4）向 Cochrane 系统评价工作组提交完成的计划书，接受 3 ~ 5 名同行专家和用户评审。

（5）按照修改意见和建议修改计划书，接受 Cochrane 系统评价工作组编辑部复审，复审合格后在 Cochrane Library 上发表计划书。

（6）按照计划书的内容，在 Cochrane 系统评价工作组的帮助下完成 Cochrane 诊断试验系统评价全文。

（7）全文完成后提交至相关 Cochrane 系统评价工作组编辑部，接受 3 ~ 5 名同行专家和用户评审。

（8）按照修改意见和建议修改全文，经相关协作组复审，复审合格后才能在 Cochrane Library 上发表全文，也可同时在其他期刊上发表全文（但必须与 Cochrane 系统评价工作组讨论并取得许可）。

（9）作者跟踪注册题目的进展，结合反馈意见修改或更新 Cochrane 诊断试验系统评价。

四、Cochrane 诊断试验系统评价的发表

Cochrane 诊断试验系统评价全文发表在 Cochrane Library 后，为推动 Cochrane 诊断试验系统评价的传播，Cochrane 协作网鼓励作者在其他杂志或出版物上发表，且不与作者签订任何排他性的版权协议。但是，作者必须同意 Cochrane 协作网在全球范围内的发

表权和不得与任何杂志或出版物签订排他性的版权协议。任何杂志和出版物在获得非排他性的版权许可的情况下，可重复发表一个 Cochrane 诊断试验系统评价，同时不能限制 Cochrane 协作网在协作网内以任何形式发表该系统评价。Cochrane 诊断试验系统评价不是一个作者的成果，加之 Wiley-Blackwell 公司为 Cochrane 协作网出版 Cochrane 诊断试验系统评价，因此，必须是在 Cochrane Library 发表之后，且要事先征得相关工作组的许可后才能在其他杂志发表。在其他杂志或出版物发表 Cochrane 诊断试验系统评价的步骤如下：

（1）作者在 Cochrane Library 发表 Cochrane 诊断试验系统评价全文。

（2）作者征求相关工作组同意在其他杂志发表的许可，若同意，向 Wiley-Blackwell 公司提交拟在其他杂志发表诊断试验系统评价的申请书。

（3）按照欲投专业杂志的稿约修改 Cochrane 诊断试验系统评价。

（4）得到相关专业杂志接受发表的通知后，填写 Wiley-Blackwell 公司的在其他杂志发表诊断试验系统评价的基本信息表。

（5）获得 Wiley-Blackwell 公司同意后，方可在其他杂志上发表。

五、Cochrane 诊断试验系统评价的更新

根据 Cochrane 协作网的规定，在研究计划书发表之后的 2 年内，必须完成并发表全文，否则将被 Cochrane Library 撤销；诊断试验系统评价发表后，作者要定期对诊断试验系统评价进行更新。一般至少两年更新一次。在每次更新时，需要重新核实检索策略是否仍然能够有效地检出相关文献，否则，需要重新设计编写检索策略，对各个数据库进行检索以纳入新的研究。在获得新研究后，诊断试验系统评价原先所使用的资料提取表仍可用于对新研究的资料提取；如果新研究使用了新的变量，则应对资料提取表进行修改。有时诊断试验系统评价作者可能决定对所更新的系统评价采用新的分析策略，如采用 RevMan 中所没有的统计学方法；通常新的分析策略会导致实质性的改变。

由于新研究证据的不断产生，作者需要对诊断试验系统评价进行更新，作者应与其编辑们一起确定新研究证据何时有必要对系统评价进行重要的更新或修改。修改的日期必须记录在诊断试验系统评价的"What's New"中。即使在这一年或两年中没有出现新的研究证据或不进行重要的修改，也要在诊断试验系统评价中将相关时间改成最近的更新日期，如检索策略的时间。如果一个系统评价处于待处理状态或被撤销，Cochrane Library 中该诊断试验系统评价将只保留作者信息及说明撤销原因，并且在其题目后注明已撤销。

参考文献

[1] 徐俊峰，葛龙，安妮，等. 中国大陆学者发表诊断性试验系统评价现状分析 [J]. 中国循证儿科杂志，2013，8（5）：388-390.

[2] 雷军强，马文婷，王寅中，等. 特异性肝胆对比剂钆塞酸二钠对肝转移瘤的诊断价值的 Meta 分析 [J]. 中国循证医学杂志，2015，15（12）：1378-1386.

[3] 熊俊，陈日新．系统评价/Meta 分析方法学质量的评价工具 AMSTAR [J]．中国循证医学杂志，2011，11（9）：1084-1089.

[4] 吴琼芳，丁泓帆，邓围，等．ROBIS：评估系统评价偏倚风险的新工具 [J]．中国循证医学杂志，2015，15（12）：1454-1457.

[5] 丁泓帆，吴琼芳，杨楠，等．评估系统评价偏倚风险的 ROBISIS 工具实例解读 [J]．中国循证医学杂志，2016，16（1）：115-121.

[6] 葛龙，潘蓓，潘佳雪，等．解读 AMSTAR-2——基于随机和（或）非随机对照试验系统评价的质量评价工具 [J]．中国药物评价，2017（5）：334-338.

[7] Begg C，Cho M，Eastwood S，et al. Improving the quality of reporting of randomized controlled trials：the CONSORT statement [J]．JAMA，1996，276（8）：637-639.

[8] The EGUATOR Network. Enhancirg the quality and transparency of health research. [2023-05-01]. http：//www.equator-network.org

[9] Moher D，Liberati A，Tetzlaff J，et al. Preferred reporting items for systematic reviews and meta-analyses：the PRISMA statement [J]．PLoS Medicine，2009，6（7）：e1000097.

[10] McInnis MDF，Moher D，Thombs BD，et al. Preferred reporting items for a systematic review and meta-analysis of diagnostic test accuracy studies：The PRISMA-DTA Statement [J]．JAMA，2018，319（4）：388-396.

[11] Salameh JP，McInnes MDF，Moher D，et al. Completeness of Reporting of Systematic Reviews of Diagnostic Test Accuracy Based on the PRISMA-DTA Reporting Guideline [J]．Clin Chem. 2019；65（2）：291-301.

[12] Gianrossi R，Detrano R，Mulvihill D，et al. Exercise-induced ST depression in the diagnosis of coronary artery disease. A meta-analysis [J]．Circulation. 1989，80：87-98.

[13] Littenberg B，Moses LE. Estimating diagnostic accuracy from multiple conflicting reports：a new meta-analytic method [J]．Med Decis Making. 1993，13：313-321.

[14] Page MJ，McKenzie JE，Bossuyt PM，et al. The PRISMA 2020 statement：an updated guideline for reporting systematic reviews [J]．BMJ，2021，372：n71.

[15] Pagkalidou E，Anastasilakis DA，Kokkali S，et al. Reporting completeness in abstracts of systematic reviews of diagnostic test accuracy studies in cardiovascular diseases is suboptimal [J]．Hellenic J Cardiol，2022，S1109-9666（22）00021-5.

[16] Salameh JP，Bossuyt PM，McGrath A，et al. Preferred reporting items for systematic review and meta-analysis of diagnostic test accuracy studies（PRISMA-DTA）：explanation，elaboration，and checklist [J]．BMJ，2020，370：m2632.

[17] Cohen JF，Deeks JJ，Hooft L，et al. Preferred reporting items for journal and conference abstracts of systematic reviews and meta-analyses of diagnostic test accuracy studies（PRISMA-DTA for Abstracts）：checklist，explanation，and elaboration [J]．BMJ，2021，372，n265.

[18] Ge L，Wang JC，Li JL，et al. The assessment of the quality of reporting of systematic reviews/meta-analyses in diagnostic tests published by authors in China [J]．PLoS One. 2014，9（1）：e85908.

第五章

诊断临床实践指南

本章概要

　　高质量的临床实践指南能够规范诊疗行为，降低诊疗成本，减少资源浪费。诊断临床实践指南作为指南中最重要的部分，主要涉及疾病的诊断、筛查以及某些措施的评估。正确的诊断对于疾病的治疗及预后有很大的帮助，因此，制定高质量、循证的诊断临床实践指南，可降低误诊、漏诊率，提高治疗准确性。本章主要介绍循证指南的制定方法，结合实例解读，给读者呈现如何制定高质量的诊断临床实践指南。

第一节　诊断临床实践指南概述

一、临床实践指南简介

（一）临床实践指南定义的更新

　　1990 年，美国医学科学院（Institute of Medicine，IOM）首次对实践指南（practice guidelines）进行了定义：实践指南是针对特定的临床情况，系统制定的帮助医务人员和患者做出恰当处理的指导性建议（推荐意见）。该定义很快就被全世界广为接受。1993 年实践指南（简称"指南"）被 Medline 数据库收录为主题词，并于 2008 年得到更新。2011 年，随着循证医学的发展及其对指南的影响，IOM 组织了国际专家，对指南的定义进行了 20 年来的首次更新，即指南是基于系统评价的证据和平衡了不同干预措施的利弊，在此基础上形成的能够为患者提供最佳保健服务的推荐意见。从广义上讲，此处的指南不仅仅针对临床问题，还针对公共卫生和卫生系统问题，而且随着人类对疾病诊疗技术的提高和对卫生保健认识的加深，一部指南可能会涵盖临床、公共卫生和卫生系统三大领域。例如世界卫生组织（World Health Organization，WHO）2013 年发布的《使用抗逆转录病毒药物治疗和预防 HIV 感染合并指南》，既有针对 AIDS 患者的临床诊断和治疗，也就如何对 AIDS 患者进行有效管理、提供恰当服务以及科学监测与评估提供了循证的推荐意见。

（二）临床实践指南的分类

指南按照所解决的卫生保健问题，可以分为三大类，即临床指南、公共卫生指南和卫生系统指南。根据篇幅和制作周期可分为快速建议指南（rapid advice guidelines，一般为 1 ~ 3 个月）、标准指南（standard guidelines，9 ~ 12 个月）、完整指南（full guidelines，2 ~ 3 年）以及汇编指南（compilations of guidelines，对现有推荐意见的整合与汇总）。另外还可根据是否原创分为原创指南和改编版指南，对于中低收入国家，改编高收入国家或国际组织的指南是短时间内高效率制定本国指南的重要途径。仅就临床指南而言，又可以根据所关注疾病的不同阶段，分为预防、诊断、治疗和预后等类型。

（三）临床实践指南现状

1．国际指南组织的发展

2002 年成立的国际指南协作网（guidelines international network，GIN，http：// www.g-i-n.net）是目前全球唯一一个针对指南的国际行业组织。截至 2017 年 10 月，它已拥有遍布 48 个国家和地区的 103 个机构会员和 132 名个人会员。GIN 的使命是引领、加强与支持指南制定、改编与实施领域的合作。GIN 目前在全球设有 7 个分会，分别是 GIN Asia、GIN North America、GIN Africa、GIN Nordic、GIN Arab、GIN Iberoamerica 及 GIN Australia & New Zealand（ANZ）。GIN 同时设立了 13 个工作组（working group），包括实施工作组、过度诊断工作组、更新工作组等。2016 年 4 月，由中国、日本、韩国和新加坡的学者联合发起成立了 GIN Asia（亚洲指南协会），旨在促进亚洲国家指南制定者和实施者之间的合作，提升亚洲指南的质量。GIN Asia 目前的 7 名执行委员会成员中国学者占 3 席，分别来自兰州大学，广东省中医院和台北医学大学。GIN Asia 的首次执行委员会全体会议于 2016 年 6 月 22 日在广东省中医院举行，第二次执行委员会全体会议于 2017 年 7 月 21 日在兰州大学举行。我国学者在参与指南行业协会方面，走在了亚洲国家的前列。

WHO 作为联合国下属的专门致力于提高全世界人民健康水平的机构，每年面向其 194 个成员国制定和发布几十部卫生政策、公共卫生和临床实践领域的指南。WHO 指南相比其他国际组织和国家的指南，覆盖面更广、制定和评审更严格、利益冲突更小。为促进 WHO 指南在其成员国当中的应用和转化，2017 年 8 月，WHO 在我国兰州大学成立了世界卫生组织指南实施和知识转化合作中心（WHO Collaborating Centre for Guideline Implementation and Knowledge Translation），旨在传播和实施 WHO 及全球的高质量循证指南，促进医学知识和研究证据的高效转化。

指南组织成立发展的同时，指南方法学也在日趋完善，近 10 年间，国际上成立了若干指南方法学工作组，为全球指南的制定、修订和实施提供了重要的支撑，其中较有影响力的工作组见表 5-1。

表 5-1 国际代表性指南方法学工作组清单

主题	方法学工作组	网址
指南注册	国际实践指南注册平台	http：//www.guidelines-registry.org/
指南制定	指南制定清单 2.0	https：//cebgrade.mcmaster.ca/guidelinechecklistonline.html
指南证据质量和推荐强度分级	GRADE 工作组	http：//www.gradeworkinggroup.org/
指南质量评价	AGREE 工作组	http：//www.agreetrust.org/
指南更新	The Updating Guidelines 工作组	http：//www.g-i-n.net/working-groups/updating-guidelines/about
指南改编	ADAPTE 工作组	http：//www.g-i-n.net/working-groups/adaptation
指南报告	RIGHT 工作组	http：//www.right-statement.org/
指南实施	GLIA 工作组	http：//nutmeg.med.yale.edu/glia/login.htm
指南 APP 软件	MAGIC 工作组	https：//www.magicapp.org/

2. 国际临床实践指南现状

GIN 建立了全球最大的国际指南数据库（International Guideline Library），截至 2022 年 4 月，已收录了 3 077 部 10 个语种的指南。而作为专门收录高质量循证指南的美国国立指南文库（National Guideline Clearinghouse，NGC），其收录的指南数量已经超过 2 000 部，其在 2013 年更新了指南收录的标准，2018 年又在 2013 年的基础上添加了 NQMC（National Quality Measures Clearinghouse）标准，使指南的收录更为严格。

随着经济的发展，医疗水平及条件的改善，越来越多的学会/协会等权威组织开始制定临床实践指南，因此，指南的数量越来越多。我们在 MEDLINE 数据库中以"Practice Guideline"为主题词在 [Publication Type] 中检索，近 20 年每年发布的指南数量平均在 1 000 部左右（图 5-1）。指南数量增加的同时，其质量也在变化。2010 年，Pablo 等对 1980—2007 年的 626 部指南使用 AGREE Ⅱ（Appraisal of Guidelines for Research and Evaluation Ⅱ）进行评价，结果显示，AGREE Ⅱ 的 6 个领域平均得分为：范围和目的（scope and purpose）64.0%，参与人员（stakeholder involvement）35.0%，严谨性（rigour of development）43.0%，清晰性（clarity of presentation）60.0%，应用性（applicability）22.0% 以及独立性（editorial independence）30.0%。除范围和目的、清

晰性之外，其他领域质量均不高。2016 年，Armstrong 等对 1992—2014 年发表的 415 部指南进行了 AGREE Ⅱ 评价，结果显示，AGREE Ⅱ 的 6 个领域平均得分相对于 2010 年时有所提高，分别为：范围和目的 75.8%，参与人员 52.6%，严谨性 51.3%，清晰性 80.0%，应用性 37.1%，独立性 41.8%。因此，在过去 30 年间，国际指南的质量在稳步提升，特别是自 2010 年之后。然而，在某些领域，如应用性及独立性等，仍待进一步提高。

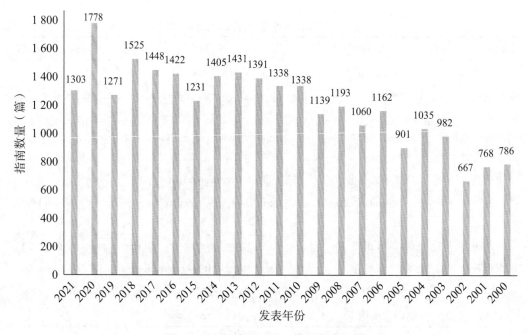

图 5-1 近 20 年 Medline 收录指南数量

3．中国临床实践指南现状

1993—2010 年，中国共有 256 个不同的指南制定小组在 115 种医学期刊上发布了 269 部指南。此后指南的数量仍然在快速增长（图 5-2），应用指南研究与评价工具 AGREE Ⅱ 对我国指南的质量进行评价发现，我国指南质量尽管逐年在上升，但在 AGREE 所包含的 6 个评价领域（范围与目的、参与人员、严谨性、清晰性、应用性、独立性）均低于国际平均水平。值得一提的是，中国每年还发表了大量的专家共识——一项研究发现，在心血管领域，有 186 部专家共识，但指南却仅有 14 部。这些专家共识通常并未详细交代其制定方法，对证据的检索和利用不够系统全面，对利益冲突也没有进行规范化管理。另一方面，虽然初级卫生保健对中国意义重大，但针对基层医务人员制定的指南却寥寥无几。

中国制定的指南不仅涵盖了临床预防、诊疗和预后的各个方面，同时也涉及公共卫生与卫生政策。指南的实施为中国卫生保健质量的提高起到了重要的促进作用，但同时也应注意到，中国的指南制定也存在以下重要挑战：①缺乏像 NICE 这样专门的指南制定机构，也缺乏类似 WHO 指南评审委员会的监督部门；②缺乏高质量的原始研究证据，而中文发表的系统评价质量也良莠不齐；③缺乏专门的经费支持，大部分指南资金来源于制药公司，缺乏有效的利益冲突管理；④指南更新周期长，更新的方法和步骤不清晰，部分指南自发表后从未更新过；⑤中医药领域指南的制定存在独特的挑战，尤其是在证据分级和形成推荐意见时，如何处理经典古籍文献和中医专家意见方面。

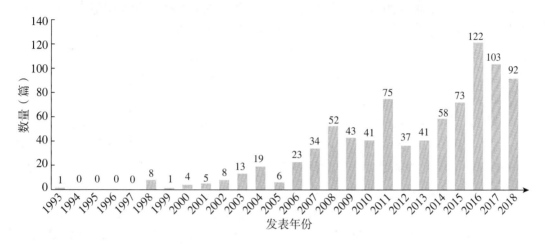

图 5-2　我国 1993—2018 年在中文期刊发表的指南数量（*N*=859）

存在挑战的同时，我们也面临以下重要机遇：①近 10 年来，我国多个大学、医院成立了循证医学中心，以及 Cochrane 协作网和 GRADE 工作组分别于 1999 年与 2011 年成立了中国分中心，能够为制定指南、生产循证医学证据提供方法学专家；②中华医学会、中国医师协会、中国中西医结合学会等学术组织正在起草或已经完成了规范指南制定的相关文件与方案，人民卫生出版社也委托我国指南制定专家出版了《循证临床指南的制定与实施》教材，同时《GRADE 在系统评价和实践指南中的应用》一书也随后问世。这些标准与教材的发布，能够为我国的指南制定者提供重要的参考；③一批严格按照国际标准制定的中国原创指南的发表，如 2016 年 NGC 收录的第一部来自中国大陆的指南——《万古霉素治疗药物监测指南》，2018 年 NGC 收录的首部中医药指南——《中医药治疗原发性头痛指南》。这些成果不仅为我国循证指南的制定提供了范例，也预示着我国开始向国际输出高质量的临床指南；④我国学者对指南及其方法学的研究保持与国际同步。早在 2003 年，我国学者便出版了《临床指南实用手册》，成为国际较早制定和发布指南手册的国家。2011 年建立了 GRADE 中国中心。我国指南方法学研究人员连续 8 年参加全球指南联盟大会，进行 20 余篇口头汇报和壁报交流。由我国学者主导，全球 12 个国家和地区的指南制定专家参与的指南报告规范项目（Reporting Items for Practice Guidelines in Healthcare，RIGHT）已结题，成果在医学顶尖期刊 *Annals of Internal Medicine* 发表，同时被国外学者翻译并发表为德语和意大利语。法语、俄语、日语、韩语等其他语种的版本正在陆续翻译中，其被国际知名的报告规范数据库 EQUATOR（Enhancing the QUAlity and Transparency Of health Research）收录，并在首页推荐为全球最重要的 15 个报告规范之一。

二、诊断临床实践指南简介

（一）诊断临床实践指南现状

疾病的正确诊断是患者接受有效治疗和康复的基础和前提。诊断实践指南是临床实践指南的一种，其推荐意见应主要针对疾病的诊断方法、流程、仪器和设备。诊断实践指南的内容涵盖了体格检查、实验室检查（如生化、血液学、免疫学、病理学检查等）、影像学检查（如 X 线、超声、CT、PET/PET-CT、磁共振及放射性核素检查等）以及其他特殊器械检查（如心电图、内镜等）等。正如治疗领域的指南一样，高质量的诊断指南作为指导临床实践中诊断工作的规范化文件，能够提高临床诊断的科学性、准确性。诊断指南一般可分为单纯的诊断指南（如 2017 年美国医师协会制定的《急性痛风诊断指南》）和附加在其他指南中的诊断部分（如 2018 年中华医学会风湿病学分会制定的《2018 中国类风湿关节炎诊疗指南》，其推荐意见中包含了 2 条诊断推荐意见）两种形式。

早在 1993 年，中国生物医学工程学会心脏起搏与电生理分会就联合《起搏与心脏》杂志编辑部制订、发布了一部诊断指南——《临床心内电生理检查工作指南》。2008 年发布的《经颅多普勒超声操作规范及诊断标准指南》是我国目前为数不多的影像领域的指南之一。在国外，美国放射学会（American College of Radiology，ACR）是国际上致力于制定影像 / 放射领域指南最重要的机构之一。自 1995 年首次发布系列诊疗指南后，美国放射学会一直专注于影像指南的制定；截至 2022 年 4 月，其制定的影像 / 放射领域循证指南——ACR 适宜性标准（ACR Appropriateness Criteria）已覆盖了 221 个诊断成像和介入放射学的主题，超过 1 050 种临床变体（variants）和 2 900 种临床情景。ACR 适宜性标准全部收录于 NGC。目前，ACR 适宜性标准是影像诊断、放疗和介入治疗领域最权威的指南之一。

我国学者也对诊断临床实践指南进行了积极的研究与探索。裴彩侠等对我国临床实践指南中影像诊断推荐意见进行了调查，结果发现我国含有诊断推荐意见的临床实践指南中，含影像诊断推荐意见的指南约占 50%，且数量逐年上升；影像诊断推荐意见有推荐级别和（或）证据质量分级的比例较低，且分级方法不统一；而低质量证据强推荐或高质量证据弱推荐时，均未给出详细的解释，指南的数量分布详见图 5-3。王梦书等对影像诊断试验系统评价被临床实践指南引用情况进行了调查，结果显示：影像诊断试验系统评价被指南引用比例不高，被作为推荐意见证据来源的比例更低，引用存在滞后。因此，我国诊断指南目前正处于发展中阶段，今后还需要更多的人努力加以完善。

（二）诊断临床实践指南制定的挑战和机遇

随着循证诊断方法学的不断成熟，以及诊断试验、诊断试验系统评价研究的不断增多，在诊断领域，尤其是影像 / 放射领域制定循证指南，已成为未来指南领域以及医学诊断学领域的重要发展方向。尽管我国指南在整体质量方面还与国际存在一定差距，但也面临新的指南发展时代最好的机遇。

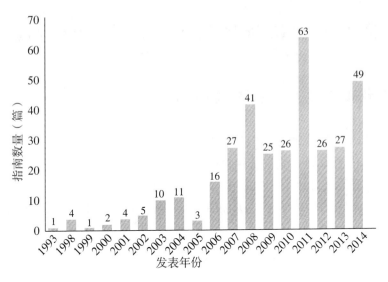

图 5-3 影像诊断指南发表年份分布

　　我国学者在制定诊断临床实践指南的过程应注意以下几个方面：①应考虑指南的制定形式，与治疗领域的指南不同，诊断领域的指南可单独制定和发布，也可与治疗领域的指南联合制定与发布。比如，可单独制定《非小细胞肺癌诊断指南》，也可制定包含诊断和治疗推荐意见的《非小细胞肺癌诊疗指南》，抑或制定《非小细胞肺癌临床实践指南》。该指南不仅包括了非小细胞肺癌的诊断与治疗，还包括了预防、筛查、预后、管理等各个方面。故制定者应该一开始即多方讨论，确定是单独制定还是联合制定，从而达到最优的效果。②应综合考虑成本和健康收益，防止过度诊断，诊断指南或推荐意见的制定，既要将有益的诊断方法推荐给医生和患者使用，也应该将有害的检查告知医务人员和患者，从而防止过度诊断，免受其害。③应加强多学科之间的合作，诊断临床实践指南一般会涉及影像科、检验科以及疾病相关的临床科室，因此，在制定该类型指南时，应多学科合作，以止于至善。④诊断临床实践指南的证据分级目前最常用的为GRADE 系统，但 GRADE 系统中有关诊断试验系统评价升级的因素有些尚未达成一致，指南制定者在应用时需要谨慎，具体详见第六章。

　　同时，诊断临床实践指南的制定也同样有许多机遇：①诊断技术的不断发展，越来越多的诊断试验系统评价的发表，都为诊断临床实践指南的制定提供了很好的基础；②诊断指南的制定方法日趋完善，指南制定专业机构越来越多，这都将促进诊断临床指南质量的提高；③ GRADE 中国中心的建立、WHO 指南实施和知识转化合作中心的成立以及中国指南文库的筹建，都将进一步提高和促进我国指南的方法学和质量，同时也会促进其传播和实施。

第二节　诊断临床实践指南制定方法

一、诊断临床实践指南制定的基本流程

诊断临床实践指南的制定方法、流程和治疗指南基本一致，但在诊断临床实践指南制定过程中，需注意诊断试验系统评价的结局指标和治疗性研究不同，此外，GRADE分级时，应特别注意升降级因素的差异。结合指南 2.0 及《世界卫生组织指南制定手册》（*WHO Hand book for Guideline Development*），一般通过以下 10 个步骤进行诊断指南的制定，本节将详细进行阐述。

（一）注册与撰写计划书

1. 指南计划书

指南计划书（guideline proposal 或 guideline protocol）是概括指南如何制定的计划或系列步骤，以及将要使用方法的文件。撰写指南计划书需要包括指南的整体目的和具体目标、时间表、任务安排、重要的流程及方法（如建立指南项目组、遴选指南主题、证据检索和评价、推荐意见共识等）。此外，为帮助指导证据的检索和分级，还需列出指南的目标疾病和人群、重要结局指标等。

2. 指南的注册

2007 年，为确保 WHO 指南制定的方法学质量及其制定过程透明，WHO 成立了指南评审委员会（Guideline Review Committee，GRC）。GRC 的主要工作是每月定期评审由 WHO 各职能部门提交的指南计划书和待发表的终版指南。而各职能部门向 GRC 提交指南计划书是 WHO 指南的特殊注册过程，即 WHO GRC 负责 WHO 指南的注册工作。2009 年，澳大利亚国家卫生与医学研究委员会（National Health and Medical Council，NHMRC）建立了指南编辑和咨询委员会（Guideline Editorial and Advisory Committee）为其指南平台和注册中心的建设和管理提供建议。而澳大利亚指南注册平台仅接受澳大利亚指南的注册。

指南的注册对提高指南整体质量具有重要意义，WHO 在 GRC 成立后制定、发表的产妇和围产期健康指南的质量有了明显的提高。指南注册的意义还表现为：增加制定过程的透明度、减少偏倚和重复、提高指南的公信力、加强各个指南制定机构间的协作、促进指南的传播与实施。

2014 年 1 月，国际实践指南注册平台（practice guideline registration for transparency，PREPARE，下文均简称为"注册平台"，网址 http//www.guidelines-registry.org）正式建立，到目前为止，注册平台已有超过 150 部指南进行了注册。当前注册平台提供了中英文两个界面，其注册内容包含 10 条基本信息和 21 条注册信息。注册信息主要包括：指南题目、指南版本、指南类型、指南领域、制定状态、制定单位、赞助单位、指南用

户、目标人群、卫生保健环境、疾病或卫生问题、患者偏好与价值观、分级方法、共识方法、利益声明、预算、预期或实际开始制定的时间、预期完成的时间、过期时间、计划书、其他信息等。指南一旦注册，即授予唯一的注册号。

（二）组建指南小组

制定诊断临床实践指南一般应设置以下 4 个小组：指南指导委员会、指南共识专家组、指南秘书组、指南外部评审小组。

1. 指南指导委员会

指南指导委员会应该在确定要制定指南后，由相应的指南制定部门组织建立，其建立原则如下：①指导委员会的成员应该在 10 人左右，需要具有丰富指南制定经验的临床专家和方法学家，具体应视情况而定；②委员会成员应该来自指南制定机构与指南主题相关的部门，如果指南是联合制定，则应该包括联合制定机构的成员；③委员会成员应根据指南制定的要求，保证要有足够的时间全力完成工作。指南指导委员会的主要职责是：①确定指南主题和范围；②组建共识专家组和秘书组，并管理其利益声明；③批准指南计划书；④监督指南制定流程；⑤批准推荐意见和指南全文；⑥监测并评估指南的更新需求。

2. 指南共识专家组

制定指南的关键环节之一是招募指南共识专家组成员，在这个过程中应全面考虑成员的学科、专业、性别、地理分布的平衡。指南共识专家组由相关领域专家组成，其成员确定由指南指导委员会完成，其组建应遵循以下原则：①指导委员会确定好指南主题和范围之后，应立即建立指南共识专家组；②指南共识专家组成员一般确定在 10 ~ 20 人，具体人数应根据指南需求来确定；③指南共识专家组成员需要有足够的时间完成各项工作，并保证定期举行会议，讨论工作进展；④必须确保指南共识专家组成员的利益关系不会影响到相关工作；⑤遴选成员时，还应考虑受推荐意见影响的目标人群的代表，以及各类相关的技术专家（如卫生经济学家、公平性专家等）。共识专家组的主要职责如下：①确定 PICO 问题，以及结局指标排序；②确定指南计划书；③指导秘书组完成系统评价、证据分级和形成决策表；④处理外审意见；⑤撰写指南全文并提交指导委员会审核。

3. 指南秘书组

指南秘书组主要根据指南的特定需求组建并确定规模，该小组成员应在指南计划书通过之后由指导委员会确定。小组成员遴选的原则应该以能够高效提供辅助、具备较强的策划和协调能力为大体原则，同时具备一定的专业知识。指南秘书组的主要职责为：①调研临床 PICO 问题；②起草指南计划书；③完成系统评价、证据分级和形成决策表；④完成指南外审工作；⑤详细记录指南制定整个过程；⑥协调指南制定相关事项。

4. 指南外部评审小组

外部评审小组由相关领域的外部专家组成，具体人数根据指南需求而定。该小组的建立原则如下：①这些专家应包括对指南主题感兴趣的技术专家、终端用户以及使用推荐意见的其他利益相关者；②建立时应充分考虑地区分布、性别和多样观点等因素的平衡；③小组成员不能存在可能影响指南的利益冲突。指南外部评审小组的主要工作包括：①评审指南范围和临床问题。②评审终版指南，确保指南的清晰性和透明性；评价指南可能产生的影响；给出反馈和修改完善意见，而不改变指南制定小组提出的推荐意见。③提出指南存在的重大问题，供指南制定小组解决。

（三）利益冲突声明管理

指南制定过程中，指南小组的全体成员，以及其他参加指南制定会议的专家或顾问都要填写利益声明表，且都要在正式参与指南制定相关工作前完成。此外，任何受邀并实际参与到指南制定过程（如系统评价的制定、指南的撰写）的其他人员也都必须填写利益声明表。为了防止重要信息的遗漏，在提交利益声明表的同时，每位成员还应该提交一份个人简历。利益冲突的评审结果应清晰地呈现在最终的指南文件中，同时需要每年更新一次，特殊情况下可根据具体变动情况实时更新。值得注意的是，进行利益声明并不代表存在利益冲突。成员提交的利益声明应该经过指导委员会的评审，然后确定是否存在利益冲突，进而采取合理的处理方法。

（四）现有指南的系统评价

指南制定准备阶段，建议检索全球当前该指南领域相关的指南，一般来说，中文数据库检索 CNKI、CBM、万方数据库，以及医脉通数据库，英文数据库主要检索 PubMed 以及指南数据库（如 NGC、GIN 等），同时需要检索该指南疾病相关领域的专业学会或者协会，然后提取指南中的相关临床问题及推荐意见，并对推荐意见进行对比和比较。对现有指南进行系统评价，一方面，可以更好地让指南制定者了解该领域指南当前的现状，更好地去把握整部指南的方向，这也符合当前"引证研究"（evidence based research）的理念；另一方面，指南制定者可通过回顾指南中推荐意见的支持证据，查找重要的参考文献，以防止后期检索时遗漏重要的证据。因此，对现有指南进行系统评价将会对我们后期指南的制定有很大的帮助。

（五）构建临床问题

临床问题是临床实践中亟待解决的关键问题，与指南的主题相比更加具体。临床问题应针对推荐的干预措施的有效性、安全性问题以及关于潜在干预措施的社会认可度或成本效益信息等，为形成推荐意见提供证据基础。背景信息，如疾病的定义、疾病的流行病学和病理学等信息不需要全面的评价。

第 1 步：指南制定小组根据指南范围草拟一份问题清单。这有助于将问题划分为背景问题和前景问题。

第 2 步：指南制定小组结合指南指导委员会的意见，用 PICO 框架表提出前景问题。

第 3 步：指南制定小组列出相关结局指标，包括有利的和不利的结局。指南指导委员会对其进行评价，还可能加上其他重要的结局指标。

第4步：外部评审小组对关注问题和结局指标的清单进行评价和修订，并检查是否有遗漏。

第5步：指南指导委员会、外部评审小组和利益相关者等按照结局指标重要性进行分级。

第6步：指南制定小组结合指南指导委员会和外部评审小组的意见对问题进行优先化排序，并确定哪些问题需要进行系统评价。

（六）检索、评价和分级证据

指南制定小组应收集所有符合质量标准且与指南主题相关的研究资料供进一步评价和筛选。检索的过程应完整、透明和可重复。为了节约时间和成本，在收集临床证据时，应首先检索是否存在相关的系统评价。若能检索到，可采用系统评价质量评价工具 AMSTAR 或系统评价偏倚风险评估工具 ROBIS 对其进行质量评价，并评价其结果的适用性。如果有新近发表（2 年内）的相关的高质量系统评价，可考虑直接采用。如果没有相关的系统评价，或已有的系统评价质量不高，或不是新近发表，或其结果对指南所针对的问题的适用性较低，则需要制定或更新系统评价。此时应系统地检索、评价和整合相应的原始研究证据。

1. 确定检索词

根据已确定的临床问题，分别针对患者或人群、干预措施或暴露因素、结局等方面提取关键词。每个数据库的检索策略在系统评价中都应该明确说明，推荐以自由词结合主题词的形式检索。由检索专业人员提出检索策略，项目组对其科学性、可行性讨论后，开展检索工作。

2. 检索数据库

依据全面的原则选择数据库。检索应至少包括以下数据库：MEDLINE、Embase、Cochrane Library、Clinical Trials.gov、WHO International Clinical Trial Registry Platform、CNKI、维普、CBM、万方数据库。以电子数据库检索为主，同时结合手工检索，以尽可能保证检索的全面性。

3. 文献筛选

指南制定小组按照预先制定的文献纳入与排除标准对文献进行筛选。进行筛选时，可以先通过阅读题目与摘要排除一些与指南制定无关的文献，对于符合标准和无法判断的文献再获取全文进行仔细阅读与再次评估。

4. 偏倚风险评价

对于每篇纳入的文献，都应根据研究类型选择相应的评价工具对其偏倚风险进行评价。使用 Cochrane 偏倚风险评估工具或纽卡斯尔 - 渥太华量表（Newcastle-Ottawa Scale，NOS）分别对随机对照研究或观察性研究进行评价。

5. 系统评价和 Meta 分析

采用系统评价的方法对纳入研究的数据进行综合，包括定量和定性数据分析方法。无论是定量或定性数据分析方法，在系统评价制作之前，需要详细说明其方法，并严格遵循，从而避免引入偏倚。

6. 证据分级

GRADE 方法是由 GRADE 工作组开发的当前证据质量和推荐强度分级的国际标准之一，适用于系统评价、临床实践指南和卫生技术评估。GRADE 工作组是由包括 WHO 在内的 19 个国家和国际组织共同创建，成立于 2000 年，成员由临床指南专家、循证医学专家、各个分级标准的主要制定者及证据研究人员构成。由于其科学合理、过程透明、适用性强，目前已被 WHO、Cochrane 协作网和 NICE 等全世界 100 多个重要组织所采纳。GRADE 方法较以前的分级系统，有以下几个重要特点：明确定义并区分了证据质量和推荐强度，从结局指标的角度判断偏倚对结果真实性的影响，从证据到推荐全过程透明，证据质量不再与研究设计类型挂钩。

（七）形成推荐意见

指南共识小组成员对证据进行分级评价并讨论其与临床问题的符合程度，考虑其他影响推荐意见的因素（如经济性、可行性、公平性、患者偏好与价值观等），经过指南共识专家组会议表决后，将证据转化成推荐意见。推荐意见主要共识方法包括非正式共识方法、德尔菲法、名义群体法、共识会议法等。

（八）外部评审

外部评审一般是在指南制定小组根据广泛意见征集所收集到的意见进行指南修改完善后进行，目的是通过专家的评审，从专业角度对指南进行再次的审查及确实。评审由指南外部评审小组执行，采用会议审查或信函审查形式。

评审应提前在会议审查召开日期或信函审查截止前，将送审指南、证据概要表草稿及其他相关资料分发给所邀请专家审阅。信函审查时，由指南秘书组向专家发放评审单，回收反馈意见，并将意见反馈给指南制定小组。指南制定小组汇总、讨论所收到的反馈意见。会议审查时，指南指导委员会会给专家提供评审相关文件，包括用于向专家告知评审标准事宜的会议议程、指南送审稿、指南的证据概要表、指南征求意见稿和意见汇总处理表，用于专家提出意见的指南送审稿评审单。同时，指南秘书组要如实撰写会议纪要。

评审后，由指南制定小组汇总评审意见，并填写处理结果形成最终质量控制清单。指南制定小组审查最终质量控制清单，并根据专家意见修改指南送审稿，确保它充分表达了指南及同行评审的每个观点，形成送审稿最终稿即指南报批稿。指南制定小组的每个成员要对指南最终版进行确认并同意发表。

（九）指南的发表与更新

在指南制定完成后，需对指南初稿进行后期编辑，确定指南是否符合指南报告规范。指南经过制定机构最终批准后进行排版、印刷和发表，并通过在线出版、翻译版本、期刊以及其他传播方式（如官方发布、通讯稿或新闻发布会、网站公告等）进行传播。

指南发表后需要定期追踪文献，当有重要的新证据出现时，对原有指南进行合理的重新审议和修订后决定是否进行更新。一般来说，每 2 ～ 3 年需要对指南的推荐意见重新进行评价。

（十）指南的实施与传播

诊断临床实践指南发布以后，要使得临床应用指南能真正应用于临床实际工作，还必须对临床实践指南进行宣传并扩大发行范围。指南的传播方式主要有以下几种：

1．在线出版

通常，指南制定机构会将指南全文及附件以电子版的形式公布在官方或者学术机构网站，便于使用者在线浏览或下载。可以在网上通过不同的形式呈现。至少可以再制作一个可在网上发布的 PDF 文件（相对于印刷版，PDF 文件更为精简），这样会方便下载浏览。根据临床实践指南的长度和目标人群，还需考虑提供电子版和印刷版的超文本标记语言（HTML）全文以及附加材料。

2．翻译

有些国际相关机构发行的临床实践指南面向全球受众，如 WHO 临床实践指南，有必要提供一种或多种语言的指南翻译版本，特别是 6 种官方语言：阿拉伯语、中文、英语、法语、俄语和西班牙语。为了确保专业内容翻译的准确性，应委托相关专家检查翻译。为了减少翻译支出，可以只翻译指南的总结或推荐意见部分。应该注意的是，推荐意见表达的意思或其强度在翻译前后不能改变。

3．期刊

临床实践指南委托制作的系统评价可投稿至相关杂志发表。为了提高临床实践指南的知晓率，制定过程和（或）推荐意见也可在同行评审的期刊上发表。也可将临床实践指南全文或摘要版发表在期刊上。

4．其他传播方式

其他方式包括利益相关者或小组推广、传播指南和支持决策的手机应用程序、新闻发布会或通讯稿、学术会议等。

二、国外诊断临床实践指南制定实例解读

（一）背景

我们以 2017 年发表在 *Annals of Internal Medicine* 上由 ACP 制定的《急性痛风诊断指南》为例，进行诊断临床实践指南制定的实例解读。

痛风是由体内组织和体液中积聚的过量尿酸盐晶体引起的，导致炎症性关节炎。患者在痛风发作期间有关节肿胀和疼痛，其初始阶段称为急性痛风性关节炎或急性痛风发作。20 岁以上的美国成年人中，自我报告患有痛风的患病率约为 3.9%。正确诊断痛风并将其与其他炎症性关节炎病症（例如类风湿关节炎，化脓性关节炎和骨关节炎）区分开来是非常重要的，因为这些病症的治疗方法不同。用于诊断急性痛风的参考标准是单

钠尿酸盐（monosodium urate，MSU）关节抽吸的滑液分析。然而，大多数患者最初是在初级保健或急诊医学环境中接受检查和治疗，其中很少进行滑液分析。滑液分析在风湿病学中也未被充分利用，用于诊断急性痛风的其他方法包括结合患者体征和症状的临床方法、超声检查、双能 CT（DECT）、普通 CT 扫描和平片检查。因此制定本指南为急性痛风患者提供诊断依据。

（二）制定方法

1．指南的目标人群和目标用户

该指南适用于急性痛风患者的诊断，不适用慢性成年患者的诊断。该指南的使用者为所有临床医生。

2．指南的注册及计划书的撰写

无。

3．专家组的构建及利益冲突声明

未详细交代，但阅读全文可知，该指南建立了指南指导委员会、指南证据小组、指南共识小组以及指南外审小组。所有参与指南的专家都进行了利益冲突的声明。

4．相关指南的系统评价

无。

5．临床问题构建

该指南拟解决如下 5 个临床问题：

（1）与诊断急性痛风性关节炎的滑液分析相比，单独或联合应用的临床体征和症状以及其他诊断测试（如血清尿酸盐水平、超声检查、CT、DECT 和平片）的准确性如何？准确性会影响临床决策、临床结局和并发症以及以患者为中心的结局吗？

（2）关节部位和关节数量如何影响临床症状、体征及其他检查的诊断准确性？

（3）痛风诊断试验的准确性是否因症状持续时间（即从发作开始的时间）而异？

（4）滑液抽吸和晶体分析的准确性是否因进行抽吸或晶体分析的操作者身份而不同？

（5）诊断痛风的试验有哪些不良反应（包括疼痛、抽吸部位的感染、辐射暴露）或危害（与假阳性、假阴性和不确定结果相关）？

6．证据的搜集及结局指标的确定

证据由 AHRQ（Agency for Healthcare Research and Quality）南加州循证实践中心 -RAND 公司进行检索，检索时间为数据库建立到 2016 年 2 月，主要纳入前瞻性和横断面研究。研究人群包括所有 18 岁或以上有疑似痛风的成年人（例如关节炎症的急性发作）。进行了急性痛风诊断试验的系统评价，结局指标主要包括试验结果的准确性（灵敏度、特异度、阳性和阴性预测值）、中间结局（实验室和放射学检查的结果，如血清和滑液晶体分析和放射线或超声检查）、临床决策（辅助检测和药理学或饮食管理）和短期临床（以患者为中心）结局（如疼痛、关节肿胀和压痛以及诊断试验的不良反应）。

7．证据分级和推荐

本指南由 ACP 临床指南委员会（Clinical Guidelines Committee，CGC）根据 ACP

指南制定过程制定，其详细信息可在方法文件中找到。CGC 在报告证据时使用随附的系统评价和完整报告中的证据表（详见表 5-2），并使用 GRADE 方法对证据质量和推荐强度进行分级。

8．外审

AHRQ 将证据综合结果发送给受邀的同行评审成员，并发布在 AHRQ 的网站上以征询公众的意见。该指南通过期刊进行了同行评审，并在线发布，以征求代表区域一级 ACP 成员——ACP 董事和理事的意见。

9．推荐意见

最终形成一条推荐意见：当临床判断诊断检测对于疑似痛风患者有必要时，建议临床医生使用滑液分析（2C）。

表 5-2　ACP 急性痛风诊断指南总结表

疾病	急性痛风
指南使用者	所有临床医生
目标人群	疑似痛风的关节炎成年患者
诊断试验	临床病史和体格检查、血清尿酸盐评估、超声检查、DECT、CT、平片、医生关节抽吸和使用偏光显微镜的滑液分析，以及文献中确定的上述诊断措施的组合
结局指标	诊断试验的准确性（灵敏度、特异度、阳性和阴性预测值）；中间结局（实验室和放射学检查的结果，如血清尿酸盐和滑液晶体分析和放射学或超声检查）；临床决策（附加测试、药理学或饮食管理）；短期临床（以患者为中心）的结局（如疼痛、关节肿胀和压痛）；诊断试验的不良反应，包括疼痛、感染、辐射暴露以及假阳性或假阴性结局
可能的获益	准确地诊断急性痛风、适当的治疗时机
潜在的危害	DECT 未报告潜在危害，也没有研究报告超声和临床检查的危害；MSU 分析的滑液抽吸与轻微不良事件相关，例如轻度术后疼痛；误诊或延误诊断，导致治疗不及时或不恰当
推荐意见	当临床判断诊断检测对于疑似痛风患者有必要时，建议临床医生使用滑液分析（2C）
临床考虑	尽管在初级保健中可能难以进行，但滑膜液分析仍被认为是痛风诊断的参考标准 滑膜液分析应在以下临床情况下使用： ✓ 具有丰富临床经验的医生在不对患者造成身体不适的情况下进行以降低感染的风险 ✓ 有可靠且精确的资源（包括偏光显微镜和训练有素的操作员）条件下，可进行尿酸盐晶体的检测 ✓ 临床情况不明确，存在感染可能 ✓ 临床计算显示灵敏度和特异度均大于 80%，尽管很少有证据表明其可用于区分化脓性关节炎

三、国内诊断临床实践指南制定实例解读

(一) 背景

我们以 2018 年发表在《中华内科杂志》上由中华医学会风湿病学分会制定的《2018 年中国类风湿关节炎诊疗指南》为例。

类风湿关节炎 (RA) 是一种以侵蚀性关节炎为主要临床表现的自身免疫病，可发生于任何年龄。RA 的发病机制目前尚不明确，基本病理表现为滑膜炎、血管翳形成，并逐渐出现关节软骨和骨破坏，最终导致关节畸形和功能丧失，可并发肺部疾病、心血管疾病、恶性肿瘤及抑郁症等。流行病学调查显示，RA 的全球患病率为 0.5% ~ 1%，中国大陆地区患病率为 0.42%，总患病人群约 500 万，男女患病比例约为 1：4。我国 RA 患者病程为 1 ~ 5 年、5 ~ 10 年、10 ~ 15 年及 ≥ 15 年的致残率分别为 18.6%、43.5%、48.1%、61.3%，随着病程的延长，残疾及功能受限发生率升高。RA 不仅造成患者身体功能、生活质量和社会参与度下降，也给患者家庭和社会带来巨大的经济负担。

(二) 制定方法

1．指南的目标人群和用户

本指南供风湿科医生、内分泌科医生、骨科医生、临床药生、影像诊断医生及与 RA 诊疗和管理相关的专业人员使用。指南推荐意见的应用目标人群为 RA 患者。

2．指南的注册及计划书的撰写

本指南已在国际实践指南注册平台进行注册（注册号为 IPGRP-2017CN027）。

3．专家组的构建及利益冲突声明

本指南成立了多学科专家组，主要纳入风湿科、内分泌科、影像科、循证医学等学科专家，工作组具体分为共识专家小组和证据评价小组。工作组成员均填写了利益声明表，不存在与本指南直接相关的利益冲突。

4．相关指南的系统评价

无。

5．临床问题构建

该指南工作组通过问卷调研的形式，遴选医生关注的临床问题。最终纳入指南拟关注的临床问题。

6．证据的检索

针对最终纳入的临床问题与结局指标，按照 PICO 原则对其进行解构，并根据解构的问题检索了：① MEDLINE、Cochrane Library、Epistemonikos、中国生物医学文献数据库、万方数据库和中国知网数据库，主要纳入系统评价、Meta 分析和网状 Meta 分析，检索时间为建库至 2018 年 1 月 25 日；② Uptodate、DynaMed、MEDLINE、中国生物医学文献数据库、万方数据库和中国知网数据库，主要纳入原始研究（包括随机对照试验、队列研究、病例对照研究、病例系列、流行病学调查等），检索时间为建库至 2018 年 1 月 25 日；③ The National Institute for Health and Care Excellence、National

Guideline Clearinghouse、Scottish Intercollegiate Guidelines Network、ACR、EULAR 以及 APLAR 等官方网站和 MEDLINE、中国知网数据库、医脉通数据库，主要检索 RA 领域相关指南；④同时补充检索了 Google 学术等其他网站。

7. 证据分级和推荐

使用 GRADE 方法对证据体和推荐意见进行分级。

8. 从证据到推荐

共识专家小组基于证据评价小组提供的国内外证据汇总表，同时在考虑了中国患者的偏好与价值观、干预措施的成本和利弊平衡后，拟定了 10 条推荐意见，并分别于 2017 年 8 月 25 日、2017 年 10 月 14 日、2017 年 12 月 14 日以及 2018 年 2 月 1 日举行了 4 次面对面共识会，收集到 299 条反馈建议，指南小组对所有推荐意见和证据质量进行了讨论与审定。

9. 推荐意见

本指南共形成 10 条推荐意见，其中有 2 条诊断相关的推荐意见，具体如下：

- 推荐意见 1：RA 的早期诊断对治疗和预后影响重大，临床医生需结合患者的临床表现、实验室和影像学检查做出诊断（1A）。建议临床医生使用 1987 年 ACR 发布的 RA 分类标准与 2010 年 ACR/EULAR 发布的 RA 分类标准做出诊断（2B）。
- 推荐意见 2：建议临床医生根据 RA 患者的症状和体征，在条件允许的情况下，恰当选用 X 线、超声、CT 和磁共振成像（MRI）等影像技术（2B）。

第三节 诊断临床实践指南的质量评价

一、诊断临床实践指南的质量评价工具

2009 年 AGREE 国际协作组织发布了新版评价工具 AGREE Ⅱ，该工具将指南评价定义为："充分考虑指南制定的潜在偏倚，强调推荐建议的内 / 外部真实性和可行性"。AGREE Ⅱ 相比 2003 年发表的第 1 版 AGREE，依旧包括 6 大领域和 23 个条目，但部分条目更加具体和明确，并且调整了部分条目的顺序，使其更加清晰有效，迅速得到国际上多个卫生保健机构的认可，成为目前应用广泛的指南质量评价工具。本节将对 AGREE Ⅱ 的具体条目（表 5-3）和一些评价注意事项进行介绍，具体的评价方法国内外已有多篇文章进行了解读，本节不再赘述。

AGREE Ⅱ 评价注意事项：

1. 使用 AGREE Ⅱ 之前，评价员应该仔细阅读所有的临床指南文件，同时，在评价前尽可能明确有关临床指南制定过程的所有信息。这些信息可能与临床指南的推荐意见存在于同一文件中，也可能被总结在一篇独立的技术报告、方法学手册或临床指南制定者的政策声明中。

2．评价员的数量　推荐每个临床指南最好由经培训后 4 名评价员（至少 2 名）来评价，以增加评价的信度。

3．对 6 个领域（范围和目的、参与人员、制定的严谨性、表达的清晰性、应用性和编辑独立性）的 23 个条目均采用 7 分制评分。其中：①完全不符合（1 分），尚未提及 AGREE Ⅱ 条目相关的信息或缺乏相关概念时该条目的评分为 1 分；②完全符合（7 分），当报告的内容全面详细并且符合使用手册中明确指出的所有"标准"和"其他标准"时该条目的评分为 7 分；③2 ～ 6 分，当对 AGREE Ⅱ 条目的报告不完全符合"标准"和"其他标准"时该条目的评分为 2 ～ 6 分。分数的高低取决于报告的完整度。符合的"标准"和"其他标准"越多，得分就越高。

4．在评价临床指南时，可能出现 AGREE Ⅱ 中的某些条目并不适用于所评价的指南。如涵盖范围小的临床指南就可能不包括条目 16 中所提到的"针对某一情况或卫生问题的所有选择"，而在 AGREE Ⅱ 的评分表中并不包含"不适用"。此时，可选择让评价员直接跳过该条目，也可给该条目打 1 分（即不包含相关信息）并提供如此打分的依据。如果选择跳过该条目，需对领域得分计算方法做出相应的调整。不推荐在评价过程中剔除某一条目。

5．在评价完 23 个条目之后，评价员还应对临床指南的整体质量进行评价（1 ～ 7 分），需根据评价过程中涉及的所有评价条目做出判断，并决定是否推荐使用该临床指南（"强烈推荐""修改后推荐""不推荐"）。

6．计算各领域得分　每个领域的得分，是先将该领域中各条目得分相加，再将其标化为该领域最高可能得分的百分比。如 4 位评价员对领域一（范围和目的）的评价分数见表 5-4。

表 5-3　AGREE Ⅱ 评价条目

领域一：范围和目的

1．明确阐述了指南的总目的

2．明确阐述了指南所涵盖的卫生问题

3．明确阐述了指南所要应用的人群

领域二：参与人员

4．指南制定组包括所有相关专业的人员

5．考虑到目标人群（患者、公众等）的观点和选择

6．已经明确规定指南的使用者

7．用系统的方法检索证据

领域三：制定的严谨性

8．清楚地描述选择证据的标准

9．清楚地描述了大量证据的优势和不足

10．详细描述了形成推荐意见的方法

11．在形成推荐意见时考虑了对健康的益处、副作用以及风险

12．推荐意见和支持证据之间有明确的联系

13．指南在发表前经过专家的外部评审

14．提供指南更新的步骤

领域四：表达的明晰性

15．推荐意见明确不含糊

16．明确列出针对某一情况或卫生问题不同的选择

17．主要的推荐意见清晰易辨

领域五：应用性

18．指南中描述了指南应用时的优势和劣势

19．指南为如何将推荐意见应用于实践提供了建议和（或）配套工具

20．指南考虑了应用推荐建议时潜在的资源投入问题

21．指南提供了监控和（或）审计的标准

领域六：编辑独立性

22．赞助单位的观点不影响指南的内容

23．指南记录并强调了制定小组成员的利益冲突

表 5-4　领域一得分的计算方法示例

评价员	条目 1	条目 2	条目 3	总分
评价员 1	5	6	6	17
评价员 2	6	6	7	19
评价员 3	2	4	3	9
评价员 4	3	3	2	8
总分	16	19	18	53

最大可能分值 =7（完全符合）×3（条目数）×4（评价者）=84；

最小可能分值 =1（完全不符合）×3（条目数）×4（评价者）=12；

领域一的标准化百分比为：（获得的分值－最小可能分值）/（最大可能分值－最小可能分值）×100%=（53 － 12）/（84 － 12）×100% ＝ 57%。

二、诊断临床实践指南质量评价实例解读

（一）背景

本文以 2019 年发表在《肿瘤医学》（*Cancer Medicine*）的《头颈部肿瘤成像指南质量评价》为例。

头颈部癌症（HNC）在解剖学上包括广泛的恶性肿瘤，在欧洲约占癌症发病率的4%。影像学在诊断评估受 HNC 影响的患者方面起着至关重要的作用，能够增加与诊断、分期和治疗反应有关的关键信息，有助于改善 HNC 预后。横断面成像模式使放射科医生能够评估疾病的范围、其向邻近结构和局部淋巴结的扩散、神经或血管周围的扩散和骨侵犯，以及确定远处转移和相关合并症的存在。影像学还可用于指导活检、治疗计划（放疗和计算机辅助手术）和治疗后的患者再分期，同时检测肿瘤残留或复发；此外，它已被证明可提高对未知头颈部癌症原发人群的诊断率，使治疗更具针对性。因此，适当地使用现有的成像技术，对实现患者的最佳治疗效果具有重要的作用。为此，医生和放射科医生制定了相关的影像诊断指南，目的是提高影像检查的适当性和技术质量。然而，目前人们对这些影像指南的质量如何仍然不清楚。

（二）方法

系统检索了 PubMed、Embase、Web of Science、Scopus、Wiley Online Library 以及 Google 数据库，主要搜集 2018 年之前发表的 NHC 的诊断指南。

（三）结果

经过系统检索、筛选，最终纳入 3 部符合标准的指南，具体纳入指南的基本特征详见表 5-5。研究人员对纳入的 3 部指南进行了评价，主要评价结果详见表 5-6。

表 5-5　纳入 3 部指南的基本特征

标题	国家	年份	制定机构
American College of Radiology（ACR）：Neck mass/adenopathy ACR Appropriateness Criteria	美国	首次发表于 2009 年，二次更新于 2012 年	American College of Radiology（ACR）
Recommendations for cross-sectional imaging in cancer management，Second edition—Head and neck cancer	英国	2014	The Royal College of Radiology（RCR）
Imaging in head and neck cancer：United Kingdom National Multidisciplinary Guidelines	英国	2016	British Association of Endocrine and Thyroid Surgeons，British Association of Head and Neck Oncologists etc.

表 5-6　HNC 指南 AGREE Ⅱ 评价结果

机构缩写	D1（%）	D2（%）	D3（%）	D4（%）	D5（%）	D6（%）	整体评价
ACR	66.67	61.11	56.77	87.50	32.29	27.08	使用
RCR	52.78	33.33	21.35	84.72	58.33	21.25	修订后使用
UKNMG	59.72	20.83	23.44	52.78	29.17	22.92	修订后使用

注：D 代表 AGREE Ⅱ 的 6 个领域。

（四）结论

基于 AGREE Ⅱ 工具的分析显示，现有的 HNC 临床成像指南的质量参差不齐。在制定该领域的未来指南时，应考虑此次评估所提出的问题。

第四节 诊断临床实践指南的报告规范

诊断临床实践指南的报告规范简介

（一）背景

2013 年，由中国学者发起，联合来自美国、加拿大、英国、德国等 12 个国家以及包括世界卫生组织、EQUATOR 协作网、国际指南协会 GIN、Cochrane 协作网、GRADE 工作组、AGREE 工作组等 7 个国际组织的 30 余名专家，共同成立了国际实践指南报告规范 RIGHT 工作组。该工作组历时 3 年，完成了包含 7 个领域、22 个条目的报告清单，旨在为卫生政策与体系、公共卫生和临床实践领域的指南提供报告标准。2017 年 1 月，RIGHT 全文由 *Annals of Internal Medicine*（《内科学年鉴》）正式发表。本文将对 RIGHT 的制定过程和清单条目进行介绍，为国内指南制定者、指南使用者和期刊编辑提供参考。

（二）RIGHT 的制定方法和过程

RIGHT 的设计和实施基于 Moher 等提出的卫生研究报告标准研发指南，在成立的 RIGHT 工作组基础上，进一步成立了清单制定小组（以兰州大学循证医学中心科研人员为主）和多学科共识专家组（包括多个国家的政策制定者、指南方法学家、临床流行病学家、临床医生、期刊编辑和患者代表）。通过撰写计划书、形成初始报告条目、进行德尔菲法调查，通过共识达成最终的清单条目（图 5-4）。

（三）RIGHT 清单条目

RIGHT 清单包含了 22 个条目，分别是基本信息（条目 1—4）、背景（条目 5—9）、证据（条目 10—12）、推荐意见（条目 13—15）、评审和质量保证（条目 16—17）、资助和利益冲突声明及管理（条目 18—19）、其他（条目 20—22）（详见表 5-7）。同时 RIGHT 工作组也制定了更为详细且包含实例的解释性文件，可在内科学年鉴网站（www.annals.org）上获取，也可在 RIGHT 官网（http：//www.right-statement.org）获取相关信息。

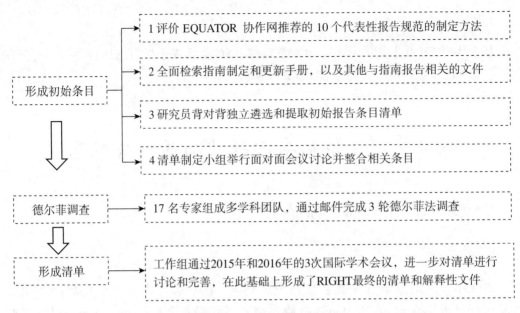

图 5-4　RIGHT 方法流程图

表 5-7　RIGHT 清单

领域 / 主题	编号	条目
基本信息		
标题 / 副标题	1a	能够通过题目判断为指南，即题目中应该明确报告类似"指南"或"推荐意见"的术语
	1b	报告指南的发表年份
	1c	报告指南的分类，即筛查、诊断、治疗、管理、预防或其他等
执行总结	2	对指南推荐意见进行汇总呈现
术语和缩略语	3	为避免混淆，应对指南中出现的新术语或重要术语进行定义；如果涉及缩略语，应该将其列出并给出对应的全称
通讯作者	4	确定至少一位通讯作者或指南制定者的联系方式，以便于联系和反馈
背景		
简要描述指南卫生问题	5	应描述问题的基本流行病学，比如患病率、发病率、病死率和疾病负担（包括经济负担）
指南的总目标和具体目的	6	应描述指南的总目标和具体要达到的目的，比如改善健康结局和相关指标（疾病的患病率和病死率），提高生活质量和节约费用等
目标人群	7a	应描述指南拟实施的主要目标人群
	7b	应描述指南拟实施时需特别考虑的亚组人群
指南的使用者和应用环境	8a	应描述指南的主要使用者（如初级保健提供者、临床专家、公共卫生专家、卫生管理者或政策制定者）以及指南其他潜在的使用人员
	8b	应描述指南针对的具体环境，比如初级卫生保健机构、中低收入国家或住院部门（机构）

续表

领域/主题	编号	条目
指南制定小组	9a	应描述参与指南制定的所有贡献者及其作用（如指导小组、指南专家组、外审人员、系统评价小组和方法学家）
	9b	应描述参与指南制定的所有个人，报告其头衔、职务、工作单位等信息
证据		
卫生保健问题	10a	应描述指南推荐意见所基于的关键问题，建议以 PICO 格式呈现
	10b	应描述结局遴选和分类的方法
系统评价	11a	应描述该指南基于的系统评价是新制作的，还是使用现有已发表的
	11b	如果指南制定者使用现有已发表的系统评价，应给出参考文献并描述是如何检索和评价的（提供检索策略、筛选标准以及对系统评价的偏倚风险评估），同时报告是否对其进行了更新
评价证据质量	12	应描述对证据质量评价和分级的方法
推荐意见		
推荐意见	13a	应提供清晰、准确且可实施的推荐意见
	13b	如果证据显示在重要的亚组人群中，某些影响推荐意见的因素存在重大差异，应单独提供针对这些人群的推荐意见
	13c	应描述推荐意见的强度以及支持该推荐的证据质量
形成推荐意见的原理和解释说明	14a	应描述在形成推荐意见时，是否考虑了目标人群的偏好和价值观。如果考虑，应描述确定和收集这些偏好和价值观的方法；如果未考虑，应给出原因
	14b	应描述在形成推荐意见时，是否考虑了成本和资源利用。如果考虑，应描述具体的方法（如成本效果分析）并总结结果；如果未考虑，应给出原因
	14c	应描述在形成推荐意见时，是否考虑了公平性、可行性和可接受性等其他因素
从证据到推荐	15	应描述指南制定工作组的决策过程和方法，特别是形成推荐意见的方法（例如，如何确定和达成共识，是否进行投票等）
评审和质量保证		
外部评审	16	应描述指南制定后是否对其进行独立评审，如是，应描述具体的评审过程以及对评审意见的考虑和处理过程
质量保证	17	应描述指南是否经过了质量控制程序，如是，则描述其过程
资助与利益冲突声明及管理		
资金来源以及作用	18a	应描述指南制定各个阶段的资金资来源情况
	18b	应描述资助者在指南制定不同阶段中的作用，以及在推荐意见的传播和实施过程中的作用
利益冲突的声明和管理	19a	应描述指南制定相关的利益冲突的类型（如经济利益冲突和非经济利益冲突）
	19b	应描述对利益冲突的评价和管理方法以及指南使用者如何获取这些声明

续表

领域/主题	编号	条目
其他方面		
可及性	20	应描述在哪里可获取到指南、相应附件及其他相关文件
对未来研究的建议	21	应描述当前实践与研究证据之间的差异，和（或）提供对未来研究的建议
指南的局限性	22	应描述指南制定过程中的所有局限性（比如制定小组不是多学科团队，或未考虑患者的价值观和偏好）及其对推荐意见有效性可能产生的影响

  实践指南对于提高卫生保健质量、降低医疗成本起到重要作用。规范、透明和清楚的报告指南的制定方法学与推荐意见，不仅有利于提高指南的质量，也能够促进指南的传播和实施。然而国内外指南的报告质量良莠不齐，亟须改进。RIGHT 清单可指导临床、公共卫生和其他卫生保健领域的指南制定者撰写和报告指南，协助期刊编辑和同行评审人员评审指南，以及科研人员评价和研究指南。RIGHT 工作组建立了专门的网站（http：//www.right-statement.org），读者可通过其及时了解 RIGHT 的最新进展。

参考文献

[1] Institute of Medicine. Clinical Practice Guidelines：Directions for a New Program ［M］. Washington DC：National Academy Press，1990.

[2] 詹思延. 临床实践指南的制定应该科学、规范 ［J］. 中华儿科杂志，2009，47（3）：163-166.

[3] NCBI. Practice guideline ［Mesh］.（2018-08-01）［2023-05-01］. http：//www.ncbi.nlm.nih.gov/mesh/? term=Practice+guidelines.

[4] Institute of Medicine. Clinical Practice Guidelines We Can Trust ［M］. Washington DC：The National Academies Press，2011.

[5] World Health Organization. Consolidated guidelines on the use of antiretroviral drugs for treating and preventing HIV infection ［M］. Geneva：WHO，2013.

[6] Schunemann HJ，Wiercioch W，Etxeandia I，et al. Guidelines 2.0：systematic development of a comprehensive checklist for a successful guideline enterprise ［J］. CMAJ，2014，186（3）：E123-142.

[7] 胡晶，陈茹，谢雁鸣，等. 科学和规范的改编临床实践指南 ［J］. 中国循证儿科杂志，2012，7（3）：226-230.

[8] Guidelines International Network. International Guidlines Library.（2014-12-10）［2023-05-01］. www.g-i-n.net/library/international-guidelines-library/.

[9] Agellcy for Healthcare Research and Quality：National Guideline Clearinghouse.（2018-08-01）［2023-05-01］. http：//www.guideline.gov/.

[10] 陈薇，刘建平. 循证临床实践指南的制订和评价Ⅰ. 循证临床实践指南编制的方法 ［J］. 中华口腔医学杂志，2013，48（2）：109-111.

[11] Chen YL，Yao L，Xiao XJ，et al. Quality assessment of clinical guidelines in China：1993-2010 [J]. Chin Med J（Engl），2012，125（20）：3660-3664.

[12] Yang KH，Chen YL，Li YP，et al. Editorial：can China master the guideline challenge? [J]. Health Res Policy Syst，2013，11：1.

[13] 韦当，王小琴，吴琼芳，等. 2011 年中国临床实践指南质量评价 [J]. 中国循证医学杂志，2013，13（6）：760-763.

[14] World Health Organization. WHO Handbook for Guideline Development [M]. Geneva：WHO，2015.

[15] Chen YL，Yang KH，Marušić A，et al. A Reporting Tool for Practice Guidelines in Health Care：The RIGHT Statement [J]. Ann Intern Med，2017，166：128-132.

[16] Qaseem A，Mclean RM，Starkey M，et al. Diagnosis of Acute Gout：A Clinical Practice Guideline From the American College of Physicians [J]. Ann Intern Med，2017，166（1）：52-57.

[17] Brouwers MC，Kho ME，Browman GP，et al. AGREE II：advancing guideline development，reporting and evaluation in health care [J]. CMAJ，2010，182（18）：E839.

[18] 陈耀龙，杨克虎，王小钦，等. 中国制订 / 修订临床诊疗指南的指导原则（2022 版）[J]. 中华医学杂志，2022，102（10）：697-703.

[19] Romeo V，Stanzione A，Cocozza S，et al. A critical appraisal of the quality of head and neck cancer imaging guidelines using the AGREE II tool：a EuroAIM initiative [J]. Cancer Med，2019，8（1）：209-215.

[20] Wang YY，Huang Q，Shen Q，et al. Quality of and recommendations for relevant clinical practice guidelines for COVID-19 management：a systematic review and critical appraisal [J]. Front Med（Lausanne），2021，8：630765.

第六章

GRADE 在诊断试验系统评价和临床实践指南中的应用

本章概要

GRADE 将证据质量分为高（A）、中（B）、低（C）、极低（D）4级。研究的偏倚风险、不一致性、不精确性、间接性和发表偏倚可能会降低证据的质量，大效应量、剂量 - 效应关系和负偏倚可能会升高证据质量。GRADE 将推荐强度分为强（1）、弱（2）两级。诊断试验系统评价是评价诊断试验对目标疾病诊断的准确性及其对患者最终临床结局的影响，是诊断试验中最高级别的证据。诊断指南作为临床实践指南的一种，其推荐意见主要针对疾病的诊断方法、流程以及诊断所需仪器、设备和试剂等。

本章主体分为 3 节：GRADE 概述、诊断试验系统评价应用 GRADE 实例解析和诊断指南应用 GRADE 实例解析。第一节对 GRADE 的概念和方法进行了概述。第二节结合诊断准确性试验系统评价实例，介绍 GRADE 在其中的分级流程，分级结果的呈现以及结论解读。第三节结合诊断指南实例，说明在制定过程中如何运用 GRADE 进行证据分级和形成推荐意见。

第一节　GRADE 概述

一、GRADE 的基本概念

GRADE 方法明确证据质量和推荐强度的定义，即证据质量是指对观察值的真实性有多大把握；推荐强度是指指南使用者遵守推荐意见对目标人群产生的利弊程度有多大把握。其中"利"包括降低发病率和病死率，提高生活质量和减少资源消耗等，"弊"包括增加发病率和病死率，降低生活质量和增加资源消耗等。证据质量分为高、中、低、极低 4 个等级，推荐强度分为强、弱两个等级，具体描述见表 6-1。

表 6-1　证据质量与推荐强度分级

证据质量分级	具体描述
高（A）	非常有把握观察值接近真实值
中（B）	对观察值有中等把握：观察值有可能接近真实值，但也有可能差别很大
低（C）	对观察值的把握有限：观察值可能与真实值有很大差别
极低（D）	对观察值几乎没有把握：观察值与真实值可能有极大差别

推荐强度分级	具体描述
强（1）	明确显示干预措施利大于弊或弊大于利
弱（2）	利弊不确定或无论质量高低的证据均显示利弊相当

二、影响证据质量的因素

GRADE 对证据质量的判断始于研究设计。一般情况下，没有严重缺陷的随机对照试验的证据起始质量为高，没有突出优势的观察性研究的证据起始质量为低。对于随机对照试验和观察性研究，均可以进行降级，因为其研究设计均可能存在缺陷，随机对照试验重点考虑 5 个降级因素，且在一般情况下，不考虑升级，因为如果设计无缺陷，本身就是高级别，无需升级；如果设计有缺陷，则升级无意义。对于观察性研究，在无降级因素存在的情况下，如果有符合条件的 3 个升级因素，则可考虑升级，具体升降级因素见表 6-2。

表 6-2　影响证据质量的因素

可能降低随机对照试验证据质量的因素及其解释

偏倚风险	未正确随机分组；未进行分组方案的隐藏；未实施盲法（特别是当结局指标为主观性指标，其评估易受主观影响时）；研究对象失访过多，未进行意向性分析；选择性报告结果（尤其是仅报道观察到的阳性结果）；发现有疗效后研究提前终止
不一致性	如不同研究间存在大相径庭的结果，又没有合理的解释原因，可能意味着其疗效在不同情况下确实存在差异。差异可能源于人群（如药物在重症患者中的疗效可能更显著）、干预措施（如较高药物剂量的效果更显著），或结局指标（如随时间推移疗效减小）的不同。当结果存在异质性而研究者未能意识到并给出合理解释时，需降低证据质量
间接性	间接性可分两类：一类是比较两种干预措施的疗效时，没有单独的研究直接比较二者的随机对照试验，但可能存在每种干预与安慰剂比较的多个随机对照试验。这些试验可用于进行二者之间疗效的间接比较，但提供的证据质量比单独的研究直接比较的随机对照试验要低。另一类是研究中所报告的人群、干预措施、对照措施和预期结局等与实际应用时存在重大差异
不精确性	当研究纳入的患者和观察事件相对较少而导致可信区间较宽时，需降低其证据质量
发表偏倚	如果很多研究（通常是小的、阴性结果的研究）未能公开，未纳入这些研究时，证据质量亦会减弱。极端的情况是当公开的证据仅局限于少数试验，而这些试验全部是企业赞助的，此时发表偏倚存在的可能性很大

降级标准：以上 5 个因素中任意一个因素，可根据其存在问题的严重程度，将证据质量降 1 级（较为严重）或 2 级（非常严重）。证据质量最多可被降级为极低，但注意不应该重复降级，譬如，如果分析发现不一致性是由于存在偏倚风险（如缺乏盲法或分配隐藏）导致时，则在一致性这一因素上不再因此而降级

可能提高观察性研究证据质量的因素及其解释

效应值很大	当方法学严谨的观察性研究显示疗效显著或非常显著且结果高度一致时，可提高其证据质量
负偏倚	当影响观察性研究的偏倚不是夸大，而可能是低估效果时，可提高其证据质量
有剂量-效应关系	当干预的剂量和产生的效应大小之间有明显关联时，即存在剂量-效应关系时，可提高其证据质量

升级标准：以上 3 个因素中任意一个因素，可根据其大小或强度，将证据质量升 1 级（如 RR 值大于 2）或 2 级（如 RR 值大于 5）。证据质量最高可升级到高证据质量（A 级）

三、影响推荐强度的因素

GRADE 对于影响推荐强度的因素，除了证据质量外，还包括利弊平衡、偏好与价值观、成本和健康公平性等其他因素。并将推荐强度的级别减少为两级。对于不同的决策者，推荐强度也有不同的含义（表 6-3）。

表 6-3　**GRADE 中推荐强度的含义**

强推荐的含义
对患者：几乎所有患者均会接受所推荐的方案；此时若未接受推荐，则应说明
对临床医生：应对几乎所有患者都推荐该方案；此时若未给予推荐，则应说明
对政策制定者：该推荐方案一般会被直接采纳到政策制定中去

弱推荐的含义
对患者：多数患者会采纳推荐方案，但仍有不少患者可能因不同的偏好和价值观而不采用
对临床医生：应该认识到不同患者有各自适合的选择，帮助每个患者做出体现他价值观和意愿的决定
对政策制定者：制定政策时需要充分讨论，并需要众多利益相关者参与

第二节　诊断试验系统评价应用 GRADE 的实例解析

诊断试验系统评价是通过系统、全面地搜集证据，严格按照预先制定的纳入标准筛选研究，依据国际公认的诊断试验质量评价工具（如诊断准确性研究的质量评价工具 QUADAS）评价纳入研究的质量，并进行定性描述或用合成受试者操作特征曲线进行定量分析的一种全面评价诊断试验证据准确性和重要性的研究方法。其目的是评价诊断试验对目标疾病诊断的准确性及其对患者最终临床结局的影响，是诊断试验中最高级别的证据。

诊断试验系统评价根据其纳入的研究类型一般可分为两种：一种是基于诊断性随机对照试验（diagnostic randomized controlled trial，D-RCT）的系统评价；另一种是基于诊断准确性试验（diagnostic accuracy test，DAT）的系统评价，主要包括病例对照研究和队列研究。图 6-1 中，左图为诊断性随机对照试验，患者被随机分配到新诊断方法检查组或旧诊断方法检查组，根据分配结果接受最佳的治疗；右图为诊断准确性试验，患者同时接受新诊断方法（一种或多种）和标准诊断方法（金标准）。随后可计算新诊断方法与标准诊断方法相比较的准确性（第一步）。要判断新诊断方法对患者重要结局的准确性，研究人员还要基于后续或以前的研究结果，对关于连续治疗和对患者（被新诊断方法或标准诊断方法确定为患病或未患病）可能的结局提出假设（第二步）。

诊断试验系统评价对证据质量的定义与干预试验相同，分为高、中、低和极低 4 个等级。运用 GRADE 对诊断试验系统评价的证据质量进行分级的基本原理是评价这种诊断措施或策略是否对患者的最终结局产生影响。无论是 D-RCT 还是 DAT，其起始证据质量均为高，然后依据 5 个降级因素可被下调为中、低或者极低质量证据。

GRADE 进行证据质量分级主要基于患者的重要结局。诊断研究中患者重要结局是指对患者给予或不给予诊断，对其健康产生的有利或不利结果，如病死率和生活质量。值得注意的是基于不同研究类型的诊断试验系统评价，其关注的结局指标也存在差异。如果待分级的诊断试验系统评价基于的原始研究是 D-RCT，可直接关注患者的终点结局

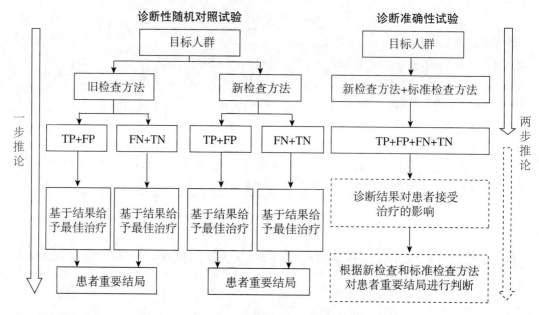

图 6-1　两种诊断策略方法

指标（如病死率）来评价新诊断试验的效果。然而在实际操作中，D-RCT 在设计和实施上存在一定困难。因此，研究人员一般开展的是 DAT，并据此结果来推测其对患者终点结局的影响。在这种情况下，DAT 的真阳性、假阳性、假阴性和真阴性是主要关注的结局指标。每个结局指标的具体含义见表 6-4。

表 6-4　诊断准确性试验结局指标

结局指标	定义	临床意义
真阳性	患者被诊断为患病的例数	反映的是新试验正确诊断患者患病的情况。其益处在于可准确进行早期诊断，弊端在于早期的准确诊断未必有利于患者的临床结局，即对于某些疾病来说，早期诊断不仅对患者的意义不大，反而可能带来危害 *
假阳性	正常人被诊断为患病的例数	反映的是新试验的误诊情况，给患者增加了不必要的负担。为了进一步确诊，患者需接受其他检查甚至接受不必要的治疗，从而给患者带来医疗风险和副作用
真阴性	正常人被诊断为无病的例数	反映的是新试验正确诊断患者无病的情况。其益处是消除患者的焦虑和不安，且在很大程度上避免了其他不必要的检查和治疗
假阴性	患者被诊断为无病的例数	反映的是新试验的漏诊情况，会耽误患者最佳的诊断和治疗时机，并间接增加了患者在后期诊断的次数

* 例如早期诊断神经母细胞瘤对降低患者病死率风险的意义不大，原因在于这种肿瘤可自发性地从未分化的恶性肿瘤退变为完全良性的肿瘤，过早诊断反而会引起过度治疗和心理负担。

　　一种是基于不同研究类型的诊断试验系统评价，GRADE 分级的方法存在差异。如果待分级的诊断试验系统评价纳入的原始研究是 D-RCT，其分级的原理与 GRADE 对干预性系统评价的相似，具体可以参考相关章节。另一种是基于 DAT 的系统评价，也是当前最常见类型的诊断试验系统评价，GRADE 对其进行证据质量分级主要考察 5 个降级因素：偏倚风险、间接性、不一致性、不精确性和发表偏倚，以及两个升级因素，包括剂量 - 效应关系和负偏倚。影响其证据质量的因素见表 6-5。

表 6-5　降低诊断准确性系统评价证据质量的因素

比较类别	与干预性证据质量的区别和原因
偏倚风险	主要考虑诊断试验在其研究设计、实施、测量环节中出现的各种偏倚，有严重偏倚风险降一级，有非常严重的偏倚风险降两级
间接性	主要有 3 个方面，一是研究人群和推荐的目标人群有较大差异（如之前接受过相同的检查、疾病谱不同、有共病现象）；二是待评价诊断试验之间的差异，对照 / 金标准之间的差异；三是待评价的若干个诊断试验之间没有直接比较，而是各自与相同的金标准比较，则考虑降级
不一致性	指灵敏度、特异度的大小和方向变异较大，且这种变异没有合理的因素可以解释时，则考虑降级
不精确性	待评价诊断试验样本量不够，诊断灵敏度和特异度的可信区间过宽，则考虑降级
发表偏倚	若有充分理由高度怀疑发表偏倚存在，则考虑降级

一、实例来源

以发表在《中国循证医学杂志》2018 年第 7 期的《多层螺旋 CT 血管成像诊断胸痛三联征价值的 Meta 分析》一文作为实例。该实例纳入了 11 个诊断试验，共 2 849 例疑似患者，具体 PICO 可以结构化为：P 为临床诊断怀疑为胸痛三联征（chest pain triple，CPT）的患者，I 为多层螺旋 CT 血管成像（multislice spiral CT angiography，MSCTA），C 为数字减影血管造影（digital subtraction angiography，DSA）检查或血管灌注成像，O 为灵敏度和特异度。

二、分级流程

首先运用 AMSTAR 工具对该系统评价的方法学质量进行评估，结果显示本系统评价的方法学质量较好，因此可应用 GRADE 对其进行证据质量分级。诊断试验系统评价对证据质量的定义与干预试验相同，分为高、中、低和极低 4 个等级，起始证据质量均为高，然后依据 5 个降级因素可被下调为中、低或极低质量证据。

（一）偏倚风险

诊断试验系统评价偏倚风险的判断没有专门的标准。目前 GRADE 工作组推荐使用 QUADAS-2 评价工具，主要考虑 4 个方面：病例选择的偏倚风险、待评价试验的偏倚风险、参考试验（金标准）的偏倚风险和病例流程与进展情况的偏倚风险。如果 QUADAS-2 的 4 个方面都有重要的偏倚风险，可能连续降 2 级；若仅为某个方面，或虽有某几个方面有偏倚，但对结局指标影响不严重，可考虑降 1 级或不降级。

本实例纳入研究 QUADAS-2 偏倚风险的结果如表 6-6 所示。总体来看，实例中纳入研究的偏倚风险较小，在灵敏度和特异度结局指标上均不考虑降级。

表 6-6 实例偏倚风险评估

纳入研究	问题 1	问题 2	问题 3	问题 4	问题 5	问题 6	问题 7	问题 8	问题 9	问题 10	问题 11
Chae 2016	是	是	是	不清楚	是	是	不清楚	是	是		是
Johnson 2008	是	是	是	不清楚	不清楚	是	不清楚	是	是		是
Lemos 2014	是	是	是	是	是	是	是	是	是		是
Litmanovich 2008	是	是	是	不清楚	不清楚	是	不清楚	是	是		是
Schuchlenz 2010	是	是	是	不清楚	是	不清楚	是	是	是		是
White 2005	是	是	是	不清楚	是	是	不清楚	是	是		是
吕国士 2009	是	是	是	不清楚	不清楚	是	不清楚	是	是		是
张蕴 2013	是	是	是	不清楚	不清楚	是	不清楚	否	否		否
徐建 2014	是	是	是	不清楚	不清楚	是	不清楚	是	是		否
曹建新 2010	是	是	是	不清楚	是	是	不清楚	不清楚	是		是
李宇 2011	是	是	是	是	是	是	是	是	是		是

注：11 个问题分别为：1. 是否纳入了连续或随机的病例？2. 是否避免了病例对照类研究设计？3. 研究是否避免了不恰当的排除？4. 待评价试验的结果判读是否是在不知晓金标准试验结果的情况下进行的？5. 若使用了阈值，那么它是否是事先确定的？6. 金标准试验是否可以正确地区分目标疾病状态？7. 金标准试验结果判读是否使用了盲法？8. 待评价试验和金标准试验之间是否有恰当的时间间隔？9. 是否所有患者接受了金标准试验？10. 所有的患者是否只接受了一个相同的金标准试验？11. 是否所有的病例都纳入了分析？

（二）间接性

诊断试验系统评价的间接性主要包括 5 个方面：

1. 人群的间接性

系统评价纳入的人群与实际接受诊断的人群可能存在不一致。

2. 待评价诊断试验间接性

如试验中使用的设备其型号或规格不一致。

3. 对照诊断试验的间接性

如不同试验参考的金标准不一致。

4. 结局指标的间接性

诊断准确性试验中关注的结局指标，如真、假阳性和真、假阴性，只是与患者重要结局相关的中间指标，不能直接代表患者的终点结局，但若仅关注诊断试验的准确性，则此方面不降级。

5．间接比较

研究的试验之间无直接比较（不在同一研究中比较），而是各自与金标准进行比较，若要确定这几种待评价试验各自的优劣，则会涉及间接比较。若间接比较的结果与直接比较的结果不一致，又无合理的原因解释，则考虑降级。

在人群方面，本实例目标人群为临床诊断怀疑为 CPT 的患者，纳入研究的患者平均年龄为 22 ~ 65 岁，基本覆盖 CPT 可能发生的年龄段，不考虑降级。在待评价试验方面，纳入研究关注的都是 MSCTA，尽管不同研究间图像重建层厚度和球管旋转速度不同，但均属于临床应用的范围，不考虑降级。在金标准方面，纳入研究的金标准均为 DSA 或血管灌注成像，不存在间接性；此外，纳入研究都是 MSCTA 和金标准的直接比较，不涉及间接比较。综合上述情况可以得出本实例在间接性方面不考虑降级。

（三）不一致性

不一致性可通过目测点估计值的差异大小以及 95% 可信区间的重叠程度来判断，如果不同研究可信区间的重叠度好，则说明纳入研究的异质性小，不考虑降级。更为准确的方法是通过异质性检验来判断，常用的统计方法是 Q 检验，若异质性检验结果显示 $I^2 > 50\%$ 且 $P < 0.1$，则怀疑存在较大异质性，考虑降级。

本实例未提供灵敏度和特异度的森林图，主要通过异质性检验来判断。检验结果显示，灵敏度（I^2=73.23%，P=0.01）或特异度（I^2=82.68%，P=0.01）之间均存在较大异质性，因此对灵敏度和特异度两个结局均需要在不一致性方面考虑降一级。

（四）不精确性

诊断试验系统评价的不精确性主要从两个方面来考虑：

1．纳入研究的样本总量

理论上应满足开展同样一项诊断试验达到检验效能所需的最小样本量，若通过计算样本总量发现不满足最低标准，则考虑降级。对于诊断试验样本含量的估算，当前尚无统一的计算方法，目前比较常用的有 Buderer 公式计算法、Carley 画图法和 Flahault 查表法。3 种方法的推算原理存在一定的差异，研究人员可根据具体情况进行选择。

2．合并结果的 95% 可信区间宽窄

可信区间越宽则越难判断真实值的范围，对系统评价结果的信心程度就越不确定。一般临床专家会根据具体的诊断试验，给出能够接受的可信区间绝对下限。

对实例采用以下公式计算样本量：

$$基于灵敏度样本量 \quad n_{Se} = \frac{Z_{1-\alpha/2}^2 \times S_N \times (1 - S_N)}{L^2 \times \text{Prevalence}}$$

$$基于特异度样本量 \quad n_{Sp} = \frac{Z_{1-\alpha/2}^2 \times S_P \times (1 - S_P)}{L^2 \times (1 - \text{Prevalence})}$$

根据已知的灵敏度（S_N）、特异度（S_P）、患病率（Prevalence）、α、L（容许误差）

和 $Z_{1-\alpha/2}$ 计算样本量。$Z_{1-\alpha/2}$ 为正态分布中累积概率等于 $\alpha/2$ 时 Z 的值。α 取 0.05 时，$Z_{1-\alpha/2}$ 为 1.96；α 取 0.01 时，$Z_{1-\alpha/2}$ 为 2.58。L 即我们容许的灵敏度或特异度 95% 区间的宽度，是研究者人为指定，一般定在 0.03 ～ 0.1。

实例共纳入 2 849 例疑似患者，其中阳性患者所占的比例（Prevalence）为 0.21，灵敏度预测值为 0.95，特异度预测值为 0.97，容许误差为 0.03。依据公式得出：

$$n_{Se} = \frac{1.96^2 \times 0.95 \times (1-0.95)}{0.03^2 \times 0.21} = 966 , \quad n_{Se} = \frac{1.96^2 \times 0.97 \times (1-0.97)}{0.03^2 \times (1-0.21)} = 158$$

因为 $n_{Se} > n_{Sp}$，所以我们至少需要纳入 966 个研究对象，本实例满足最低标准。可信区间方面，灵敏度和特异度合并结果为 0.95（95%CI 为 0.91 ～ 0.98）、0.97（95%CI 为 0.94 ～ 0.98），二者可信区间的下限均大于临床可接受的阈值下限 90%，因此在精确性方面均不考虑降级。

（五）发表偏倚

发表偏倚考察的是对符合纳入排除标准的诊断研究（包括期刊论文、会议论文、硕博士论文以及未发表文献）的纳入是否全面。在考虑发表偏倚之前，首先应考察系统评价的检索策略和纳入排除标准，如果系统评价未检索在研试验、灰色文献数据或进行了语言或数据库的限制，则有可能遗漏相关研究。其次，应考察系统评价纳入研究接受资助和利益冲突声明的情况，若纳入研究灵敏度和特异度均高且均为相关医药公司资助，则需考虑发表偏倚存在的可能性。对诊断试验系统评价发表偏倚的判断推荐使用 Deeks 漏斗图，其他常用的统计方法有 Begg 检验、Egger 检验和 Macaskill 检验。

本实例采用 Deeks 漏斗图来检测纳入研究是否存在发表偏倚，结果提示纳入的研究间可能存在发表偏倚（P=0.022），如图 6-2 所示，故在发表偏倚方面考虑降一级。

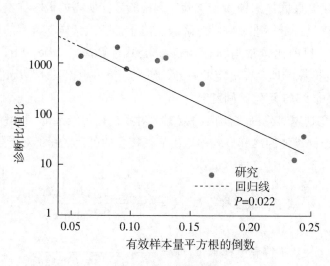

图 6-2　Deeks 漏斗图

诊断试验系统评价的升级因素有两个方面，即剂量 - 效应关系和负偏倚，然而当前尚没有相关研究对此进行论述。因此本节在此不做详述。

三、分级结果呈现

当前分级结果呈现形式主要是基于 GDT 在线工具（https：//www.gradepro.org/），上述实例的 GRADE 分级结果呈现如表 6-7 所示。

表 6-7 实例分级结果

结局指标		研究个数（人数）	降低证据质量的因素					证据质量
			偏倚风险	间接性	不一致性	不精确性	发表偏倚	
灵敏度	真阳性 假阴性	11（2 849）	不降级	不降级	降一级 *	不降级	不降级 #	⊕⊕○○ 低
特异度	假阳性 真阴性	11（2 849）	不降级	不降级	降一级 *	不降级	不降级 #	⊕⊕○○ 低

* $I^2 > 50\%$ 且 $P < 0.1$，存在较大不一致性；# Deeks 检验 $P < 0.05$，可能存在发表偏倚。
⊕⊕⊕⊕ 表示高质量，⊕⊕⊕○ 表示中等质量，⊕⊕○○ 表示低质量，⊕○○○ 表示极低质量。

四、结论解读

本实例认为显示 MSCTA 对诊断 CPT 具有较高的价值。但作者未从更系统的角度来分析所形成结论的可靠性。从 GRADE 分级结果可以看出，MSCTA 相较于 DSA 具有较高诊断价值的证据质量为低，即我们对该诊断方法的灵敏度和特异度只有较低把握，临床医生在使用该结论时需谨慎，未来需要高质量诊断试验进一步证实 MSCTA 对 CPT 的诊断价值。

五、总结

在运用 GRADE 对诊断试验系统评价的证据质量进行分级的实际操作中，降级需谨慎，尤其需要注意避免重复降级，即在有些情况下，研究的偏倚风险同时与不一致性或精确性等相关，如果在前一个因素中已经降级，则在后续因素中仅予以文字说明，而不降级。此外，降级不必拘泥于量化，而要对 5 个降级因素整体考虑，综合给出最后的证据级别。为增加分级的科学性和透明性，建议应同时由 2 名或以上的研究人员对同一系统评价的证据质量进行分级，并对升降级因素予以充分讨论和阐明。

在诊断试验的偏倚风险评估方面，没有像干预性试验领域中成熟的偏倚风险评估工具，目前只能借助 QUADAS 或 QUADAS 2 工具。QUADAS 工具本身与 GARDE 降级的其他因素有部分重叠，且 QUADAS 工具主要用于评价单个诊断试验，而非证据体。Cochrane 协作网相关工作组已经研发出观察性研究的偏倚风险评估工具，未来可能会研发出专门针对诊断试验的工具。

间接性方面，除与干预性试验领域相似的问题外，诊断试验还存在两个特殊挑战：一是不同诊断医生，因为其年资、背景和能力的差异，对同一诊断数据或图像可能会给出不同结论；二是诊断试验得出的均为非终点指标，故存在间接性，且已有研究显示诊断试验常常对患者最终的结局没有实质性影响。

不精确性方面，没有统一的样本含量估算方法，可信区间宽窄标准依赖具体的试验本身以及临床专家的共识。

另外，当前尚没有针对诊断试验系统评价证据质量升级的恰当实例。

对诊断试验系统评价进行正确的证据质量分级，有助于作者客观解释结果，也有利于读者和使用者应用研究成果。但需注意的是，只有制作规范的高质量系统评价才适合运用 GRADE 进行分级。目前尚无专门针对诊断试验系统评价质量评估的工具，先前 GRADE 工作组推荐使用 AMSTAR，因其制定严谨、应用广泛，且可操作性强。最新研发的 ROBIS 工具主要评估系统评价的偏倚风险，可用于干预、诊断、病因和预后等多种系统评价，然而其信度、效度和实用性及其推广应用情况仍有待时间的检验。虽然当前应用 GRADE 对诊断试验系统评价进行证据质量分级还存在挑战，但其对正确解读诊断试验系统评价结果能起到重要作用。GRADE 工作组正在撰写 GRADE 诊断方面的系列论文，将进一步指导系统评价制作者理解和应用 GRADE 方法。相信随着诊断试验及其系统评价方法学的完善和质量的提高，GRADE 在诊断试验系统评价中的应用将逐渐成熟和普及。

第三节　诊断指南应用 GRADE 实例解析

一、实例来源

以世界过敏组织（World Allergy Organization，WAO）2010 年制定的 *World Allergy Organization Diagnosis and Rationale for Action Against Cow's Milk Allergy*（DRACMA）*Guideline* 作为实例。具体 PICO 问题可以结构化为：P 为疑似牛奶蛋白过敏（cow's milk allergy，CMA）患者，I 为皮肤点刺试验（skin prick test，SPT），C 为口服激发试验（oral food challenge，OFC），O 为真阳性、真阴性、假阳性、假阴性、并发症和成本等，详见表 6-8。

表 6-8　皮肤点刺试验对比口服激发测验诊断 IgE 介导的牛奶蛋白过敏的精确性

问题：皮肤点刺试验是否可以用来诊断 IgE 介导的疑似牛奶蛋白过敏患者	
人群	疑似 CMA 的患者
干预	SPT
对照	OFC

续表

结局指标	
真阳性	尽管处于可控环境下，儿童接受 OFC 阳性者有过敏性休克的风险；时间成本及家庭的担心忧虑；避免饮用牛奶并使用特殊配方；一些具有很高患病预测风险和（或）接受口服激发测试有过敏性休克高风险的儿童将接受与口服激发测试相同的治疗
真阴性	儿童将在家里饮用牛奶，没有任何反应，饮食中不需要除外牛奶，没有家庭时间的负担，资源使用减少（不需要激发测试及特殊配方）；儿童及家庭的担心程度取决于家庭自身；应寻找症状的其他解释
假阳性	患者将接受 OFC，结果为阴性；导致不必要的时间成本及家庭的焦虑，以及花在口服测试上的不必要的时间及资源；一些有很高患病预测风险的儿童将不会进行口服测试，进行本不需要的排除牛奶和使用特殊配方的方法去治疗，而这可能会导致营养缺乏（如发育迟缓、佝偻病、维生素 D 缺乏病或钙缺乏病）；携带肾上腺素自身注射器并给家庭带来压力，这可能会很昂贵，同时也会延迟对症状真正原因的诊断
假阴性	儿童会被允许回家，在家里饮用牛奶将会发生过敏反应（也可能是过敏性休克）；引起父母极大的焦虑并且未来将不愿意尝试其他食物；可能导致排除多种食物；症状的真正原因（CMA）可能会被忽视，导致不必要的检查和治疗
不确定结果	无论是假阳性对照还是真阴性对照，儿童都将会重复皮肤点刺试验，这可能会使儿童和其父母感到痛苦，同时也会花费护理人员的时间，反复门诊预约会浪费资源；抑或儿童将会接受 sIgE 抗体检测或口服激发测试
并发症	SPT 可以引起不适，加重湿疹，从而引起父母的焦虑；OFC 可引起过敏反应，加剧其他症状
成本	SPT 增加更多额外的诊所预约时间，OFC 需要花费更多资源

二、指南的制定过程

1. 首先建立指南专家小组。
2. 达成方法学和整个指南的流程共识，收集利益冲突并进行管理。
3. 构建临床问题，同时确定推荐意见中重要的结局指标。
4. 系统检索证据并评价，其中包含已有证据的检索和新制作系统评价。
5. 制作证据总结表，其中需要对结局指标进行 GRADE 分级。
6. 形成初步推荐意见，进行共识会议。
7. 形成最终推荐意见。
8. 指南的传播实施。

三、从证据到推荐意见的过程

具体的流程详见图 6-3。

对于纳入的每一个临床问题，证据小组制作了一个或者多个相关结局指标的证据总结表，简洁地呈现了证据的估计效应和证据质量。指南证据小组也系统检索数据库后制

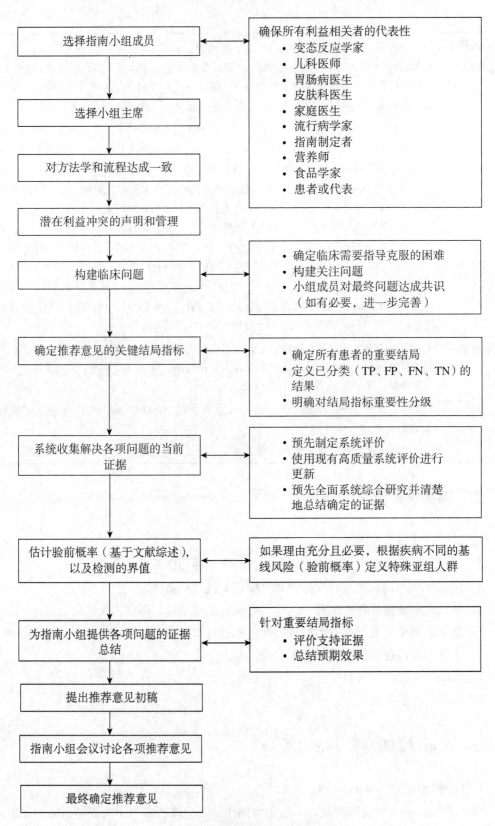

图 6-3 诊断指南的技术路线图

作了相关的系统评价，同时指南小组对每一个诊断试验合并的灵敏度和特异度进行了评估，运用 GRADE 来评估证据体的质量，用 QUADAS 2 工具来评价诊断试验的偏倚风险，其他考虑的方面包括证据的间接性、结果的不一致性和不精确性，以及可能存在的发表偏倚。基于 CMA 不同的验前概率以及每一个诊断试验的估计准确度，指南小组估计了每 1 000 位患者真阳性、真阴性、假阳性、假阴性的比例（详见表 6-9）。基于系统评价的结果，指南小组评估了每一个诊断试验的精确性，以 SPT 诊断 IgE 介导的疑似 CMA 患者的准确度为实例，呈现诊断指南中的证据总结表，详见表 6-10。

表 6-9 基于 CMA20% 的患病率估算得到的每 1 000 名患者验前概率 20% 的患者样本

金标准诊断结果		
诊断试验	患病组	非患病组
阳性	TP = 灵敏度 × 200	FP =（1 − 特异度）×800
阴性	FN =（1 − 灵敏度）×200	TN = 特异度 ×800
合计	200	800 1000

表 6-10 在疑似 CMA 患者中 SPT 是否可用于诊断 IgE 介导的 CMA（界值 ≥ 3mm）的基于系统评价的证据总结表

结果	研究数（患者数）	可能降低证据质量的因素					最终质量	效应 [1]/1000	重要性
		偏倚风险	间接性	不一致性	不精确性	发表偏倚			
真阳性（CMA 患者）	23（2 302）	严重[2]	没有	严重[3]	没有	未发现	⊕⊕○○ 低	Prev 80%：536 Prev 40%：268 Prev 10%：67	很重要
真阴性（非 CMA 患者）	23（2 302）	严重[2]	没有	严重[3]	没有	未发现	⊕⊕○○ 低	Prev 80%：108 Prev 40%：324 Prev 10%：486	很重要
假阳性（患者被错误地归类为 CMA）	23（2 302）	严重[2]	严重[4]	严重[3]	没有	未发现	⊕○○○ 极低	Prev 80%：92 Prev 40%：276 Prev 10%：414	很重要
假阴性（患者被错误地归类为不患有 CMA）	23（2 302）	严重[2]	没有	严重[3]	没有	未发现	⊕⊕○○ 低	Prev 80%：264 Prev 40%：132 Prev 10%：33	很重要
不确定结果[5]	1（310）	—	—	—	—	—	—	—	重要
并发症	未报告	—	—	—	—	—	—	—	不重要
成本	未报告	—	—	—	—	—	—	—	不重要

上角 1—5 提供了分级的详细原理。
[1] 合并的灵敏度为 67%（95%CI 为 0.64 ~ 0.70），特异度为 74%（95%CI 为 0.72 ~ 0.77）。
[2] 大多数研究招募了具有高度特异性的湿疹或胃肠道症状患者，没有研究报告是否在没有其他测试结果的情况下解释待评价试验或金标准，很可能一个测试结果是基于其他测试结果的；只有一项研究报告了患者退出，而且也没有解释患者退出的原因。
[3] 灵敏度估计值为 10% ~ 100%，特异度估计值为 14% ~ 100%。无法用研究质量、使用的测试或纳入的人群来解释。
[4] 对患者结果不确定，在某些病例诊断其他潜在严重情况时可能会延迟。
[5] 一项针对 12 个月以下年龄儿童的研究报告了 8% 的不确定性结果，但没有报告皮肤点刺试验不确定结果的具体数目。
⊕⊕⊕⊕表示高质量，⊕⊕⊕○表示中等质量，⊕⊕○○表示低质量，⊕○○○表示极低质量。

四、总结

GRADE 在诊断指南中的运用，主要是通过诊断性系统评价来实现，同时应该考虑推荐意见形成的其他影响因素，如患者偏好与价值观、成本效益分析等。此外，诊断指南的制订需要考虑验前概率和阈值效应，整个指南的制定过程需要多学科团队参与来确保方法学的可靠性和临床的相关性。总之，应用 GRADE 方法学的结构化框架，有利于诊断指南证据及影响因素的透明化，并提高指南的质量。

参考文献

[1] Guyatt GH，Oxman AD，Vist GE，等．GRADE：证据质量和推荐强度分级的共识 [J]．中国循证医学，2009，9（1）：8-11.

[2] 陈耀龙，姚亮，Norris S，等．GRADE 在系统评价中应用的必要性及注意事项 [J]．中国循证医学杂志，2013，13（12）：1401-1404.

[3] Guyatt G H，Oxman A D，Kunz R，等．GRADE：从证据到推荐 [J]．中国循证医学杂志，2009，9（3）：257-259.

[4] 郭奇虹，雷军强，王刚，等．多层螺旋 CT 血管成像诊断胸痛三联征价值的 Meta 分析 [J]．中国循证医学杂志，2018，18（7）：670-675.

[5] 陈耀龙，姚亮，杜亮，等．GRADE 在诊断准确性试验系统评价中应用的原理、方法、挑战及发展趋势 [J]．中国循证医学杂志，2014，14（11）：1402-1406.

[6] Whiting PF，Rutjes AWS，Westwood ME，et al. QUADAS-2：a revised tool for the quality assessment of diagnostic accuracy studies [J]．AIM，2011，155（8）：529-536.

[7] 陈耀龙．GRADE 在系统评价和实践指南中的应用 [M]．兰州：兰州大学出版社，2017.

[8] 杨克虎，陈耀龙．GRADE 在系统评价和实践指南中的应用 [M]．2 版．北京：中国协和医科大学出版社，2021.

[9] Fiocchi A，Brozek J，Schünemann H，et al. World Allergy Organization（WAO）diagnosis and rationale for action against cow's milk allergy（DRACMA）guidelines [J]．World Allergy Organ，2010，3（4）：57.

[10] Shea BJ，Reeves BC，Wells G，et al. AMSTAR 2：a critical appraisal tool for systematic reviews that include randomised or non-randomised studies of healthcare interventions，or both [J]．BMJ，2017，358：j4008.

[11] Schünemann HJ，Mustafa RA，Brozek J，et al. GRADE guidelines：21 part 1. Study design，risk of bias，and indirectness in rating the certainty across a body of evidence for test accuracy [J]．J Clin Epidemiol，2020，122：129-141.

[12] Schünemann HJ，Mustafa RA，Brozek J，et al. GRADE guidelines：21 part 2. Test accuracy：inconsistency，imprecision，publication bias，and other domains for rating the certainty of evidence and presenting it in evidence profiles and summary of findings tables [J]．J Clin Epidemiol，2020，

122：142-152.

[13] Schünemann HJ，Mustafa RA，Brozek J，et al. GRADE guidelines：22. The GRADE approach for tests and strategies-from test accuracy to patient-important outcomes and recommendations ［J］. J Clin Epidemiol，2019，111：69-82.

[14] Schünemann HJ，Mustafa R，Brozek J，et al. GRADE Guidelines：16. GRADE evidence to decision frameworks for tests in clinical practice and public health ［J］. J Clin Epidemiol，2016，76：89-98.

第七章

循证诊断学常用数据库

本章概要

　　临床医生为了做出正确的诊断，需花费大量的时间阅读文献，了解诊断方法的特征、属性和适用范围，并应用循证医学方法对诊断试验进行评价研究，这是一个既重要又非常困难的过程。为了使临床医生合理选择可靠、正确、实用的诊断方法，科学地解释诊断试验的各种结果以及最佳证据，提高疾病诊断的准确性并提供科学依据，数据库的信息检索就显得至关重要。

第一节　检索策略概述

一、检索策略简介

　　诊断学数据库检索信息来源广，资源丰富，更多使用互联网资源，强调临床证据，特别关注检索正在进行和未发表的诊断试验研究；其检索范围广泛，强调获得当前可得的全部相关文献，无国别和语种的限制；主要以计算机检索为主，辅以手工检索和其他检索；其检索策略的制定严谨，检索词分目标疾病和诊断方法两大部分，并根据具体数据库调整，所有检索采用自由词与关键词相结合的方式，检索策略经多次预检索后方可确定；检索方法灵活多样，针对不同数据库和检索系统，采用多种检索途径或方法相结合，以提高查全率。

　　随着循证医学的不断发展和创新，越来越多的研究者致力于全面分析与评价各种诊断方法的价值，随之诊断试验的系统评价及 Meta 分析应用广泛。而检索质量的高低将直接影响纳入的研究是否全面、客观、真实，并最终影响系统评价的有效性。如果在文献检索和选择过程中处理不当，还会引入 Meta 分析中新的偏倚，导致合并后的结果歪曲真实情况。要避免上述偏倚，就必须具备系统的检索方法和科学规范的筛选过程，所以更多的研究者开始关注诊断研究的检索资源、检索策略以及筛选流程的制定。

二、证据检索的步骤

（一）分析整理信息需求

当临床医生在医疗实践中提出了一个具有临床意义的问题，并且该问题可通过检索当前可得的最佳证据来帮助临床决策时，应对能回答该临床问题的信息需求进行分析和整理。通常这类临床问题可以分解为"PICO"4 个要素，P 表示患者或人群（Patient/Population），I 表示干预措施（Intervention），C 表示对照措施（Comparison），O 表示结局指标（Outcome）。

（二）数据库的选择

为全面查找所有相关诊断学研究，凡是可能收录了与研究问题相关的原始研究数据库均应考虑在内，不限定语种和时间。循证诊断学常用数据库检索信息源主要包括：综合性文献数据库资源，专题数据库，以及其他相关资源，包括在研临床试验数据库、灰色文献（药厂、会议论文、学位论文）、手工检索相关杂志、已发表研究参考文献和与研究通讯作者联系，检索者可根据检索课题的要求，选择最能满足检索要求的检索资源，即在检索主要信息资源的基础上，检索其他相关专业和类型的数据库及信息资源。选择数据库要考虑其内容、覆盖范围以及检索成本。

（三）选择恰当的检索词

选择了数据库后，还应针对已分解的临床问题思考和选择恰当的检索词。最好能列出一组与临床问题有关的词，这些词应包括自由词和主题词在对检索词进行选择时，既要重视对主题词的选择，充分利用主题词检索系统的优点（如主题词的树状结构、主题词和副主题词的组配、对检索词扩充或不扩充检索等），但也不能忽视对自由词的检索。

（四）确定检索途径，编写检索策略，实施检索

针对所选数据库的特点，制定出适用于该数据库的检索策略。检索策略是指在分析检索信息需求的基础上，选择适当的数据库并确定检索途径和检索词，确定各词之间的逻辑关系与检索步骤的一种计划或思路，以制定出检索表达式并在检索过程中修改和完善检索表达式。例如在制定一个较好的诊断干预试验的检索策略的一般步骤是：针对相关的诊断试验方法选用多个检索词，用"OR"连接，再将涉及疾病或患者的词用"OR"连接，然后在疾病和诊断方法层面用"AND"连接。制定检索策略时常需确定检索的灵

敏度（sensitivity）和特异度（specificity）。若偏重灵敏度方面，可扩大检索范围，提高相关文献被检索出的比例，提高查全率；而偏重特异度方面，则可缩小检索范围，排除非相关文献被检索出的比例，提高查准率。检索者可根据检索的目的来选择，若为制作证据（如撰写系统评价）而进行检索，一般来讲对灵敏度应引起足够的重视，如图7-1所示。

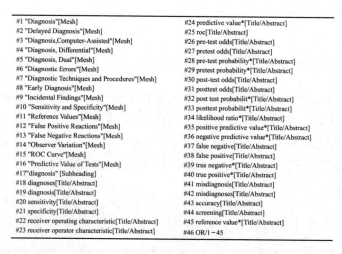

#1 "Diagnosis"[Mesh]	#24 predictive value*[Title/Abstract]
#2 "Delayed Diagnosis"[Mesh]	#25 roc[Title/Abstract]
#3 "Diagnosis,Computer-Assisted"[Mesh]	#26 pre-test odds[Title/Abstract]
#4 "Diagnosis, Differential"[Mesh]	#27 pretest odds[Title/Abstract]
#5 "Diagnosis, Dual"[Mesh]	#28 pre-test probability*[Title/Abstract]
#6 "Diagnostic Errors"[Mesh]	#29 pretest probability*[Title/Abstract]
#7 "Diagnostic Techniques and Procedures"[Mesh]	#30 post-test odds[Title/Abstract]
#8 "Early Diagnosis"[Mesh]	#31 posttest odds[Title/Abstract]
#9 "Incidental Findings"[Mesh]	#32 post test probabilit*[Title/Abstract]
#10 "Sensitivity and Specificity"[Mesh]	#33 posttest probabilit*[Title/Abstract]
#11 "Reference Values"[Mesh]	#34 likelihood ratio*[Title/Abstract]
#12 "False Positive Reactions"[Mesh]	#35 positive predictive value*[Title/Abstract]
#13 "False Negative Reactions"[Mesh]	#36 negative predictive value*[Title/Abstract]
#14 "Observer Variation"[Mesh]	#37 false negative[Title/Abstract]
#15 "ROC Curve"[Mesh]	#38 false positive[Title/Abstract]
#16 "Predictive Value of Tests"[Mesh]	#39 true negative*[Title/Abstract]
#17"diagnosis"[Subheading]	#40 true positive*[Title/Abstract]
#18 diagnoses[Title/Abstract]	#41 misdiagnosis[Title/Abstract]
#19 diagnosis[Title/Abstract]	#42 misdiagnoses[Title/Abstract]
#20 sensitivity[Title/Abstract]	#43 accuracy[Title/Abstract]
#21 specificity[Title/Abstract]	#44 screening[Title/Abstract]
#22 receiver operating characteristic[Title/Abstract]	#45 reference value*[Title/Abstract]
#23 receiver operator characteristic[Title/Abstract]	#46 OR/1 − 45

图7-1　PubMed诊断试验的检索策略

（五）评估检索结果

对检索结果进行评价主要是看检索结果是否在预期的范围之内。对检索结果的评价步骤：浏览检出记录的标题和摘要，评价该记录是否符合事先制定好的纳入和排除标准，纳入符合要求的文献。对潜在的有可能符合纳入标准的记录以及不能确定是否需要纳入和排除的记录，应阅读全文，以进一步判断或评估。若检索结果不能满足需要，有必要对已检索过的数据库进行再次检索或另检索其他数据库。由于不同的数据库收录范围不同，检索术语、主题词表及检索功能存在差异。因此，需在检索过程中仔细选择检索词，并且不断修改和完善检索策略，调整检索策略的灵敏度或特异度，以便制定出能满足检索需求的高质量的检索策略。

三、信息检索基础

（一）检索技术

1. 布尔逻辑运算符

诊断学检索可能涉及简单的一个主题概念，或一个主题概念的某一侧面，也可能是由若干个概念组成的复合主题，或一个主题概念的若干个侧面。这些概念或其侧面，无疑都需要以一定的词汇或符号来表达，信息检索系统借助布尔逻辑运算符来处理这些较为复杂的词间（或符号间）语义关系，多个检索词之间可选用以下逻辑运算符进行连接。

"逻辑与"：符号为"AND"或"*"，表示概念之间交叉或限定关系的一种组配。表达式为 A AND B 或 A*B。只有同时包含有检索词 A 和检索词 B 的文献记录才是命中文献。检出结果需同时含有两个或多个检索词，该运算符可缩小检索范围，提高查准率。

"逻辑或"：符号为"OR"或"+"，表示概念之间并列关系的一种组配。表达式为 A OR B 或 A+B。表示数据库中凡含有检索词 A 或者检索词 B 或同时含有检索词 A 和 B 的记录均为命中文献。检出结果可同时含或只含两个或多个检索词中的一个，该运算符可扩大检索范围，提高查全率。

"逻辑非"：符号为"NOT"或"AND NOT"或"-"，表示概念之间不包含关系的一种组配。表达式为 A NOT B，表示数据库中包含有检索词 A，但同时不包含有检索词 B 的文献记录才是命中文献。该运算符可通过从某一检索范围中去除某一部分文献的方式达到缩小检索范围，提高查准率。

2．位置算符

运用布尔逻辑算符进行检索，由于对各个检索词之间的位置关系不能予以限制和确定，有时会产生误检，这就需要采用位置算符来弥补这一缺陷。常用的位置算符如下：

"NEAR"：用于限定 2 个检索词必须同时出现在同一句子中，但不限制先后的位置。在"NEAR"后可加上一个数字，指明两个词的邻近程度，如"screening NEAR2 lung cancer"表示命中的记录中 screening 和 lung cancer 包括在一个句子中，且它们之间的间隔距离不超过 2 个词。

"WITH"：用于限定 2 个检索词必须同时出现在同一句子中，且先后的位置不可颠倒。

3．截词检索

截词检索是把检索词截断，取其中一部分片段，再加上截词符一起构成检索式、系统将按照词的片段与数据库里的索引词对比匹配，凡包含这些词的片段的文献均可被检出来。截词检索常用于检索词的单复数、词尾变化但词根相同的词、同一词的拼法变异等。常见的截词算符如下：

无限截词符（"*"）：常用于名词的单复数、不同拼写方法及词干相同的各个衍生词的检索，如 diagnos* 可检出 diagnosis，diagnostic 和 diagnosed。

有限截词符（"?"）：常用于一个词中间，用以替代一个字符或不替代任何字符。如 wom?n 可检出 woman，women。

4．限定检索

限定检索是利用检索词出现的字段进行的检索。几乎所有计算机检索系统均支持限定检索，用户可以指定检索某一字段或某几个字段以使检索结果更为准确，减少误检。检索系统的限定检索会采用缩写形式的字段标识符（如 TI 表示 Title，AB 表示 Abstract 等），如中国生物医学文献服务系统（SinoMed）、Embase、PubMed 等数据库均提供限定检索。

5．扩展检索

扩展检索是同时对多个相关检索词执行逻辑或检索的技术，即当用户输入一个检索词后，系统不仅能检出该检索词的文献，还能检出与该检索词同属于一个概念的同义词或下位词的文献。如 SinoMed、Embase、PubMed 等数据库中主题词的扩展检索。

6. 加权检索

加权检索是指检索运算时不仅查找检索词，而且考虑并估计检索词的权重，权重之和超出阈值的记录才能在数据库中被检出来；运用加权检索可以命中核心概念文献，因此它是一种缩小检索范围提高检准率的有效方法。但并不是所有系统都能提供加权检索这种检索技术，而能提供加权检索的系统，对权的定义、加权方式、权值计算和检索结果的判定等方面，又有不同的技术规范。如加权检索在某些数据库中表现为仅检索主要概念主题词，如 SinoMed、Embase 和 PubMed 等；而有些数据库表现为词频检索，如中国学术期刊全文数据库。

7. 精确检索和模糊检索

精确检索是指所检信息与输入的词组完全一致的匹配检索技术，在许多数据库中用引号来表示，如检索"acute pancreatitis"，此时只有包含与 acute pancreatitis 完全相同词串的文献才能检出来。

模糊检索允许所检信息与输入的词组之间存在一定的差异，如检索 acute pancreatitis，可检索出 acute necrotizing pancreatitis，acute gallstone pancreatitis 等，只要包含 acute 和 pancreatitis 两个词的文献均能检索出来，并不要求 acute pancreatitis 一定按输入顺序相邻。

8. 智能检索

自动实现检索词、检索词对应主题词及该主题词所含下位词的同步检索，如 SinoMed 的智能检索、PubMed 的自动词语匹配检索。

(二) 检索途径

1. 主题词检索

根据文献的主题内容，通过规范化的名词、词组或术语（主题词）查找文献信息，其检索标识是主题词。例如，肝癌在 MeSH（医学主题词）表中其规范化形式是"肝肿瘤"，艾滋病的规范化形式是"获得性免疫缺陷综合征"。目前，支持主题词检索途径的数据库有 SinoMed、Embase 和 PubMed 等。

2. 关键词检索

通过从文献篇名、正文或文摘中抽出来的能表达文献主要内容的单词或词组查找文献的检索途径。因未经规范化处理，检索时必须同时考虑到与检索词相关的同义词、近义词等，否则容易造成漏检。如检索"磁共振"时需要考虑"磁共振成像"。

3. 题名检索

利用题名（篇名、标题）等作为检索入口检索文献的途径。

4. 缺省检索

缺省检索指自动在检索系统预先设定的多个字段中同时进行检索。如在 SinoMed 的基本检索界面直接输入检索词，系统默认在缺省字段中进行检索即同时在中文题名、关键词、主题词、摘要、刊名、特征词等字段进行检索。

5．分类检索

所谓分类途径，指从学科专业的角度，借助一定的分类表和分类目录（或分类索引）查找某一类文献的途径。

6．著者检索

根据文献上署名的著者、作者、编者的姓名查找文献的检索途径，这也是目前常用的一种检索途径，当要查找某人发表的论文，并且知道其姓名的准确书写形式（包括中文的同音字、英文的拼法等）时，利用著者检索是最快捷、准确的方式。

7．引文检索

利用引文（即论文末尾所附参考文献）这一特征作为检索入口查找文献的途径，许多检索工具提供的引文检索途径允许以引文中出现的任何信息（如作者、题名、出处）等作为检索入口，如 SinoMed 和 Web of Science 等。

8．相关信息反馈检索

将与已检索结果存在某种程度相关的信息检索出的检索技术，多由检索系统自动进行检索。如 Google（http：//www.google.com）的"类似网页"，PubMed 的"Related citations"，SinoMed 的"主题相关"，中文科技期刊全文数据库、中国期刊全文数据库和万方数据知识服务平台学术期刊的"相似文献"。

第二节　外文数据库概述

本节以磁共振成像 DWI 序列诊断乳腺癌淋巴结转移价值为例详细介绍主要数据库及其检索。首先分析检索题目，将其分解为乳腺癌、磁共振成像 DWI 序列和淋巴结 3 个组面，然后构建检索表达式，3 个组面之间是"与"的关系。其次如果要检索其系统评价及诊断试验，3 个组面和系统评价或诊断试验组面之前是"与"的关系，本节只演示乳腺癌"AND"磁共振成像 DWI 序列的检索，以 PubMed 为例（其他外文数据库检索词相似），其具体系统评价及诊断试验检索策略见表 7-1。

表 7-1　磁共振成像 DWI 序列诊断乳腺癌淋巴结转移价值的检索策略

#1	"Diffusion Magnetic Resonance Imaging"［Title/ Abstract］OR "Diffusion MRI"［Title/Abstract］OR "DWI"［Title/Abstract］OR "MR"［Title/Abstract］OR "magnetic resonance imaging"［Title/Abstract］
#2	"Diffusion Magnetic Resonance Imaging"［Mesh］
#3	"breast neoplasm"［Title/Abstract］OR "breast tumor"［Title/Abstract］OR "breast cancer"［Title/Abstract］
#4	"Breast Neoplasm"［Mesh］
#5	"lymh node"［Title/Abstract］
#6	"Lymph nodes"［Mesh］
#7	（#1 OR #2）AND（#3 OR #4）AND（#5 OR #6）

若需要检索该临床问题的系统评价，可增加系统评价的检索词：

#1 "Meta-Analysis" [Publication Type]

#2 "systematic review*" [Title/Abstract]

#3 "meta-analyses" [Title/Abstract]

#4 "meta-analysis" [Title/Abstract]

#5 "meta analyses" [Title/Abstract]

#6 "meta analysis" [Title/Abstract]

若需要检索该临床问题的诊断试验，可增加诊断试验的检索词：

#1 "Diagnosis" [Mesh]

#2 "Delayed Diagnosis" [Mesh]

#3 "Diagnosis，Computer-Assisted" [Mesh]

#4 "Diagnosis，Differential" [Mesh]

#5 "Diagnosis，Dual" [Mesh]

#6 "Diagnosis Errors" [Mesh]

#7 "Diagnosis Techniques and Procedures" [Mesh]

#8 "Early Diagnosis" [Mesh]

#9 "Incidental Findings" [Mesh]

#10 "Sensitivity and Specificity" [Mesh]

#11 "Reference and Values" [Mesh]

#12 "False Positive Reactions" [Mesh]

#13 "False Negative Reactions" [Mesh]

#14 "Observer Variation" [Mesh]

#15 "ROC Curve" [Mesh]

#16 "Predictive Value of Tests" [Mesh]

#17 diagnoses [Title/Abstract]

#18 diagnosis [Title/Abstract]

#19 sensitivity [Title/Abstract]

#20 specificity [Title/Abstract]

#21 "receiver operating characteristic" [Title/Abstract]

#22 "receiver operator characteristic" [Title/Abstract]

#23 "predictive value*" [Title/Abstract]

#24 "roc" [Title/Abstract]

#25 "pre-test odds" [Title/Abstract]

#26 "pretest odds" [Title/Abstract]

#27 "pre-test probabilit*" [Title/Abstract]

#28 "pretest probabilit*" [Title/Abstract]

#29 "posttest odds" [Title/Abstract]

#30 "post-test odds" [Title/Abstract]

#31 "post test probabilit*" [Title/Abstract]

#32 "posttest probabilit*" [Title/Abstract]

#33 "likelihood ratio*" [Title/Abstract]

#34 "positive predictive value*" [Title/Abstract]

#35	"negative predictive value*"[Title/Abstract]
#36	"false negative*"[Title/Abstract]
#37	"false positive*"[Title/Abstract]
#38	"true negative*"[Title/Abstract]
#39	"true positive*"[Title/Abstract]
#40	misdiagnosis [Title/Abstract]
#41	misdiagnoses [Title/Abstract]
#42	accuracy [Title/Abstract]
#43	screening [Title/Abstract]
#44	"reference value*"[Title/Abstract]
#45	OR/1 ~ 44

一、常用国外数据库检索及应用

（一）The Cochrane Library

The Cochrane Library 是 Cochrane 协作网的主要产品，由 Wiley InterScience 公司出版发行，是一个提供高质量证据的数据库，也是临床研究证据的主要来源。

（1）Cochrane 系统评价库由系统评价全文和研究计划书两部分构成，主要收集由 Cochrane 系统评价各专业工作组在协作网注册后发表的研究计划书和系统评价全文。

（2）疗效评价文摘库（Database of Abstracts of Reviews of Effects）包括非 Cochrane 协作网成员发表的普通系统评价的摘要，是对 Cochrane 系统评价的补充。其特色是唯一收录经过评选的系统性评价摘要，每篇摘要包括系统评价的概要及质量评语。主要用于检索目前是否有类似的非 Cochrane 系统评价发表。

（3）Cochrane 临床对照试验中心注册库由 Cochrane 协作网临床对照试验注册中心进行管理，向 Cochrane 协作网系统评价工作组和其他制作系统评价的研究人员提供书目数据库包括从 MEDLINE 和 Embase 数据库等收集的以及其他来自发表或未发表的随机对照试验或准试验研究的文摘。大多数文献有摘要，但不包括全文，是制作系统评价的必检数据库。

（4）Cochrane 协作网方法学文献注册数据库搜集关于方法学应用于对照试验的文献信息，包含从 MEDLINE 数据库检索的或人工查找的期刊文献、图书和会议论文集等。

（5）卫生技术评估数据库提供全世界已完成和进行中的健康技术评估数据（研究关于医学、社会学、伦理学和卫生医疗的经济性），目的是改善医疗质量和卫生保健的成本效益。

（6）英国国家卫生服务部卫生经济评价数据库可协助决策者从全世界搜集关于卫生保健干预措施的成本效益评估，并鉴定其质量及优缺点。

1. 检索规则

具体检索规则详见表 7-2。

表 7-2　Cochrane Library 常用的检索规则

功能	描述
逻辑运算符	使用"AND""OR"和"NOT"进行匹配
邻近检索符 NEAR	使用"NEAR/数字"将检索词之间进行邻近检索，而且两词位置可颠倒，数字代表两词相近的最大单词数，如果不使用数字则默认为 6
邻近检索符 NEXT	使用"NEXT/数字"检索邻近的词而且两词位置不可变，检索时将上撇号"'"当做空格
逻辑符组合邻近检索	逻辑运算符与邻近检索组合使用
通配符与截断符	"*"放在检索之前或之后代表多个字符，"？"代表一个字符
","代表 OR	采用逗号代表逻辑运算符 OR
短语精确检索	使用双引号""进行短语精确检索
连字符"-"	连字符"-"的功能等同于 NEXT
单数、复数匹配	系统默认进行单复数形式自动匹配，如需精确检索则使用精确检索符双引号""
拼写差异自动匹配	细微拼写差异时可以自动匹配相似的词，但采用通配符检索更精准

2．检索方法

提供简单检索、高级检索、主题检索和组配检索等检索方法，主要介绍主题检索和高级检索方法。

（1）高级检索：点击主页左上角"Advanced Search"进入高级检索界面，选择检索字段（全文、题目、作者、摘要、关键词、出版物类型、出处和 DOI 等），输入检索词，点击"Go"执行检索，在检索结果界面点击"Add to search manager"将本次检索添加到检索历史中，方便组配检索。也可根据检索词的数量增加和减少检索行，点击检索项前的"+"和"−"，分别增加和减少一检索行。在高级检索界面可实现对检索条件进行选择和限定，进一步提高查准率，见图 7-2。

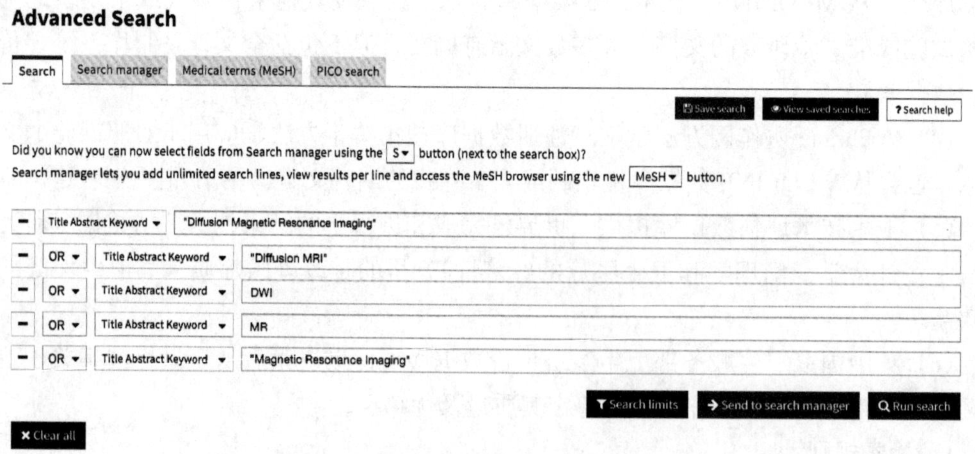

图 7-2　Cochrane Library 高级检索界面

（2）主题检索：点击高级检索界面"Medical terms（MeSH）"进入主题检索界面，在"Enter MeSH term"检索框内输入检索词，在检索词输入框后选择副主题词（需要时才选择），点击"Lookup"可查看输入检索词的主题词及其定义和树状结构，若想要移到 MeSH 树状结构的上位词，则只需点击位于树状结构上层的上位词即可。选好要查询的主题词后，选择"Explode all trees"选项会自动扩大检索结果。有些主题词不止一个树状结构，可选择是否包括所有的树状结构，或者只选择所需的树状词汇进行检索。点击"Add to Search Manager"将执行的主题检索添加到检索历史中，以便组配检索，见图 7-3 和图 7-4。

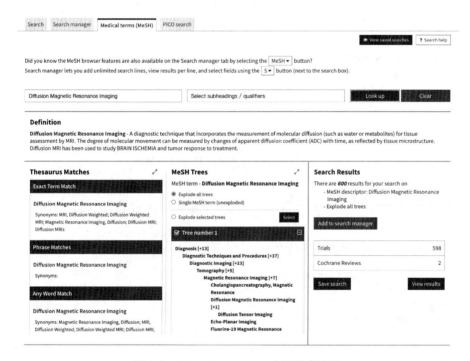

图 7-3　Cochrane Library 主题检索界面

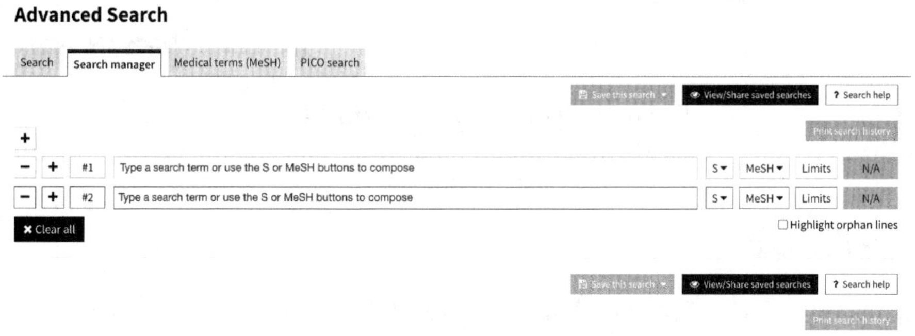

图 7-4　Cochrane Library 组配后检索界面

3. 检索结果输出

在检索结果界面，点击需要保存的文献编号并选中该篇文献，之后点击"Export

Selected Citation（s）"；如果需要全选，可点击"Select all"。若用户使用文献管理软件 EndNote 时，选择 RIS（EndNote）形式，点击"Download"导出并进行保存。用户在打开时，直接打开 RIS 文件后转化为 EndNote 文件，见图 7-5 和图 7-6。

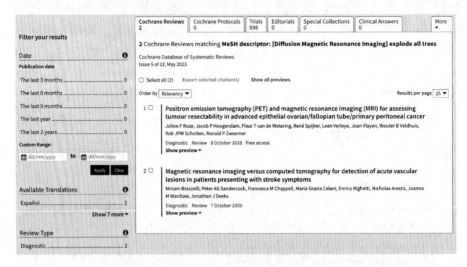

图 7-5　Cochrane Library 检索结果界面

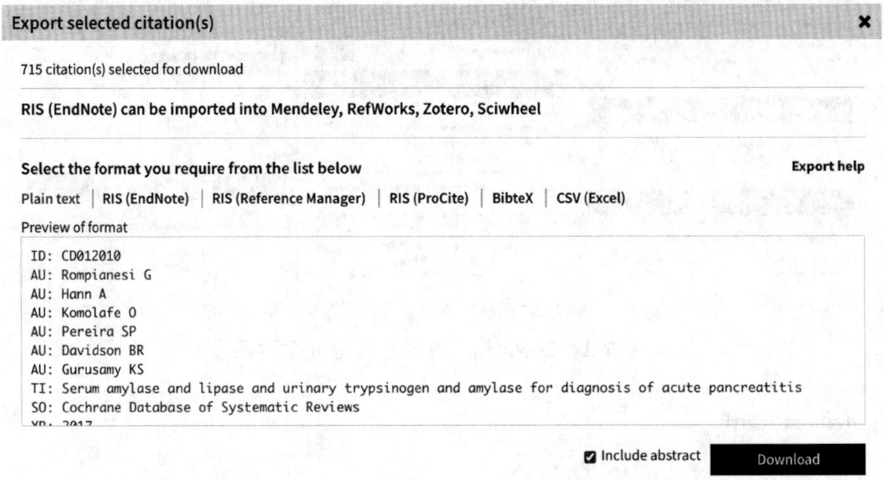

图 7-6　Cochrane Library 检索结果导出界面

（二）PubMed

PubMed 由美国国家医学图书馆（National Library of Medicine，NLM）、国家生物技术信息中心（National Center for Biotechnology Information，NCBI）及国家卫生研究院（National Institutes of Health，NIH）开发的由 MEDLINE、In Process Citations 和 Publisher Supplied Citations 3 部分组成的基于 Web 的检索系统 http：//www.pubmed.gov，包括医学文献的定购、全文在线阅读的链接、专家信息的查询、期刊检索以及相关书籍

的链接等。PubMed 建立在 NCBI 平台上，是一个免费的信息资料库。其中 MEDLINE 收录自 1949 年以来出版的生物医学期刊，内容涉及基础研究和临床医疗、公共卫生、卫生政策的制定及相关的教育研究。现其收录来自 MEDLINE、生物医学期刊和在线图书的 2 700 余万篇引文。由于是摘要数据库，PubMed 仅提供文献的著录项目和摘要，收录的文献因主题内容、收录时间和标引状态不同而存在于 MEDLINE、In Process Citations、OLDMEDLINE 和 Publisher-Supplied Citations 数据库中，其中 MEDLINE 数据库是 PubMed 最重要的组成部分。

PubMed 具有以下特点：

（1）可检索到当月，甚至当日发表的最新文献，以及 1966 年之前发表的文献。

（2）具有强大的词语自动匹配转换功能，能对意义相同或相近的词或词组进行全面搜索，并在自定转换后执行检索。

（3）将相关的期刊文献、数据、事实、图书相连接，行程的信息链方便用户进行追溯性检索。

（4）可在线免费获取部分电子版文献的全文。

1．检索规则

（1）自动词语匹配功能：PubMed 设有自动词语匹配（automatic term mapping）功能，可以实现词语的自动转换和匹配，对于输入检索框中的检索词，按一定的词表顺序进行对照，然后进行检索。逐一对照的索引顺序如下：

1）MeSH 转换表（MeSH Translation Table）：包括主题词、MeSH 相关参照（又称款目词）、副主题词、物质名称、物质名称同义词等。如果系统在该表中发现了与检索词相匹配的词，就会自动将其转换为相应的主题词（MeSH 词）和文本词（Text Word 词）进行检索。如键入 "breast cancer"，系统将其转换成 "'breast neoplasms' [MeSH Terms] OR ('breast' [All Fields] AND 'neoplasms' [All Fields]) OR 'breast neoplasms' [All Fields] OR ('breast' [All Fields] AND 'cancer' [All Fields]) OR 'breast cancer' [All Fields]" 后进行检索。

2）刊名转换表（Journal Translation Table）：包括刊名全称、MEDLINE 形式的缩写和 ISSN 号。该转换表能将输入的刊名全称转换为 "MEDLINE 缩写 [Journal]" 后进行检索。如在检索提问框中键入 "New England Journal of Medicine"，PubMed 将其转换为 "N Engl J Med [Journal]" 后进行检索。

3）短语表（Phrase List）：短语表中的短语来自 MeSH、含有同义词或不同英文词汇书写形式的统一医学语言系统（Unified Medical Language System，UMLS）和补充概念（物质）名称表 [Supplementary Concept (Substance) Names]。如果 PubMed 系统在 MeSH 和刊名转换表中未发现与检索词相匹配的词，就会查找短语表。

4）作者姓名全称转换表（Full Author Translation Table）和作者索引表（Author Index）：如果一个短语未在上述各表中找到相匹配的词，或者键入的词是作者全称或是一个后面跟有 1～2 个字母的短语的话，PubMed 就会到作者索引中查找。

5）作者、调研者或合作者全称转换表 [Full Investigator (Collaborator) Translation

Table] 和调研者或合作者索引表（Investigator（Collaborator）Index]：如果键入的词语未在上述各表中找到相匹配的词，系统即将输入的词在作者、调研者或合作者全称转换表和索引中进行查找。如果在以上词表或索引中都找不到相匹配的词，PubMed 将把短语分开，以单词为单位，分别重复以上的过程，检索时各个词之间是"AND"关系。如果仍找不到相匹配的词，则用单个词在所有字段查找，各个词之间也是"AND"关系。

（2）布尔逻辑检索：PubMed 支持布尔逻辑检索，布尔逻辑运算符"与（AND）""或（OR）""非（NOT）"必须大写。运行次序是从左至右，括号内的检索式可作为一个单元，优先运行。

（3）截词检索：可使用 * 作为通配符进行截词检索，* 代表零个或多个字符，例如"cancer*"，可检出以"cancer"为词干的单词。截词功能只限于单词，对词组无效。例如"infection*"包括"infections"，但不包括"infection control"等。使用截词功能时，PubMed 将不执行自动词语匹配功能。

（4）词组检索功能（phrase searching）：词组检索功能也称强制检索功能。许多短语可以通过自动词语匹配功能检索，但是当所键入的短语没有所对应的匹配词组时，例如 hypertension therapy，系统将会分别检索 hypertension 和 therapy，然后用"AND"将其组配起来。如果在短语上加双引号，PubMed 将不执行自动词语匹配功能，而将其作为特定的短语进行检索，如系统会强制把 hypertension therapy 作为一个不可分割的词组进行检索。

（5）限定检索：限定检索包括字段限定检索文献类型、文献语种、出版日期以及 PubMed 子集等。

2．检索方法

PubMed 主要提供基本检索（search）、主题词检索（MeSH database）、刊名检索（journals database）、单引文匹配检索（single citation matcher）、批引文匹配检索（batch citation matcher）、高级检索（advanced search）、专业询问（special queries）和临床查询（clinical queries）等。这里只介绍高级检索和限制性检索。

（1）高级检索（advanced search）：主题词检索可以先浏览查找主题词，再进行检索，也可以直接输入检索词进行查询检索。每个主题词的下面均列出副主题词及仅检索主要主题及不扩展下位词的检索选项。

1）主题词检索：点击 PubMed 主页右下角的"MeSH Database"进入主题词检索界面；输入检索词后，点击"Search"按钮，系统将显示与该词有关主题；点击该主题词则进一步显示主题词的定义、树状结构、组配的副主题词；选择合适的主题词与副主题词后，点击"Add to search builder"按钮，进入检索表达式浏览窗口；点击"Search PubMed"将显示检索结果（图 7-7）。

点击主页面"Advanced"进入高级检索页面，在"All Fields"（全部字段）下拉列表中选择检索字段，在检索框输入检索词后，可从输入框右侧的"Show index list"（系统提供的与所输检索词相关的索引表）中选择具体的索引词或词组，并自动进入检索词输入框，此时系统会自动加双引号（""）进行精确短语检索。若检索词为多个，可

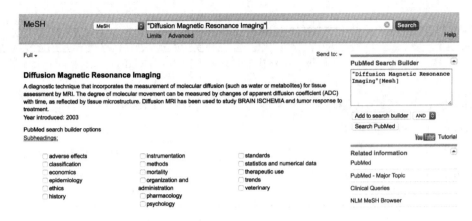

图 7-7 PubMed 的主题词检索界面

通过布尔逻辑运算符"AND""OR""NOT"进行逻辑运算。检索表达式会自动添加到"Search Builder"输入框内，点击其下方的"Search"执行检索。如检索标题或摘要中含有"breast neoplasm"的文献时，先在第一个检索项的"All Fields"下拉列表中选择"Title/Abstract"字段，检索输入框中输入检索词 breast cancer，以同样的方式在第二个检索项中选择 Title/Abstract 字段，输入"breast neoplasm"，两个检索项由左侧的运算符"OR"进行逻辑"或"的运算。可根据检索词的数量增加和减少检索行，点击检索词输入框后的"+"和"−"，分别增加和减少一检索行，见图 7-8 和表 7-3。

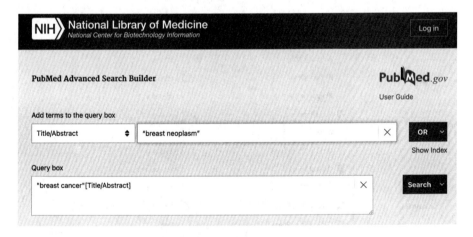

图 7-8 PubMed 的高级检索界面

表 7-3 PubMed 常用检索字段描述和标识

字段	描述	举例
Title［ti］	篇名	"Breast Neoplasm"［ti］
Abstract［ab］	摘要	"lymh node*"［ab］
Affiliation［ad］	著者地址	"Lanzhou University"［ad］
Author name［au］	论文的作者，格式：姓＋名	"Watson AJ"［au］

续表

字段	描述	举例
Language [la]	论文出版语种，语种检索时只输入前 3 个字母	English [lang] =eng [la]
Journal title [ta]	期刊名称	Lancet [ta]
Publication date [dp]	出版日期	2018 [dp]
MeSH terms [mh]	主题词	"Breast Neoplasm" [mh]
Publication type [pt]	出版类型	"Breast Neoplasm" [mh] AND "Meta" [pt]

2）限制性检索：PubMed 限制检索是对原有检索结果的进一步限定，以缩小检索范围和精确检索结果。限制条件选择位于检索结果页面的左侧，可以对作者、期刊刊名、免费全文链接或带有摘要文献、文献出版日期或录入 PubMed 数据库的日期、语种、子集、试验对象、性别、文献出版类型等内容进行限定。使用限定检索后，检索新课题时需点击最终检索结果页左侧栏上方或检索结果数下方的"clear all"，清除检索条件，否则已限定的内容会继续保留。当点击限定检索区域上方或下方的"Show additional filters"，会显示更多的过滤器种类，选中所需过滤器种类，点击"Show"按钮即可。见图 7-9。

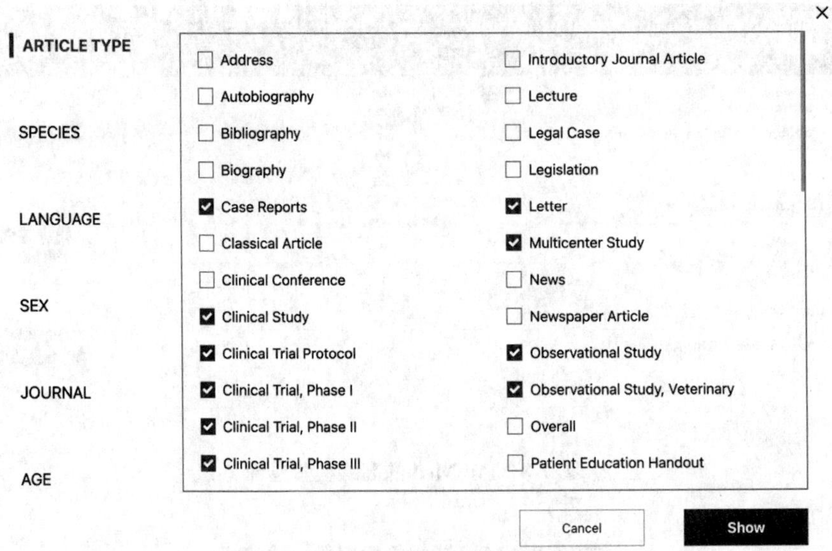

图 7-9 PubMed 的限制性检索界面

3）预检索及索引浏览是使用"Preview/Index"按钮进行检索的方法，可以优化检索策略。

4）引文匹配器：包括单篇引文匹配器（Single Citation Matcher）和多篇引文匹配器

（Batch Citation Matcher）两种。单篇引文匹配器可用于查找一篇文献，可以输入刊名、日期、卷、期、页码、题目等任何一项内容进行查询。多篇引文匹配器可用于批次查找多篇文献，可以按照系统设定好的顺序将所查找的文献每篇逐项地列出进行查询。

（2）基本检索

1）依据作者姓名来查找文献，作者的输入格式为：姓在前面用全称；名在后面用首字母缩写，并与姓之间有空格。如果只用姓名来检索，则需要加上作者字段标识符 [au]。姓名第一个字母可用大写也可用小写，如 Waston A 将检索成 Waston AA、Watson AJ、Watson AR 等。精确检索：可以用双引号将作者名引起来，再加上作者字段限定 [au]，例如 "Watson AJ" [au]，这样可以避免 PubMed 自动转换，实现精确查找。

2）根据期刊名称来查找文献，一般采用刊名缩写形式进行检索。期刊的缩写形式按照 PubMed 数据库的统一规定表示。如果一个杂志名恰好是主题词或关键词，例如 Lancet，PubMed 会首先将这些词转换成 MeSH 词表中的主题词进行检索。如果需要将检索请求进行标准化处理，可在杂志名后面加 [ta]，例如 "Lancet" [ta]。

3. 检索结果处理

（1）检索结果显示：检索结果显示格式系统默认显示为题录格式，每页显示记录数为 20，根据记录入库时间排序，即 Summary，20 per page，Sorted by recently added。用户可通过检索结果界面左上方的 Format 下拉菜单选项来改变结果的显示格式 [Summary、Summary（text）、abstract、abstract（text）、Medline、XML、PMID List]、每页显示记录数和排序方式。Summary 和 Summary（text）格式：只显示标题、作者、合作者、来源、文献类型（仅显示综述）、语种（非英文语种时显示）、不可获取摘要的标注、评论或修正链接、文献状态、DOI 和 PMID 号。Abstract 和 Abstract（text）格式：Summary 格式＋作者机构和地址、摘要、关键词、主题词、人名主题、物质名称等。MEDLINE 格式：是以字段标识形式出现的全记录格式，此格式文献可输出到文献管理软件中。系统默认检索结果按记录入库时间降序排列，用户可根据需要按出版时间、第一作者、通讯作者、刊名和文献标题等重新排序。

（2）检索结果保存：可对记录和全文进行保存。记录保存：检索结果界面右上方 "Send to" 下拉列表中有 "File" "Clipboard" "Collections" "E-mail" "Order" "My Bibliography" 和 "Citation manager" 7 种选择。

1）File 是将结果以文本形式保存，系统默认格式和排序为当前检索结果显示的格式和排序。

2）Clipboard 剪贴板为用户提供临时记录保存的免费空间，可多次使用，最多为用户保存 500 条记录，时长 8 小时。存入剪贴板后页面上方会显示已添加到剪贴板的提示和记录数（最近一次），右上方会显示总记录数，点击总记录数可随时查看。

3）Collections 是 My NCBI 个性化服务的一部分，为用户提供无限期保存检索结果记录的免费空间。其他功能类似于 Clipboard。

4）E-mail 将当前检索结果显示格式以邮件附件形式发送至电子邮箱，可选择发送的条数和起始序号。

5）Order 向出版商或全文服务机构订购检索结果中所需的全文文献。

6）My Bibliography 也是 My NCBI 个性化服务的一部分，每个账户最高存储量为 500 条，用户可对已保存的记录进行添加、删除、下载和排序等操作。

7）Citation manager 使用外部文献管理器创建一个文件夹保存检索结果，可选择保存的条数和起始序号。Collections 和 My Bibliography 都需要注册 My NCBI 账户才可使用。

全文保存：PubMed 会为部分检索结果提供与全文数据库（包括 PMC）或免费在线期刊网的超链接服务，用户可通过超链接到全文数据库或在线期刊网中下载保存所需的文献全文。检索结果的 Summary 和 Abstract 格式均支持该服务，但 Summary 格式仅支持免费全文链接服务，在 PMID 号后会有"Free Article"（连接到 PMC 之外的全文数据库）或"Free PMC Article"（链接到 PMC）咖啡色字样标注。Abstract 格式除支持免费全文链接服务外，还支持需付费方可下载的全文链接服务，同时也可提供在生物医学中心网站或 PMC 数据库获取 PDF 格式的免费全文链接，见图 7-10。

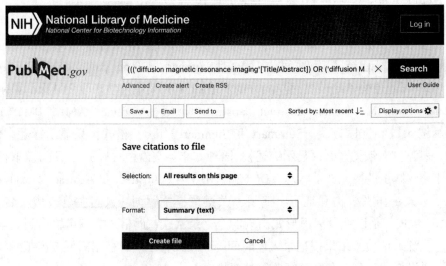

图 7-10　PubMed 的检索结果保存界面

（三）Embase.com

Embase.com 是 Elsevier 公司 2003 年推出的一个新产品。作为全球最大最具权威性的生物医学与药理学领域信息、基于网络的数据检索服务的文献数据库，目前共有 4 100 余万条记录，囊括了 95 个国家 / 地区出版的 8 500 多种刊物。其中有 2 900 种期刊在 Medline 中检索不到，还收录了 360 余万条会议摘要，Embase 数据库每天增加超过 6 000 条的记录更新，内容的年增长率超过 6%。与同类生物医学书目型数据库相比，Embase.com 突出展示药物、医疗器械信息及相关文献，在收录来源方面尤其涵盖了大量欧洲和亚洲医学刊物。检索主题词库远大于 Pubmed。其提供快速检索、高级检索、字段检索、药物检索、药物不良反应检索、医疗器械检索、疾病检索及 PICO 等检索方式。Embase 数据库系统可实现一次文献和二次文献的集成，用户在检索文摘索引时，可实时获取全文信息，使用户真正体验到方便、快捷、完整的一体化服务。其与MEDLINE 数据库有一定的差别，两个数据库不仅收录期刊不同，同一期刊中收录的论文数量也不相同。二者所覆盖的期刊范围虽有交叉之处，但 Embase 覆盖范围更具国际性。

1. 检索方法

Pubmed 提供检索和浏览两种方式，其中检索方式提供快速检索（Quick search）、高级检索（Advanced search）、药物检索（Drug search）、药物不良反应向导（Pharmacovigilance wizard）、医疗器械检索（Medical devices）、PICO 检索、疾病检索（Disease search）和论文检索（Article search）等，浏览方式提供主题词检索（Emtree）、浏览期刊（Journals）和作者检索（Authors）等，这里重点介绍高级检索、快速检索和PICO 检索。

（1）高级检索（Advanced Search）：在主页"Search"下拉菜单选择"Advanced"进入高级检索界面，在检索框输入检索词（单词、短语和检索式）进行检索，例如录入题目（Title）、摘要（Abstract）、主题词（Subject Headings）以及其他主题相关字段，并用逻辑运算符相连接构建检索表达式，点击"Search"完成检索。高级检索还提供一种与主题词库互动的检索方式，用户可以匹配（Mapping）Emtree 的主题词，可以根据文献发表或加入 Embase 的日期（Date）、文献收录的数据库（Embase 还是 MEDLINE）、研究对象的性别（Gender）和年龄（Age）、论文的语种（Language）、文献的类型（Publication type）进行检索。还可以在 EBM 栏目中快速获取 Cochrane 系统评价、Meta分析和随机对照试验等研究证据，见图 7-11。

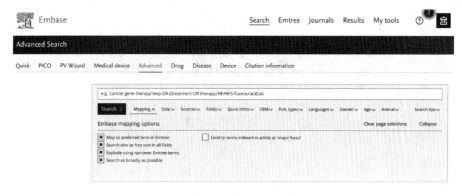

图 7-11　Embase 的高级检索界面

（2）快速检索（Quick Search）：其目的是从数据库中快速获取相关文献，用户可以选择相应的检索途径，录入检索词并用逻辑运算符"AND""OR""NOT"进行连接。结果显示界面可以按记录的相关度（Relevance）、发表时间（Publication Year）、记录的入库时间（Entry Date）进行排序。并可以用限制条件（Limit）对检索结果进一步筛选。用户还可以通过"循证医学"（Evidence-Based Medicine）栏目选择相应的证据类型，例如 Meta Analysis，见图 7-12。

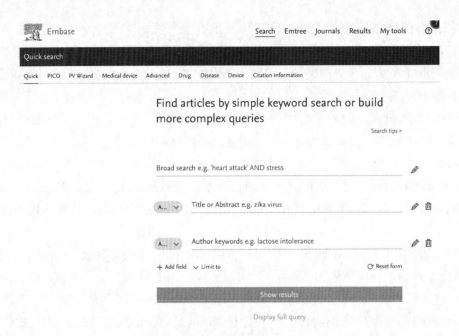

图 7-12　Embase 的快速检索界面

（3）PICO 检索：在进行文献检索时，明确了研究对象（Population）、干预措施（Intervention）、对照措施（Comparison）和结局指标（Outcome）之后，用户可据此提供检索词形成检索式。在构建 PICO 检索式的同时，系统的 Emtree 主题词库会与录入的词进行自动匹配，见图 7-13。

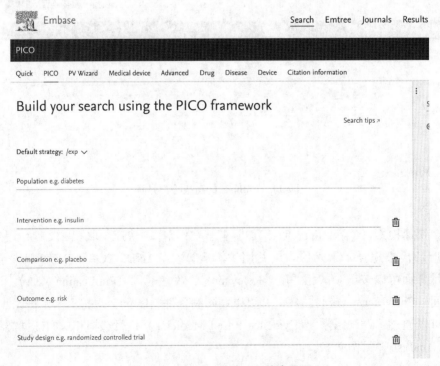

图 7-13　Embase 的 PICO 检索界面

2. 检索结果处理

(1) 检索结果显示：在检索结果界面，上端为检索历史界面，显示已检索的检索策略和结果。结果显示的默认顺序为数据库收录日期的降序排列，在检索结果界面选择"Sort by"可按照相关度，记录的入库日期（Entry Date）重新排序。显示格式默认为题录格式，包括作者、题目、刊名、年、卷、期和起页码。也可以对多个检索式进行组配，选择预组配的检索式，选择布尔逻辑运算符，点击"Combine"即可。在检索结果界面，左端为检索记录结果显示区域。显示区域分为两栏，左侧为过滤器栏，可对检索结果做进一步的分析和细化，包括多个过滤器：药物（Drug）、疾病（Disease）、研究类型（Study type）、期刊名称（Journal title）、出版类型（Publication type）和出版年代（Publication year）等。

(2) 检索结果保存：在检索结果界面，点击需要保存的文献编号并选中该篇文献，利用"Export"按钮将指定的文献以用户所需要的格式进行保存。如果保存至 EndNote 则需要选择"RIS format"；如果在电脑中安装了 RefWorks 软件，则"RefWorks Direct Export"功能可以将选取的参考文献直接发送至该软件。

（四）Web of Science

Web of Science 数据库是一个大型综合性、多学科、核心期刊引文索引数据库，提供 100 年来的学术引文回溯数据构成其数据的独特性，是目前提供引文回溯数据最深的数据库。数据库收录了 12 000 多种世界权威的、高影响力的学术期刊，学科范围涵盖了自然科学、工程技术、生物医学、社会科学、艺术与人文等领域。其除了一般的数据库所具有的检索功能外，还提供强大的个性化服务、检索结果的分析以及追踪该研究领域的最新进展等功能，利用这些功能不仅可以查全文，而且可以对拟选课题的研究历史进行全面的梳理，对研究进展进行及时的追踪。其提供基本检索、高级检索、引文检索和化学结构检索等检索方式。通过引文检索功能可查找相关研究课题各个时期的文献题录和摘要；可看到论文引用参考文献的记录、论文被引用情况及相关文献记录；可选择检索文献出版的时间范围，对文献的语种、文献类型做限定检索；检索结果可按照相关性、作者、日期、期刊名称等项目排序。Web of Science 收录了论文中所引用的参考文献，并按照被引作者、出处和出版年代编成特定的引文索引。

1. 检索规则

(1) 输入检索词的英文字母不区分大小写，可使用大写、小写或混合大小写进行检索。如 AIDS、Aids 以及 aids 的检索结果相同。

(2) 布尔逻辑运算：检索运算符（AND、OR、NOT）不区分大小写。在"主题"字段中可使用 AND，但在"出版物名称"或"来源出版物"字段中不能使用。

(3) 位置运算：NEAR/x，表示由该运算符连接的检索词之间相隔指定数量（不超过 15 个）的单词的记录，该规则也适用于单词处于不同字段的情况，但在"出版年"字段中不能使用；SAME，主要用于地址字段检索中，使用 SAME 可查找该运算符所分隔的检索词出现在同一地址中的记录。

（4）通配符：所有可使用单词和短语的检索字段均可使用通配符。星号（*）表示任何字符组，包括空字符；问号（?）表示任意一个字符，对于检索最后一个字符不确定的作者姓氏非常有用；美元符号（$）表示零或一个字符，对于查找同一单词的英国拼写和美国拼写非常有用。

（5）短语检索：加引号可进行精确短语检索，这一功能仅适用于"主题"和"标题"字段的检索。如果输入以连字号、句号或逗号分隔的两个单词，词语也将视为精确短语。

（6）运算符的优先顺序：（）＞ NEAR/x ＞ SAME ＞ NOT ＞ AND ＞ OR，可利用圆括号来提高运算优先级。

2．检索方法

主页上列有多种检索方法可供选择：基本检索，作者检索，被引参考文献检索，化学结构检索和高级检索等。

（1）高级检索：点击 Web of Science 数据库检索界面高级检索，进入高级检索界面。高级检索提供更灵活的组合查询条件，使文献的检索定位更加准确。在检索框直接输入由布尔逻辑运算符、检索字段简称和检索词构成的检索表达式。限制检索语种、文献类型和时间跨度等。点击"检索"进行检索。用户可以在高级检索中创建检索式并对其进行组配，页面底部的检索历史表格显示在当前会话期间所有成功进行的检索。检索按倒叙显示在"检索历史"表中，即最新创建的检索式显示在表顶部，用户最多可以将"检索历史表"中的 40 条检索式加以保存，见图 7-14。

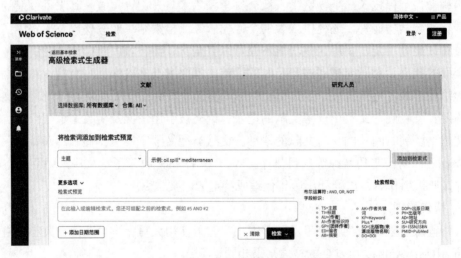

图 7-14　Web of Science 的高级检索界面

（2）创建引文追踪：只要新论文引用了指定的某篇文献，引文跟踪就会通过电子邮件通知您。要创建跟踪，必须是 Web of Science 的注册用户，并且登录该账户。引文跟踪的创建方法是在"检索"或"高级检索"页面中运行检索以找出要创建"引文跟踪"的记录；在"检索结果"页面中，选择记录的标题转至"全纪录"页面；单机创建引文跟踪链接，打开"创建引文跟踪"覆盖对话框；选择电子邮件样式，单击创建引文跟踪链接创建针对当前记录的引文跟踪。

3．检索结果处理

（1）检索结果显示：显示的默认顺序为数据库收录日期的降序排列，在检索的结果界面可以选择"被引频次""浏览次数""相关性"，还可以点击"更多"的下拉列表，选择多种排序方式。显示格式默认为题录格式，包括作者、题目、刊名、年、卷、期和起止页码。用户点击"查看摘要"即可获取文献的摘要信息。

（2）检索结果保存：在检索结果界面，点击需要保存的文献编号并选中该文献，如果用户已经注册 EndNote Web 的个人图书馆账号，选择"保存至 EndNote Online"则将指定的文献信息存至 EndNote 的在线存储空间，个人图书馆最多可保存 50 000 条记录。如果选择"保存至 EndNote Desktop"，则将文献发送或保存至指定的文件。

（五）Uptodate

1．简介

Uptodate 是一个循证医学临床决策支持系统（https：//www.uptodate.com/contents/search），涵盖 20 多个医学领域的 1 万多个医学主题，每个主题下划分有更细的专业类别。6 000 多位世界知名的医生作者、编辑以及同行评审专家通过严格的评审过程，将最新的医学信息整合成可信的循证推荐信息。由循证医学知识库、患者信息主题库、图像检索库、医学计算器以及药物数据库五大内容模块和一个继续教育模块构成，集成了信息反馈和全文链接等功能。在循证医学知识库中，提供了超过 10 000 个临床主题概念，内容涉及急救医学、传染病学、肿瘤学等 21 个专业领域。该数据库检索入口有疾病、药物症状、操作方法以及实验室异常，对于药物的检索会有药物相互作用的界面显示，可对药物进行分析、评价风险等级、图像检索等，见图 7-15。

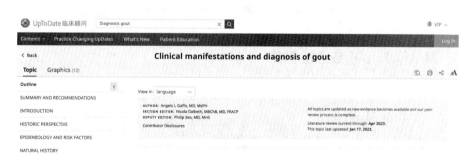

图 7-15 Uptodate 数据库检索界面

2．证据评价标准

证据评价标准可分为两个方面：推荐等级和证据等级，其中推荐等级用数字 1 和 2 表示，证据等级用英文字母 A、B、C 表示。推荐等级 1 指强推荐，表示如果采用这一建议，那么对于绝大多数患者（并非全部）来说，利益明显大于风险和负担，反之亦然。推荐等级 2 指弱推荐，表示利益和风险程度相当或不确定。证据等级 A 是指高质量证据，表示随机试验得到的一致证据，或其他形式无可反驳的证据。证据等级 B 是指中等质量证据，表示有一定局限性的随机对照试验的证据或其他形式的有力的证据。证据等级 C 是指低质量证据，表示由观察性研究、非系统的临床观察或有严重缺陷的随机试验得出的证据。

（六）DynaMed

1．简介

DynaMed 数据库将最有用的医学信息提供给卫生保健人员，目标是创建一个让每位卫生保健人员能以适合他们的方式得到最需要的信息，精髓是平衡可利用资源的各个方面，创建最有用的临床潜在资源（https：//www.dynamed.com/）。DynaMed 数据库可系统评估当前所有相关的研究，力求呈现给临床医生最小偏倚的证据；并且每天更新，新的研究证据一经发表就会在第一时间被整合到 DynaMed 数据库中；也可采用多种方式进行检索和阅读，DynaMed 数据库可以通过网址（本地和远程）和移动设备如 iPhone、iPad、Microsoft Windows Phone and Palm 等轻松访问。

2．证据评价标准

DynaMed 数据库另外一个特色是可以根据纳入研究的内部真实性与外部真实性，将证据质量分为 3 级。一级证据：最有效的且以患者为中心的研究结论，如随访率至少达 80% 的随机对照试验、关注预后信息的起始队列研究和一级证据的系统评价等。二级证据：运用科学的研究方法但未满足一级证据要求，以患者为中心的研究结论，如随访率低于 80% 的随机对照试验、非随机对照研究和缺乏明确参考标准的诊断研究。二级证据并不是可靠的证据。三级证据：不是以患者为中心的非科学研究结论，如病例系列、病例报告、专家观点和从科学研究中间接推断的结论等。不仅如此，DynaMed 数据库又基于对证据的分级，给出 ABC 三级推荐意见：A 级推荐意见为一致且高质量的证据，B 级推荐意见为不一致或有限的证据，C 级推荐意见为缺乏直接的证据。

二、其他国外诊断专业数据库

（一）Medion 数据库

由荷兰和比利时研究人员组成的小组对其进行维护和更新，由诊断试验系统评价方法学研究数据库（Methodological Studies on Systematic Reviews of Diagnostic Tests）、诊断研究系统评价数据库（Systematic Reviews of Diagnostic Studies）和遗传检测研究系统评价数据库（Systematic Reviews of Studies on Genetic Test）构成。可对 3 个数据库同时检索，也可对单个数据库进行检索。若同时对 3 个数据库进行检索，只能在作者（Author）、ICPC 代码（ICPCcode）、期刊（Journal）、症状指征（Signssymp）、研究主题（Topic）和时间（Year）等字段输入相应的检索词点击完成检索。

（二）IFCC 数据库

国际临床化学和检验医学联合会（International Federation of Clinical Chemistry and Laboratory Medicine，IFCC），是一个临床化学和实验医学领域世界性的、非政治性组织。它的职责包括与其他国际组织合作制定全球标准，通过科学和教育方面的努力支持其成员，提供一系列会议以便检验医学专家会面并展示其最初发现和最佳实践。主要由85 个国家专业学会、46 个法人团体会员和 9 个分支委员会组成，并与阿拉伯临床生物学联合会（AFCB）、拉丁美洲临床生物化学联合会（COLABIOCLI）、亚太临床生物化学联合会（APFCB）、欧洲临床化学和检验医学联合会（EFCC）和非洲临床化学联合会（AFCC）5 个区域性联合会建立了紧密联系。IFCC 数据库收集与临床有关的实验室诊断方面的研究，并提供按主题浏览检索和简单检索，见图 7-16。

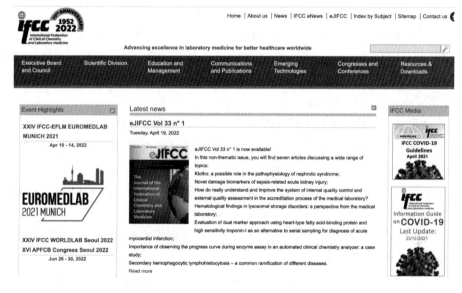

图 7-16　IFCC 数据库检索界面

（三）临床试验注册平台数据库

1. 世界卫生组织国际临床试验注册平台（网址：**https：//trialsearch.who.int/**）

2001 年，世界卫生组织（WHO）在美国纽约召开会议并发表了临床试验注册制度和分配全球统一注册号的 *New York Statement*，决定成立 WHO 临床试验注册平台（World Health Organization International Clinical Trial Registration Platform，WHO ICTRP），成为全球各地区临床注册中心分配全球统一注册号的中心。2007 年 5 月，WHO ICTRP 正式运行，其由临床试验注册机构协作网和检索入口两部分组成。协作网由若干个一级注册机构和成员注册机构组成，二者统称贡献者注册机构。一级注册机构是主要的临床试验注册机构，并直接向 WHO ICTRP 中央数据库提交资料。成员注册机构通过一级注册机构间接上传资料。检索入口是甄别临床试验真伪的网站，不是临床试验注册机构，使用者可经此入口检索 WHO ICTRP 中央数据库，检索到目标临床试验后，点击超级链接，就可直接从源注册机构获得相关记录。

2．Current Controlled Trials（网址：http：//www.controlled-trials.com）

它是英国伦敦的一个商用网站，该网站的 mRCT 是一个重要的医学在研随机对照试验数据库，通过简单注册，便能免费检索到相关数据，获得正在进行的临床试验信息，同时接收临床试验订阅信息。该网站提供的订阅信息包括服务对象、内容、临床试验数量和是否免费等。

3．Clinical Trials（网址：https：//www.clinicaltrials.gov）

它是 NIH 通过 NLM 提供临床研究信息的数据库。收录由 NIH、美国其他联邦机构和制药公司资助的 6 000 多条临床试验信息。每条临床试验信息的内容包括试验名称、试验主持单位、试验目的、试验内容、参加试验患者的标准、试验的地点、试验是否继续招收患者、参加试验与谁联系和试验起始日期等。

4．Cochrane 临床对照试验中心注册库（网址：http：//www.cochranelibrary.com/）

Cochrane Central Register of Controlled Trials-CENTRAL 包括摘自书目数据库和其他已出版资源已发表论文的详情。CENTRAL 记录包括每篇论文的标题、收录数据库信息，并且在很多情况下还包括了摘要。

5．澳大利亚 - 新西兰临床试验注册中心（网址：http：//www.anzctr.org.au）

由澳大利亚全国卫生与医学研究委员会和新西兰卫生研究委员会资助的一个非盈利性机构。提供卫生保健领域临床试验注册等服务。

6．英国制药工业协会临床试验数据中心（网址：https：//www.abpi.org.uk/facts-figures-and-industry-data/clinical-trials/）

由英国制药工业协会发起，制药企业资助，可免费检索在英国注册的临床试验。

7．其他临床试验数据库

（1）印度临床试验注册中心（http：//ctri.nic.in/Clinicaltrials/login.php）。

（2）荷兰临床试验注册中心（http：//www.trialregister.nl/trialreg/index.asp）。

（3）斯里兰卡临床试验注册中心（https：//slctr.lk/）。

（4）泛非临床试验注册中心（https：//pactr.samrc.ac.za/）。

（5）香港临床试验注册中心（http：//www2.ccrb.cuhk.edu.hk/web/？page_id=746）。

（6）CenterWatch 临床试验（http：//www.centerwatch.com）。

（7）欧洲医药局（EMEA）（https：//euclinicaltrials.eu/home）。

（8）国际药品制造商协会联合会（IFPMA）临床试验（http：//www.ifpma.org/clinicaltrials.html）。

（9）英国临床试验网站（http：//www.controlled-trials.com/ukctr）。

（10）大学医学信息网络临床试验注册（日本）（https：//jrct.niph.go.jp/）。

（四）其他数据库

1. BIOSIS Previews 数据库（网址 **https：//www.ebsco.com/products/research-databases/biosis-previews**）

BIOSIS Previews（BP）数据库是原美国生物学文摘生命科学信息服务社（Biosciences Information Service of Biological Abstracts，BIOSIS；现隶属于 Thomson Scientific）编辑出版的文摘、索引型数据库，是世界上规模较大、影响较深的著名生物学信息检索工具之一。由《生物学文摘》（*Biological Abstracts*，*BA*）和《生物学文摘 / 报告、述评、会议资料》（*Biological Abstracts/Report*，*Reviews and Meetings*，*BA/RRM*）组合而成，收集了 1969 年以来世界上 100 多个国家和地区的 6 000 多种生命科学方面的期刊和 1 650 多个国际会议、综述、书籍和来自美国专利商标局的专利信息。内容涉及生命科学的所有领域，主要包括传统领域（分子生物学、植物学、生态与环境科学、医学、药理学、兽医学、动物学），跨学科领域（农业、生物化学、生物医学、生物技术、试验临床、兽医药学、遗传学、营养学、公共卫生学）和相关领域（仪器、试验方法等）。数据每周更新，最早可回溯至 1926 年。通过 Web of Knowledge 检索平台检索 BP 数据库，其检索规则和方法与 Web of Science 相同。

2. 其他国家数据库

（1）非洲：African Index Medicus（http：//indexmedicus.afro.who.int）。

（2）澳大利亚：Australasian Medical Index（fee-based）（http：//www.nla.gov.au/ami）。

（3）地中海东部：Index Medicus for the Eastern Mediterranean Region。http：//www.emro.who.int/information-resources/imemr/imemr.html）。

（4）欧洲：PASCAL（fee-based）（http：//international.inist.fr/article21.html）。

（5）印度：IndMED（http：//indmed.nic.in）。

（6）韩国：KoreaMed（http：//www.koreamed.org/SearchBasic.php）。

（7）拉丁美洲和加勒比海：LILACS（in English，Spanish and Portuguese。http：//bases.bireme.br/cgibin/wxislind.exe/iah/online/？IsisScript=iah/iah.xis&base=LILACS& lang=i）。

（8）东南亚：Index Medicus for the South-East Asia Region（IMSEAR。http：//library.searo.who.int/modules.php？op=modload&name=websis&file=imsear）。

（9）乌克兰和俄罗斯联邦：Panteleimon（http：//www.panteleimon.org/maine.php3）。

（10）西太平洋：Western Pacific Region Index Medicus（WPRIM。http：//www.wprim.org）。

第三节 国内数据库概述

本节以磁共振成像 DWI 序列诊断乳腺癌淋巴结转移价值为例详细介绍主要数据库

及其检索，第二节已经介绍了英文数据库的检索方法，对于中文数据库的检索方法也同理。首先解构临床问题，构建检索表达式。其次在数据库中执行检索，如果要检索其系统评价及诊断试验，3 个组面（乳腺癌、磁共振成像 DWI 序列和淋巴结）和系统评价或诊断试验组面之间是"与"的关系。以 SinoMed 为例（其他中文数据库检索词相似），其具体系统评价及诊断试验检索策略见表 7-4。

表 7-4 磁共振成像 DWI 序列诊断乳腺癌淋巴结转移价值检索策略（SinoMed）

#1 主题词：乳腺癌 / 全部树 / 全部副主题词
#2 主题词：乳腺肿瘤 / 全部树 / 全部副主题词
#3 缺省［智能］：乳腺
#4 缺省［智能］：乳腺肿瘤
#5 OR/1 ~ 5
#6 缺省［智能］：DWI
#7 缺省［智能］：弥散加权成像
#8 缺省［智能］：扩散加权成像
#9 主题词：磁共振成像 / 全部树 / 全部副主题词
#10 缺省［智能］：MR
#11 缺省［智能］：磁共振成像
#12 OR/6 ~ 11
#13 主题词：淋巴结 / 全部树 / 全部副主题词
#14 缺省［智能］：淋巴结
#15 OR/13 ~ 14
#16 #5 AND #12 AND #15
若需要检索该临床问题的系统评价，可增加系统评价的检索词：
#1 缺省［智能］：系统评价
#2 缺省［智能］：Meta 分析
#3 主题词：Meta 分析 / 全部树 / 全部副主题词
#4 缺省［智能］：荟萃分析
#5 缺省［智能］：系统综述
#6 OR/1 ~ 5
若需要检索该临床问题的诊断试验，可增加诊断试验的检索词：
#1 主题词：诊断 / 全部树 / 全部副主题词
#2 主题词：诊断，计算机辅助 / 全部树 / 全部副主题词
#3 主题词：诊断，鉴别 / 全部树 / 全部副主题词
#4 主题词：实验室技术和方法 / 全部树 / 全部副主题词
#5 主题词：误诊 / 全部树 / 全部副主题词
#6 主题词：诊断，双重 / 全部树 / 全部副主题词
#7 主题词：诊断技术和方法 / 全部树 / 全部副主题词
#8 主题词：偶然发现 / 全部树 / 全部副主题词
#9 主题词：早期诊断 / 全部树 / 全部副主题词
#10 主题词：敏感性与特异性 / 全部树 / 全部副主题词

#11	主题词：参考值 / 全部树 / 全部副主题词	
#12	主题词：假阳性反应 / 全部树 / 全部副主题词	
#13	主题词：假阴性反应 / 全部树 / 全部副主题词	
#14	主题词：观察者偏差 / 全部树 / 全部副主题词	
#15	主题词：ROC 曲线 / 全部树 / 全部副主题词	
#16	主题词：试验预期值 / 全部树 / 全部副主题词	
#17	缺省 [智能]：真阳性	
#18	缺省 [智能]：假阳性	
#19	缺省 [智能]：假阴性	
#20	缺省 [智能]：真阴性	
#21	缺省 [智能]：敏感度	
#22	缺省 [智能]：敏感性	
#23	缺省 [智能]：灵敏度	
#24	缺省 [智能]：漏诊	
#25	缺省 [智能]：特异性	
#26	缺省 [智能]：特异度	
#27	缺省 [智能]：误诊	
#28	缺省 [智能]：诊断	
#29	缺省 [智能]：似然比	
#30	缺省 [智能]：预测值	
#31	缺省 [智能]：ROC 曲线	
#32	缺省 [智能]：受试者操作特征曲线	
#33	缺省 [智能]：曲线下面积	
#34	缺省 [智能]：AUG	
#35	缺省 [智能]：验前比	
#36	缺省 [智能]：验前概率	
#37	缺省 [智能]：验后比	
#38	缺省 [智能]：验后概率	
#39	缺省 [智能]：筛查	
#40	缺省 [智能]：参考值	
#41	缺省 [智能]：符合率	
#42	缺省 [智能]：一致性	
#43	缺省 [智能]：准确性	
#44	缺省 [智能]：金标准	
#45	OR/1 ~ 44	

一、常用中文数据库检索及应用

（一）中国生物医学文献数据库（http：//www.sinomed.ac.cn/index.jsp）

中国生物医学文献数据库（China Biomedical Literature Database，CBM）作为中国生物医学文献服务系统（SinoMed）数据库之一，是中国医学科学院医学信息研究所开发研制的综合性中文医学文献数据库。收录了 1978 年以来的 1 800 多种中国期刊以及汇编资料、会议论文的文献题录。年增长量约 40 万条。覆盖了基础医学、临床医学、预防医学、药学、中医学及中药学等生物医学的各个领域，能够全面、快速地反映国内外生物医学领域研究的新进展，准确地利用和分析文献信息。支持多种检索方式，包括基本检索、主题检索、分类检索、期刊检索、作者检索和"我的检索策略"。并提供独立个人空间，保存有价值的检索策略及检索结果，可按个人习惯进行组织和再利用，方便灵活。其可提供灵活多样的原文获取途径，包括维普原文直接链接、学位论文在线浏览、免费全文直接下载、原文传递等，可以根据需要随意选择。

1. 检索规则

SinoMed 利用布尔逻辑运算符实现检索词或代码的组合检索，常用的逻辑运算符分别为"AND""OR""NOT"，三者间优先级顺序为：NOT > AND > OR。SinoMed 支持单字通配符（？）和任意通配符（%）两种通配符检索方式。？替代任一半角字符或任一中文字符，% 替代任意个字符。

2. 检索方法

（1）跨库检索：跨库检索能同时在 SinoMed 继承的一个或多个数据库中进行检索，其首页的检索输入框即跨库检索的快速检索框，用户还能从其首页右上角的数据库下拉菜单里选择进入跨库检索，见图 7-17。

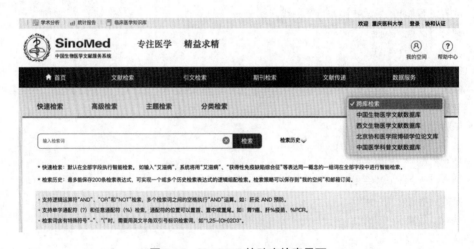

图 7-17　SinoMed 的跨库检索界面

（2）快速检索：SinoMed 的所有子数据库均支持快速检索。快速检索时在数据库的全部字段内执行检索，输入的多个检索词默认为"AND"组配关系。在检索时，需要注意将多个英文单词作为一个检索词或者检索词含有特殊符号"-"时，需要用英文半角双引号标识检索词。

（3）高级检索：SinoMed 的所有子数据库均支持高级检索，高级检索支持多个检索入口、多个检索词之间的逻辑组配检索，方便用户构建复杂的检索表达式。通过逻辑符组配后，点击"发送到检索框"后再执行"检索"即可找到所需文献。

（4）主题检索：在 SinoMed 中，CBM、WBM、中国医学科普文献数据库和北京协和医学院博硕学位论文库均支持主题检索。进入 CBM 的主题检索界面，在检索入口选择"中文主题词"或"英文主题词"，输入检索词后，点击查找按钮，浏览查找结果，在列出的所有款目词和主题词中选择所需要的检索词。

3．检索结果处理

（1）检索结果显示：检索结果页面可以设置显示格式（题录格式有标题、著者、著者单位、出处，文摘格式有标题、著者、著者单位、文摘、出处、关键词、主题词、特征词）。每页显示条数共 4 个选项（20 条、30 条、50 条和 100 条）。排序方式有入库、年代、作者、期刊、相关度和被引频次。

（2）检索结果保存：在检索结果页面用户可根据需要，点击结果输出，选择输出方式、输出范围和保存格式。输出方式中的"保存"将所选结果保存成 .txt 文本，可用于导入 EndNote 等文献管理软件。供用户选择的"保存格式"包括题录、文摘、参考文献和自定义。

（二）中国学术期刊网络出版总库（http：//www.cnki.net）

中国学术期刊网络出版总库（China Academic Journal Network Publishing Database，简称 CAJD），是目前世界上最大的连续动态更新的中国学术期刊全文数据库，收录了 1994 年至今（部分刊物回溯至创刊）国内出版的 8 000 多种学术期刊，分为 10 个专辑（基础科学、工程科技、农业科技和医药卫生科技等），进一步分为 168 个专题和近 3 600 个子栏。中国知网统一检索平台的引文检索、学者检索、科研基金检索、句子检索和文献出版来源是其特有的检索方式，其检索方式具有多样性，能更好地满足用户对多角度检索的需求。

1．检索规则

逻辑运算符"AND""OR""NOT"可用于组配检索词，表达式可用"（）"进行组合，从而扩大或缩小检索范围。在构建检索式时需注意，所有符号和英文字母必须使用英文半角字符"AND""OR""NOT"优先级相同，英文半角圆括号"（）"用于改编组合的顺序；使用逻辑运算符"AND""OR""NOT"时，需注意前后空一个字节；使用"同句""同段""词频"时需要一组英文半角单引号将多个检索词及其运算符括起。

2．检索方法

提供普通检索、高级检索、出版物检索。其中普通检索和高级检索提供了二次检索的功能，在检索结果页面的检索输入框中输入新的检索字段，点击"结果中检索"，可缩小检索范围，获得更准确的文献，提高查准率。

（1）普通检索：平台首页默认为普通检索，普通检索是一种与搜索引擎类似的检索方式。在检索输入框内输入需要检索的关键词，点击搜索图标即可获得用户所需文献。该种检索方式方便快捷、效率高。进行检索时，系统默认数据源为"文献"，即默认在学术期刊、博士（硕士）学位论文、会议、报纸中同时进行检索。若想改变检索的资源类型，可通过选择检索输入框下方的数据库完成。普通检索提供了主题、关键词、篇

名、全文、第一作者、单位、基金、摘要、参考文献、中图分类号、文献来源、DOI 等
检索字段，见图 7-18。

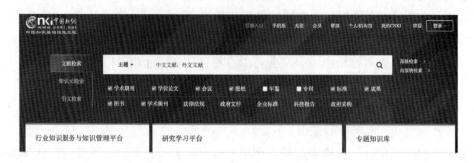

图 7-18 CNKI 的普通检索界面

（2）高级检索：若用户需要使用专业检索或组合检索，可通过点击首页的"高级检
索"进入高级检索界面，包含文献、期刊、硕博士论文等不同的数据库。进行检索时，
系统默认数据源为"文献"，即默认在学术期刊、博士（硕士）学位论文、会议、报纸
中同时进行检索。若想改变检索的资源类型，可通过选择检索输入框下方的数据库完
成。在相应检索框内输入检索词，并选择该检索词的匹配方式（精确或模糊）。当检索
条件有多个时，可以根据检索条件数目点击"+"和"−"增加和减少检索行，最多可
以增加到 10 行。合理选择检索条件之间的逻辑关系（并且、或者和不含）进行组合检
索。它们的优先级相同，即按先后顺序进行组合。添加完所有检索条件后，点击"检
索"执行检索。当检索另一组面时，添加完检索条件后，点击"结果中检索"执行另一
组面检索。

3．检索结果处理

（1）检索结果显示：其结果可以列表形式或摘要形式展开，并且提供分组浏览功
能，以便于文献进一步筛选。分组包括主题、学科、发表年度、研究层次、文献类型、
文献来源、作者、机构、基金。点击不同分组将显示不同的分组类别，点击某个分组类
别可获得该类别中的相关结果。系统按照文献的发表年度的检索结果进行分组，括号的
数值代表检索结果在这些不同年度中命中的数量。在结果界面，每页显示的检索结果数
量可设置为 10 条、20 条或者 50 条。

（2）检索结果保存：其为用户提供检索结果组合、检索结果组合分析、组合浏览
的功能。点击需要保存的文献编号并选中该篇文献，点击"导出 / 参考文献"进入存盘
页面。该平台为用户提供了 GB/T 7714—2015 格式的引文、查新格式等 12 种文献导出
格式。用户可根据需求将文献题录导出到本地文件中，也可点击"复制到剪贴板""打
印""xls""doc"或"生成检索报告"将文献题录进行保存。

（三）维普期刊资源整合服务平台（http：//lib.cqvip.com）

中文科技期刊数据库（全文版）（China Science and Technology Journal Database,

CSTJ）是重庆维普资讯有限公司推出的一个功能强大的中文科技期刊检索系统。收录1989年至今12 000余种期刊的1 000余万篇文献，并以每年180万篇的速度递增。涵盖社会科学、自然科学、工程技术、农业科学、医药卫生、经济管理、教育科学、图书情报和社会科学8大专辑共28个专题。除了齐全的检索方法外，维普还提供了其独特的检索方法，以满足用户其他的信息检索需求，提供更详细的服务，如整刊检索、核心期刊检索、页面信息检索等。

（四）数字化期刊全文数据库（http：//www.wanfangdata.com.cn）

数字化期刊全文数据库是万方数据知识服务平台（Wanfang Data Knowledge Service Platform）的重要组成部分。它于2018年1月8日推出新版知识服务平台，目前收录1998年至今的理、工、农、医、哲学、人文、社会科学、经济管理和科教文艺8大类100多个类目的8 500多种各学科领域核心期刊，其中核心期刊1 900余种；期刊论文总量近5 900万篇，每年约增加200多万篇；学术论文已超过4 700万条数据，每周更新两次。万方数据中学位论文、会议论文、科技成果、专利文献的收录优于中国知网，收录外文期刊、外文会议、政策法规、地方志、企业信息、科技专家其独特的文献资源，同时动态提供科技动态、专题及OA论文。万方数据的查新服务中心是万方数据特有的检索方式，其特色在于能为用户推荐检索词，用户只要输入与检索课题相关的文本（如诊断试验等），查新服务中心便可给出推荐检索词供用户选择。

1. 检索规则

万方数据知识服务平台的检索输入框默认接受PairQuery（PQ语言），每个部分称为一个Pair，每个Pair由冒号分隔符（：）分隔为左右两部分，冒号分隔符左侧为限定的检索字段，右侧为要检索的词或短语，即"检索字段：检索词"。PQ语言中的符号（空格、冒号、引号、横线）可任意使用全角、半角符号及任意的组合形式。逻辑关系有逻辑非not或减号（−）、逻辑与and或星号（*）、逻辑或or或加号（+）。优先顺序为（）> not > and > or。

2. 检索方法

（1）高级检索：点击主页"高级检索"进入高级检索界面，系统默认为3个检索框，可通过单击"+""−"来增加或减少检索框的数量，每个检索框都可通过下拉菜单选择检索字段，并可选择模糊和精确两种匹配模式，字段间可选择"与""或""非"3种逻辑关系，见图7-19。

（2）专业检索：点击主页"专业检索"进入专业检索界面，可按照PQ表达式的语法规则自行输入检索式，也可通过页面中的"可检索字段"功能提供的帮助构建检索式来进行检索。在高级检索和专业检索模式下，均可设定检索的时间范围；利用"推荐检索词"功能为用户推荐与输入与课题相关的检索用词；还可浏览和导出检索历史，见图7-20。

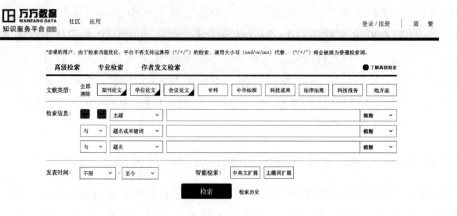

图 7-19 万方数据知识服务平台高级检索界面

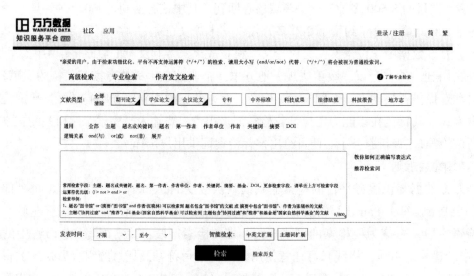

图 7-20 万方数据知识服务平台专业检索界面

3. 检索结果处理

（1）检索结果显示：检索结果以列表或摘要形式展开，可按每页 20 条、30 条和 50 条显示，用户可自行切换。检索结果页面的左侧，系统将文献按照资源类型、学科分类、发表年份、语种、来源数据库、出版状态等进行分组，点击不同的分组将显示不同的分组类别，也可选择每页显示的检索结果数和按出版年来筛选文献。

（2）检索结果保存：在检索结果界面，点击需要保存的文献编号部分或全部选文献，利用"导出"按钮，或通过点击所选文献标题进入详情页，点击"导出"按钮，进入文献导出界面，系统为用户提供了 8 种文献导出个数，并默认导出文献列表。文献的选择条目不能超过 500 条，即最多可导出 500 条记录。每篇文献的题录下方还提供"在线阅读"和"下载"选项，点击"下载"即可下载该篇文献。

二、其他国内数据库

（一）中国科学引文数据库（http：//sciencechina.cn）

中国科学引文数据库（**Chinese Science Citation Database，CSCD**）

中国科学引文数据库由中国科学院文献情报中心于 1989 年创建，属于中国科学文献服务系统的一个子系统，收录我国数学、物理、化学、天文学、地学、生物学、农林科学、医药卫生、工程技术、环境科学和管理科学等领域出版的中英文科技核心期刊和优秀期刊千余种。2007 年，CSCD 与美国 Thomson-Reuters 合作，中国科学引文数据库将以 ISI Web of Knowledge 为平台，实现与 Web of Science 的跨库检索。

（二）国家科技图书文献中心（http：//www.nstl.gov.cn）

国家科技图书文献中心（National Science and Technology library，NSTL）是经国务院批准，于 2000 年 6 月 12 日成立的一个基于网络环境的、公益性的科技文献信息服务机构。其订购的文献资源覆盖自然科学、工程技术、农业科技和医药卫生等领域的 100 多个学科或专业。

（三）中国临床试验注册中心（http：//www.chictr.org）

中国临床试验注册中心由中国循证医学中心 /Cochrane 中心、四川大学华西医院组建，是渥太华工作组的成员单位，是一个非盈利的学术和服务机构。它提供临床试验注册、临床研究设计咨询、产生和隐藏中心随机分配序列、临床科研论文评审、培训临床科研和论文评审专家等服务。

参考文献

[1] 梁莉，葛龙，周为文，等．我国诊断性试验系统评价 /Meta 分析的检索情况调查分析 [J]．中华医学图书情报杂志，2013，22（05）：9-16.

[2] 刘海峰，刘易婧，许永生，等．磁共振成像 DWI 序列诊断乳腺癌淋巴结转移价值的 Meta 分析 [J]．中国循证医学杂志，2016，（11）：42-49.

[3] 王梦书，李乐，张红霞，等．影像诊断系统评价被临床实践指南引用情况调查 [J]．中国循证医学杂志，2016，16（03）：341-347.

[4] 王会梅．数字图书馆中 Web of science 数据库的解读与应用 [J]．农业图书情报学刊，2010，22（11）：100-103.

[5] 王琪，姚亮，肖晓娟，等．循证医学数据库 DynaMed 简介 [J]．中国循证儿科杂志，2012，07（4）：302-304.

[6] Gusenbauer M，Haddaway NR. Which academic search systems are suitable for systematic reviews or meta-analyses? Evaluating retrieval qualities of Google Scholar，PubMed，and 26 other resources [J].

Res Synth Methods，2020，11（2）：181-217.

[7] Baxter SL，Lander L，Clay B，et al. Comparing the Use of DynaMed and UpToDate by Physician Trainees in Clinical Decision-Making：A Randomized Crossover Trial［J］．Appl Clin Inform，2022，13（1）：139-147.

[8] Bramer WM，Giustini D，Kleijnen J，et al. Searching Embase and MEDLINE by using only major descriptors or title and abstract fields：a prospective exploratory study［J］．Syst Rev，2018，7（1）：200.

第八章

循证诊断学常用软件

本章概要

  Meta 分析软件众多，充分了解每个软件的功能特性及异同是正确进行诊断试验 Meta 分析的基础，而根据纳入诊断试验的研究特征和分析目的选择适合的软件及分析模型，则是正确进行诊断试验 Meta 分析的前提。Stata、RevMan 以及 Meta-DiSc 是 3 个常用的诊断试验 Meta 分析软件，均可以对诊断试验数据进行合并分析，但却各有特点，了解其特点并熟练选择加以运用是系统评价制作者在数据分析阶段的主要学习内容。指南制定工具——GRADEpro GDT 具有对系统评价进行证据分级、在线制定指南及辅助形成推荐意见的功能，可以有效帮助使用者快速进行证据分级，并利用网络在线优势实现评价分级过程中重要数据和流程的整合，对促进证据分级方法学的普及与应用均有着重要的意义。

第一节　诊断试验 Meta 分析常用软件概述

  目前，可用于诊断试验 Meta 分析的软件有 Stata、WinBUGS、R、OpenBUGS、RevMan、MIX、Comprehensive Meta-Analysis、Metaanalyst、Meta-Disc 和 Meta-Test，这里主要讲解 RevMan、Meta-Disc 及 Stata 软件对诊断试验数据的合并分析，为了便于比较不同软件计算结果异同，我们以张荣等的研究数据（表 8-1）为例呈现每个软件的统计分析过程。

表 8-1 MRI 联合超声诊断乳腺癌淋巴结转移的统计数据

研究	例数	TP	FP	FN	TN	金标准	诊断试验	盲法
An，2014	215	99	12	33	71	病理学检查	MRI+ 超声	是
Hwang，2013	349	38	17	54	240	SLNB/ALND	MRI+ 超声	不清楚
Schopp，2016	497	98	0	61	338	SLNB/ALND	MRI+ 超声	不清楚
You，2015	133	72	9	22	30	SLNB/ALND	MRI+ 超声	不清楚
陈镇标，2014	136	39	6	14	77	病理学检查	MRI+ 超声	不清楚
刘蓉，2015	497	339	10	6	82	SLNB	MRI+ 超声	是
谢四梅，2014	193	38	4	42	109	SLNB/ALND	MRI+ 超声	不清楚
殷正昕，2013	268	73	5	32	158	病理学检查	MRI+ 超声	不清楚

注：SLNB，前哨淋巴结活检术；ALND，腋窝淋巴结清扫术。

表中数据来自：张荣，刘海峰，胡莎莎，等. MRI 联合超声诊断乳腺癌淋巴结转移的 Meta 分析 [J]. 中国循证医学杂志，2016，16（12）：1374-1380.

一、RevMan

（一）简介

Review Manager（简称 RevMan）是国际 Cochrane 协作网为系统评价制作者提供的专用软件，是 Cochrane 系统评价的一体化、标准化软件。主要用来制作和保存 Cochrane 系统评价的计划书及全文，对录入的数据进行 Meta 分析，并且将 Meta 分析的结果以森林图等比较直观的形式进行展示，以及对系统评价进行更新，是最常用的循证医学中作系统评价和分析的软件之一。目前，该软件属免费软件，其最新版本为 RevMan 5.3。

（二）下载与安装

下载：在 IE 浏览器输入 https：//community.cochrane.org/help/tools-and-software/revman-5 后，点击界面下方"download"，即可进入下载页面，选择合适的版本进行免费下载。

安装：①双击安装文件。②点击"Welcome to the Review Manager Setup Wizard"窗口中"Next"。③选择"License Agreement"窗口中的"I accept the agreement"，点击"Next"。④在"Select Destination Directory"弹出窗口中，接受默认 Destination directory：C：\Program Files\Review Manager 5.3\ 或点击"Browse..."后，在"Browse..."窗口中选择一个安装路径，依次点击"OK"和"Next"。⑤在"Select Start Menu Folder"窗口中，如果接受默认"Create shortcuts for all user"，将为所有用户创建快捷方式；如选择"Create a Start Menu Folder"则在开始菜单中创建快捷方式。⑥选择"Select File Association"弹出窗口中"Review Manager 5 file（*.rm5）"，则表示 ReviewManager5.3

成为打开 *.rm5 格式文件的默认程序，否则反之。点击"Next"。⑦在"Select Additional Tasks"窗口中，选择"Create a desktop icon""Create a Quick Launch icon""Create a desktop icon for Tutorial"和"Create a desktop icon for User Guide"分别表示创建桌面显示快捷方式、快速启动快捷方式、教程和用户指南的桌面快捷方式。点击"Next"。⑧在"Completing to the Review Manager Setup Wizard"窗口中，接受"Run Review Manager"则立即运行"Review Manager 5.3"，否则反之。点击完成安装。⑨安装后从开始菜单中运行，其运行后的界面如图 8-1 所示。

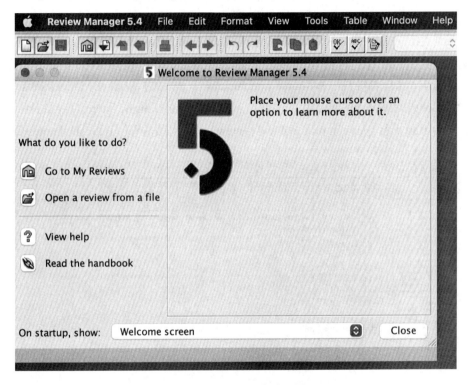

图 8-1　RevMan5.4 启动后界面

（三）创建诊断试验系统评价

创建诊断试验系统评价：①点击图 8-1 中的"Create a new review"或选择菜单"File/New"，点击"New Review Wiazard"窗口中的"Next"；②选择"Type of Review"中"Diagnosis test accuracy review"创建 Cochrane 诊断试验系统评价，点击"Next"；③在"Title"中输入诊断试验系统评价的标题，点击"Next"；④在"Stage"中选择诊断试验系统评价阶段，"Title only""Protocol"和"Full review"分别表示标题阶段（此阶段不可选）、计划书阶段和全文阶段（一般选择）。选择后，点击 Finish 完成诊断试验系统评价创建。

（四）RevMan5.3 操作界面简介

图 8-2 的菜单栏包括文件（File）、编辑（Edit）、格式（Format）、浏览（View）、工具（Tools）、表格（Table）、窗口（Window）和帮助（Help），工具栏提供操作文档常用的工具图示按钮，大纲栏以树形结构显示诊断试验系统评价框架，当点击大纲栏时，内容栏字体会变成蓝色。其中大纲栏包括：①题目（Title）；②诊断试验系统评价信息（Review information）；③正文（Main text）；④表（Tables）；⑤研究和参考文献（Studies and references）；⑥数据与分析（Data and analyses）；⑦图（Figures）；⑧资助来源（Sources of support）；⑨反馈（Feedback）；⑩附件（Appendices）。而正文是诊断试验系统评价的主要内容，包括：①摘要（Abstract）；②浅显易懂总结（Plain language summary）；③背景（Background）；④目的（Objectives）；⑤方法（Methods）；⑥结果（Results）；⑦讨论（Discussion）；⑧作者结论（Authors' conclusions）；⑨致谢（Acknowledgements）；⑩作者贡献（Contributions of authors）；⑪利益声明（Declarations of interest）；⑫计划书与全文不同（Differences between protocol and review）；⑬出版注释（Published notes）。

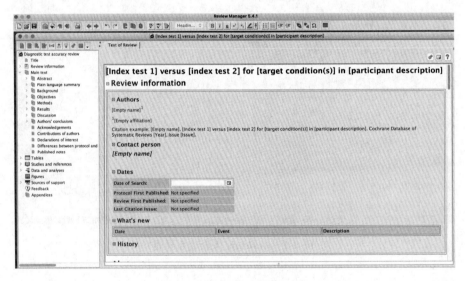

图 8-2 RevMan5.3 操作主界面

（五）添加研究和参考文献

点击图 8-3 的"Studies and references"展开研究的参考文献（References to studies）和其他类型参考文献（Other references）（图 8-3）。

1. 添加研究

①点击图 8-3 中大纲栏中的"Studies and references"下面的"References to studies"；②点击"Included studies"后点击鼠标右键选择"Add Study"或点击内容栏"Included studies"下面"Add study"按钮，弹出"New Study Wizard"窗口；③录入 Study ID（第一作者姓 + 研究发表时间，如 An 2014）后，点击"Next"；④在"Data Source"后下

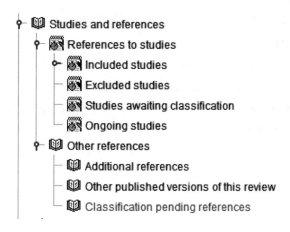

图 8-3　研究和参考文献下拉列表

拉框选择数据来源："Published data only（Unpublished not sought）"（默认）、"Published and unpublished data""Unpublished data only"和"Published data only（Unpublished sought but not used）"，点击"Next"；⑤在"Year"后录入研究发表时间，如2014，点击"Next"；⑥在"Identifier"界面，点击"Add identifier"，在"Identifier"下拉框选择"Identifier"类型（"ISRCTN""DOI""Clinical Trials.gov"和"Other"）后，点击"Next"；⑦在"What do want to do after the wizard is closed？"界面，选择"Add another study in the same section"表示继续添加其他研究，点击"Finish"；⑧重复步骤2至步骤7添加纳入的其他研究；⑨当添加最后一个研究时，在"What do want to do after the wizard is closed？"界面，选择"Nothing"，点击"Finish"完成研究的添加；⑩点击内容栏"Included studies"，即可查看所有已经添加新的研究列表（图8-4）。

注意："Excluded studies""Studies awaiting classification""Ongoing studies"部分关于研究的添加步骤与"Included studies"相似。

2．添加参考文献

添加参考文献步骤如下：①点击图8-3中大纲栏中的"Studies and references"下面的"Other references"。②点击"Additional references"后点击鼠标右键选择"Add Reference"或点击内容栏"Additional references"下面按钮，弹出"New Reference Wizard"窗口。③录入Study ID（第一作者姓＋研究发表时间，如Cochrane 2007）后，点击"Next"。④在"Reference Type"后下拉框选择参考文献类型：Journal article（默认）、Book、Section of book、Conference Proceeding、Correspondence、Computer program、Unpublished data、Cochrane review、Cochrane Protocol和Other，点击"Next"。⑤在弹出的窗口中输入参考文献具体信息（凡蓝色加黑字段为必填项）；为了节省录入期刊名称时间，可在Journal/Book/Source后字段空白处，点击鼠标右键选择"Choose From List..."，在弹出的"Choose a Journal"窗口中选择期刊名称，点击"Next"。⑥点击"Identifier"界面，在"Identifier"下拉框选择"Identifier"类型（MEDLINE、PubMed、Embase、DOI、CENTRAL和Other）后，点击"Finish"完成参考文献添加。⑦重复

步骤 2 至步骤 6 添加其他参考文献。⑧点击内容栏"Other references"，即可查看所有已经添加新的参考文献列表（图 8-4）。

注意："Other published versions of this review""Classification pending references" 部分参考文献的添加步骤与"Additional references"相似。

说明：①若需要修改 RevMan5.3 录入的研究或参考文献的类型和 Identifier 类型，在大纲栏或内容栏双击打开拟修改的研究或参考文献，对研究或参考文献类型和 Identifier 类型进行修改；②如果同一作者在同一年发表了多篇研究时，可以在第一作者姓名 + 研究发表时间后面加（a）、（b）、（c）等以示区分。

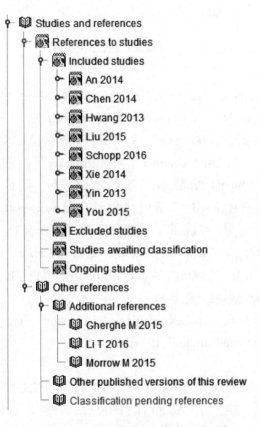

图 8-4　添加的研究和参考文献列表

3. 导入参考文献

导入参考文献步骤如下：①选择图 8-1 菜单"File/Import/References"，点击"Welcome to the Import References Wiazard"窗口中的"Next"；②在弹出的"Import References Wiazard"窗口选择拟导入参考文献所在的位置，点击"Open"浏览即将导入的参考文献文本，点击"Next"；③在"Format"界面选择参考文献导入文本格式［"RevMan Format"（默认）、"RIS Format""PubMed MEDLINE Format"和"Vancouver Format"）后，点击"Next"；④在"Default Destination"界面选择参考文献导入位置［"Included studies""Excluded studies""Studies awaiting classification""Ongoing studies""Additional references""Other published versions of this review""Classification pending references"（默认）] 后，点击"Next"；⑤在弹出参考文献导入核实界面对参考文献进一步核实，点击"Finish"完成参考文献导入。

4．编辑研究和参考文献

若需要编辑录入的研究或参考文献，在大纲栏或内容栏找到预编辑研究或参考文献，选中预编辑研究或参考文献后点击鼠标右键选择编辑方式完成相应的编辑工作。针对研究的编辑方式包括：添加参考文献（Add Reference）、编辑研究（Edit Study）、编辑研究特征（Edit Study characteristics）、删除研究（Delete Study）、重命名研究（Rename Study）、剪切（Cut）、复制（Copy）、粘贴（Paste）、移动至（Move to："Included studies""Excluded studies""Studies awaiting classification" 或 "Ongoing studies"）、注释（Notes...）（图 8-5）。针对参考文献编辑方式包括：编辑参考文献（Edit References）、删除参考文献（Delete Reference）、重命名参考文献（Rename Reference）、剪切（Cut）、复制（Copy）、移动至（Move to："Included studies""Excluded studies""Studies awaiting classification""Ongoing studies""Additional references""Other published versions of this review" 或 "Classification pending references"）、注释（Notes...）（图 8-6）。

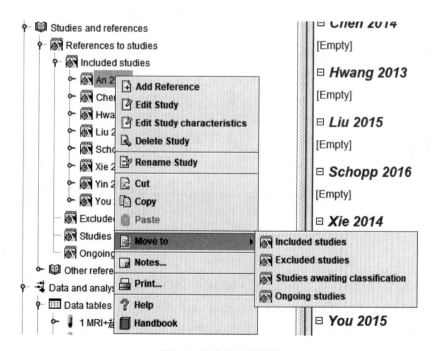

图 8-5　研究的编辑菜单

（六）表格

由图 8-7 可知，RevMan5.3 提供的表格主要有 3 种：研究基本特征表（Characteristics of studies）、结果总结表（Summary of findings tables）和其他表格（Additional tables）。其中研究基本特征表包括：纳入研究基本特征表（Characteristics of included studies）、

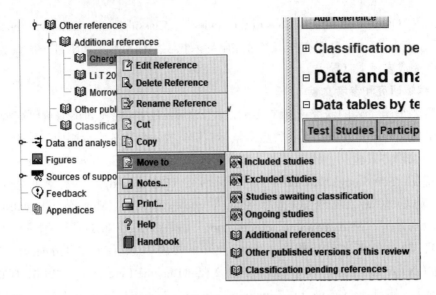

图 8-6　参考文献的编辑菜单

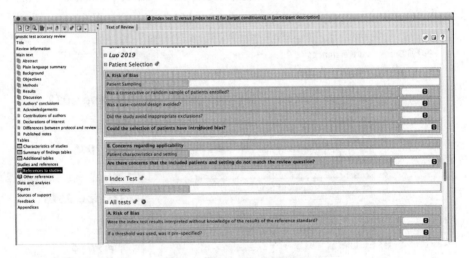

图 8-7　RevMan5.3 表格类型

排除研究基本特征表（Characteristics of excluded studies）、待分类研究基本特征表（Characteristics of studies awaiting classification）和正在进行的研究基本特征表（Characteristics of ongoing studies），点击纳入研究基本特征表纳入研究前 ⊶ 标志，即可展开质量评价条目，点击具体质量评价条目，在内容栏可以对纳入研究进行质量评价。

（七）建立四格表数据

1. 添加诊断试验名称

添加诊断实验步骤如下：①选中图 8-2 中大纲栏中的"Data and analyses"下面的"Data tables by test"，点击鼠标右键选择"Add Test"或点击内容栏"Data tables by test"下面"Add test"按钮，弹出"New Test Wizard"窗口；②在"New Test Wizard"窗口

界面"Name"和"Full Name"后输入框输入诊断试验名称及其全称，如"MRI+超声"，点击"Next"；③在"Description"界面对诊断试验进行描述说明，点击"Finish"完成诊断试验；④重复步骤1至步骤3添加其他相关诊断试验名称。

若需要编辑RevMan5.3录入的诊断试验，在大纲栏或内容栏找到预编辑诊断试验，选中预编辑诊断试验后点击鼠标右键选择编辑方式完成相应的编辑工作。针对诊断试验编辑方式包括：添加诊断试验数据（Add Test Data）、编辑诊断试验（Edit Test）、删除诊断试验（Delete Test）、重命名诊断试验（Rename Test）、上移（Move Up）、下移（Move Down）、属性（Properties...）和注释（Notes...）（图8-8）。

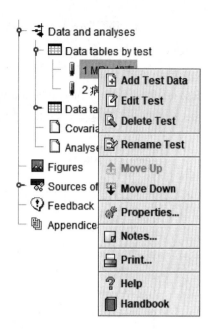

图8-8　诊断试验的编辑菜单

2.添加纳入研究

诊断试验添加纳入研究时需：①点击图8-8的"Add Test Data"；②在"New Test Data Wizard"窗口选择纳入的研究，点击"Finish"完成纳入研究添加（图8-9）。

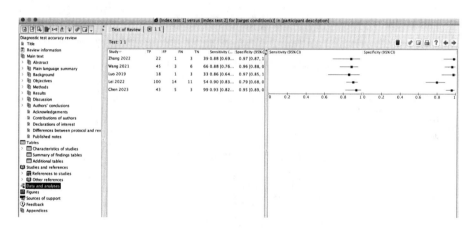

图8-9　添加纳入研究

（八）Meta分析

1.数据输入

数据输入方式有两种：①直接手动输入四格表数据；②从资料提取表中复制并粘贴四格表数据至图8-9数据表中，需注意真阳性（TP）、假阳性（FP）、假阴性（FN）和真阴性（TN）的顺序（图8-9）。

2.数据分析

在进行数据分析时需进行如下步骤：①选中图8-2中大纲栏中的"Data and

analyses"下面的"Analyses",点击鼠标右键选择"Add Analysis",弹出"New Analysis Wizard"窗口;②在"New Test Wizard"窗口界面"Name"后输入框输入分析名称,如"MRI+超声",点击"Next";③在弹出界面(图8-10)中选择Type(Single test analysis、Multiple tests analysis、Analyse paired data only、Investigate sources of heterogeneity)和Tests(MRI+超声),点击"Finish"完成数据分析(图8-11)。

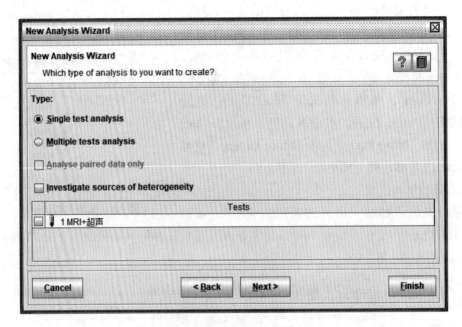

图 8-10 选择分析类型和诊断试验

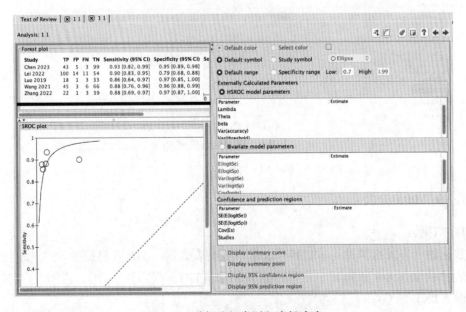

图 8-11 选择分析类型和诊断试验

在图8-11中，点击 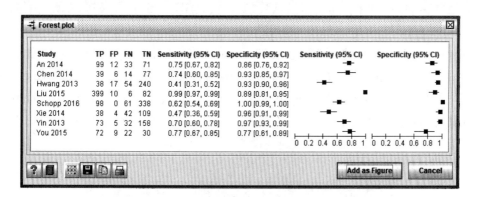 ，分别显示诊断试验的灵敏度和特异度森林图（图8-12）及 SROC 曲线（图8-13），再点击 按钮，在弹出的窗口中选择保存位置和格式（*.svg、*.emf、*.eps、*.pdf、*.swf 和 *.png）、输入文件名后，最后点击"Save"保存。若存在多个诊断试验需进行 meta 分析时，则需要补充相关数据，按同样步骤操作即可，以呈现多个诊断试验的 meta 分析结果。

图 8-12　诊断试验的灵敏度和特异度森林图

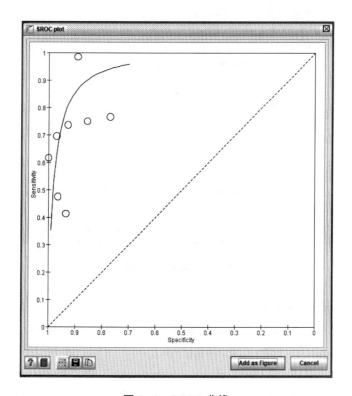

图 8-13　SROC 曲线

说明：若要显示 HSROC 图，需要通过其他软件（如 SAS、STATA）获取参数 Theta、beta、Var（accuracy）、Var（threshold）估计值并输入图8-11中"HSROC model parameters"下面输入框中即可。

3. 属性设置

点击图 8-11 中的 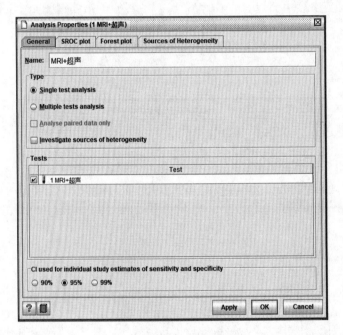 弹出属性设置对话框（图 8-14），在"General"界面，可以重新选择分析类型和诊断试验以及特异度和灵敏度可信区间（90%、95% 和 99%），在 SROC plot 界面，可以对是否显示 SROC 曲线 [Display SROC curve（s）]（默认）、单个研究值（Display study points）（默认）、坐标轴关闭（Axis off）和单个研究值的可信区间（Display CI on study points）进行选择，也可对对称性（Symmetric）和分析权重（Weights for analysis）等进行选择。在"Forest plot"界面，可以选择在灵敏度和特异度森林图上是否呈现质量评价条目（Risk of bias and applicability items displayed on forest plot）和协变量（Covariates Displayed on Forest plot）。在"Source of Heterogeneity"界面，可以对 SROC 曲线亚组分析的呈现情况进行选择（None、Quality Item 和 Covariates）。属性设置好后，点击"Apply"完成属性设置。

图 8-14　属性设置设置界面

4. 绘制纳入研究质量评价图

如需绘制纳入研究的质量评价图，则需要：①选中图 8-9 的"Figures"，点击鼠标右键选择"Add Figure"，弹出"New Figure Wizard"窗口；②在"New Figure Wizard"窗口界面选择"Risk of bias and applicability concerns graph"或"Risk of bias and applicability concerns summary"，点击"Next"；③在"Caption"界面，点击"Finish"完成质量评价图制作（图 8-15，图 8-16）。

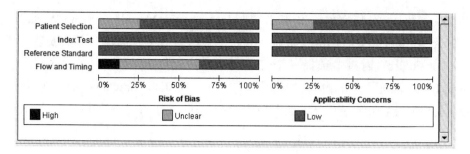

图 8-15　纳入研究质量评价

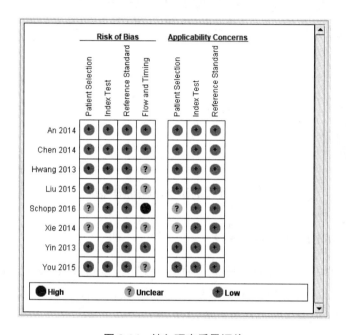

图 8-16　纳入研究质量评价

二、Meta-Disc

(一)简介

Meta-Disc 是受 FIS PI02/0954、FIS PI04/1055 和 FIS G03/090 资助,于 2004 年推出的一款采用菜单操作、功能全面而专用于诊断和筛查试验的 Meta 分析软件,其操作系统为 Windows,当前版本为 1.4。

(二)下载与安装

下载:在浏览器中输入 http://www.hrc.es/investigacion/metadisc_en.htm 后,点击界面左侧"Download",进入后再点击"Download ver 1.4",即可免费下载一个名为 metadisc140.msi 的文件保存到计算机上。

安装：①双击安装文件；②点击"Welcome to the Meta-Disc Setup Wizard"弹出窗口"Next"；③在"Select Installation Folder"弹出窗口中，选择合适的安装位置，在"Browse for Folder"窗口中选择一个安装目录，依次点击"OK"和"Next"；④点击"Confirm Installation"弹出窗口"Next"；⑤点击"Installation Complete"弹出窗口中"Close"完成安装；⑥安装后从开始菜单中运行，其运行后的界面如图 8-17 所示。

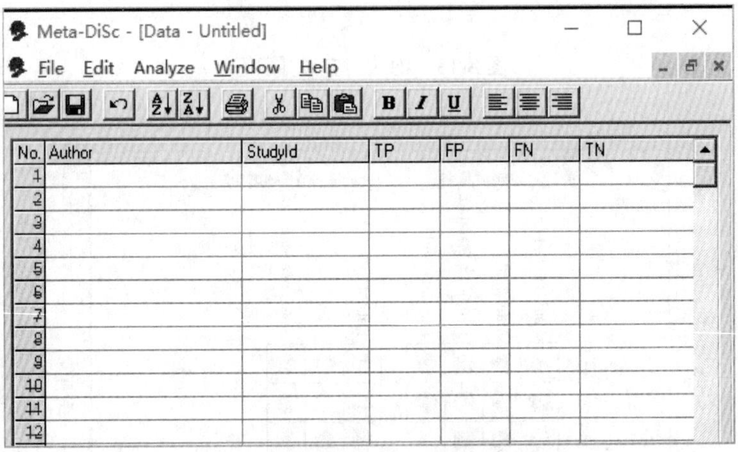

图 8-17　Meta-Disc 启动后界面

（三）Meta-Disc 操作界面简介

图 8-17 的菜单栏包括文件（File）、编辑（Edit）、分析（Analyze）、窗口（Window）和帮助（Help），工具栏提供操作文档常用的工具图示按钮，数据录入区可以输入作者、研究 ID、真阳性、假阳性、假阴性和真阴性。

（四）数据输入

在 Meta-DiSc 中进行数据输入时有 3 种方式：①利用键盘直接输入四格表数据（图 8-17）；②从资料提取表中复制并粘贴四格表数据至 Meta-DiSc 数据表（但要注意真阳性、假阳性、假阴性和真阴性的顺序）；③点击"File"，在下拉菜单中选择"Import Text File..."菜单导入 *.txt 或 *.csv 格式文件（图 8-18）。在导入相应的文件之前，需搞清楚

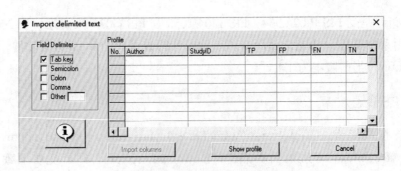

图 8-18　通过文件菜单输入数据界面

文件是以何种标点符号作为数据分界格式，若文件中的数据是以";"":"和"."分界，则要在图 8-18 的对话框中分别选"Semicolon""Colon"和"Comma"以便正确显示，然后点击"Import columns"，即可导入到 Meta-DiSc 数据表。

如果想探索异质性来源，需要增加列数目，具体步骤：点击"Edit/Data Columns"，选择"Add Column"，在弹出"New variable name"界面输入变量名称，点击"Aceptar"完成列的增加，如增加病例来源和盲法等列（图 8-19）。

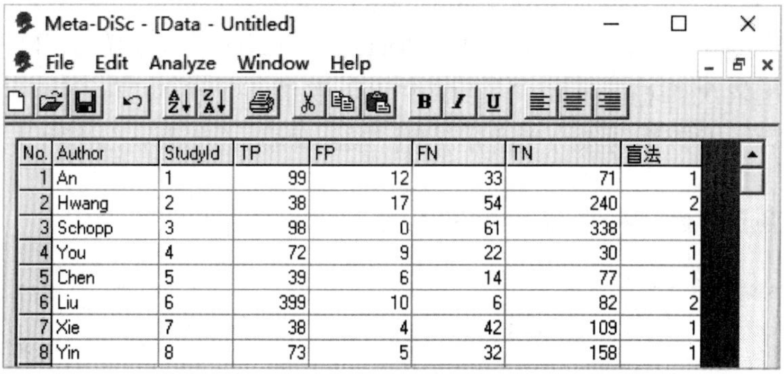

图 8-19 数据输入界面

如果四格表的数据中含有零，则需对每个格子加 0.5 来校正，可以手工输入时校正；也可点击"Analyze/Options..."，在弹出"Options"对话框的"Statistics"界面，选择"Handing studies with empty cells"选项中的"Add 1/2 to all cells"实现软件自动校正。

（五）数据分析

1. 探索阈值效应

在诊断试验中，引起异质性的重要原因之一是阈值效应。选择"Analyze"菜单中"Threshold Analysis"，弹出计算结果，灵敏度对数值与（1－特异度）的对数值的 Spearman 相关系数 $r=0.714$，$P=0.047$，表明可能存在阈值效应（图 8-20）。也可通过森

图 8-20 阈值效应统计结果

林图判断，如果存在阈值效应，森林图显示灵敏度增加的同时特异度降低，同样的负相关现象也可见于阳性似然比和阴性似然比。还可通过 SROC 曲线判断，如果是典型的"肩臂"状分布提示存在阈值效应。

2．探讨异质性

在诊断试验系统评价中，除了阈值效应外，其他原因包括研究对象（如疾病的严重程度和病程等）和试验条件（如不同技术、不同操作者等）等也可引起研究间异质性。如果各研究间确实存在异质性，可用 Meta 回归和亚组分析探讨异质性来源，Meta 回归具体步骤如下：选择"Analyze"菜单中"Meta-regression..."，在弹出"Meta regression"界面点击 ➕ 依次将 Covariates 下面框中的协变量添加到 Model 下面的框中，点击"Analyze"即可。并逐个剔除协变量分别进行 Meta 回归，结果见图 8-21。

```
Meta-Regression(Inverse Variance weights)

Var        Coeff.      Std. Err.    p - value      RDOR       [95%CI]
-----------------------------------------------------------------------------
Cte.        6.480       2.9628        0.0804       ----        ----
S          -0.244       0.3880        0.5577       ----        ----
盲法                    -1.768        1.8941       0.3934      0.17    (0.00;22.22)

-----------------------------------------------------------------------------
Tau-squared estimate = 2.7710 (Convergence is achieved after 7 iterations)
Restricted Maximum Likelihood estimation (REML)

No. studies =   8
Filter OFF
Add 1/2 to all cells of the studies with zero
```

图 8-21　Meta 回归结果

亚组分析的具体步骤如下：选择"Analyze"菜单中"Filter Studies...，弹出"Filter"界面（图 8-22），在"Variable"下面的下拉框中选择协变量名称，在协变量名称后面的方框中选取值范围，在"Value"下面的方框中输入具体值，点击"Apply"完成亚组分析。

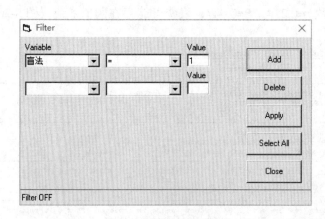

图 8-22　亚组分析界面

3．合并效应量

点击"Analyze/Tabular Result"，选择"Sensitivity/Specificity""Likelihood Ratio""Diagnostic

OR"，分别显示灵敏度和特异度（图 8-23）、似然比（图 8-24）和诊断比值比合并结果（图 8-25）。

```
Summary Sensitivity
━━━━━━━━━━━━━━━━━━━━━━━━━━━━━━━━━━━━━━━━━━━━━━━━━━━━━━━━━━━━━━━━━━━━━━━
               Study  | Sen    [95% Conf. Iterval.]        TP/(TP+FN)  TN/(TN+FP)
───────────────────────────────────────────────────────────────────────────────
1                     | 0.750  0.667  - 0.821            99/132 71/83
2                     | 0.413  0.311  - 0.521            38/92  240/257
3                     | 0.616  0.536  - 0.692            98/159 338/338
4                     | 0.766  0.667  - 0.847            72/94  30/39
5                     | 0.736  0.597  - 0.847            39/53  77/83
6                     | 0.985  0.968  - 0.995            399/405     82/92
7                     | 0.475  0.362  - 0.590            38/80  109/113
8                     | 0.696  0.598  - 0.781            73/105 158/163
───────────────────────────────────────────────────────────────────────────────
         Pooled Sen   | 0.764  0.738  - 0.789
━━━━━━━━━━━━━━━━━━━━━━━━━━━━━━━━━━━━━━━━━━━━━━━━━━━━━━━━━━━━━━━━━━━━━━━
Heterogeneity chi-squared = 272.54 (d.f.= 7) p = 0.000
Inconsistency (I-square) = 97.4 %
No. studies =  8.
Filter OFF
Add 1/2 to all cells of the studies with zero
```

```
Summary Specificity
━━━━━━━━━━━━━━━━━━━━━━━━━━━━━━━━━━━━━━━━━━━━━━━━━━━━━━━━━━━━━━━━━━━━━━━
               Study  | Spe    [95% Conf. Iterval.]        TP/(TP+FN)  TN/(TN+FP)
───────────────────────────────────────────────────────────────────────────────
1                     | 0.855  0.761  - 0.923            99/132 71/83
2                     | 0.934  0.896  - 0.961            38/92  240/257
3                     | 1.000  0.989  - 1.000            98/159 338/338
4                     | 0.769  0.607  - 0.889            72/94  30/39
5                     | 0.928  0.849  - 0.973            39/53  77/83
6                     | 0.891  0.809  - 0.947            399/405     82/92
7                     | 0.965  0.912  - 0.990            38/80  109/113
8                     | 0.969  0.930  - 0.990            73/105 158/163
───────────────────────────────────────────────────────────────────────────────
         Pooled Spe   | 0.946  0.932  - 0.958
━━━━━━━━━━━━━━━━━━━━━━━━━━━━━━━━━━━━━━━━━━━━━━━━━━━━━━━━━━━━━━━━━━━━━━━
Heterogeneity chi-squared = 68.92 (d.f.= 7) p = 0.000
Inconsistency (I-square) = 89.8 %
No. studies =  8.
Filter OFF
Add 1/2 to all cells of the studies with zero
```

图 8-23　合并灵敏度和特异度结果

```
Summary Positive Likelihood Ratio (Random effects model)
━━━━━━━━━━━━━━━━━━━━━━━━━━━━━━━━━━━━━━━━━━━━━━━━━━━━━━━━━━━━━━━━━━━━━━━
               Study  | LR+    [95% Conf. Iterval.]        % Weight
───────────────────────────────────────────────────────────────────────────────
1                     | 5.188  3.046  - 8.835             15.17
2                     | 6.244  3.712  - 10.503            15.26
3                     | 417.39 26.090 - 6677.5             3.32
4                     | 3.319  1.851  - 5.951             14.76
5                     | 10.179 4.632  - 22.370            13.05
6                     | 9.064  5.048  - 16.274            14.75
7                     | 13.419 4.988  - 36.101            11.36
8                     | 22.665 9.474  - 54.219            12.33
───────────────────────────────────────────────────────────────────────────────
 (REM) pooled LR+     | 9.156  5.224  - 16.047
━━━━━━━━━━━━━━━━━━━━━━━━━━━━━━━━━━━━━━━━━━━━━━━━━━━━━━━━━━━━━━━━━━━━━━━
Heterogeneity chi-squared = 32.67 (d.f.= 7) p = 0.000
Inconsistency (I-square) = 78.6 %
Estimate of between-study variance (Tau-squared) = 0.4665
No. studies =  8.
Filter OFF
Add 1/2 to all cells of the studies with zero
```

```
Summary Negative Likelihood Ratio (Random effects model)
━━━━━━━━━━━━━━━━━━━━━━━━━━━━━━━━━━━━━━━━━━━━━━━━━━━━━━━━━━━━━━━━━━━━━━━
               Study  | LR-    [95% Conf. Iterval.]        % Weight
───────────────────────────────────────────────────────────────────────────────
1                     | 0.292  0.215  - 0.398             12.95
2                     | 0.629  0.528  - 0.748             13.63
3                     | 0.385  0.316  - 0.468             13.54
4                     | 0.304  0.203  - 0.456             12.30
5                     | 0.285  0.181  - 0.448             11.93
6                     | 0.017  0.007  - 0.037              9.13
7                     | 0.544  0.441  - 0.672             13.47
8                     | 0.314  0.235  - 0.420             13.06
───────────────────────────────────────────────────────────────────────────────
 (REM) pooled LR-     | 0.285  0.189  - 0.429
━━━━━━━━━━━━━━━━━━━━━━━━━━━━━━━━━━━━━━━━━━━━━━━━━━━━━━━━━━━━━━━━━━━━━━━
Heterogeneity chi-squared = 119.81 (d.f.= 7) p = 0.000
Inconsistency (I-square) = 94.2 %
Estimate of between-study variance (Tau-squared) = 0.3123
No. studies =  8.
Filter OFF
Add 1/2 to all cells of the studies with zero
```

图 8-24　合并阳性似然比和阴性似然比结果

```
Summary Diagnostic Odds Ratio (Random effects model)

            Study      | DOR      [95%  Conf. Iterval.]              % Weight
-------------------------------------------------------------------------------------
1                      | 17.750    8.574  - 36.745                   13.88
2                      | 9.935     5.220  - 18.909                   14.11
3                      | 1084.3    66.460 - 17690.5                  6.94
4                      | 10.909    4.503  - 26.427                   13.41
5                      | 35.750    12.750 - 100.24                   12.93
6                      | 545.30    192.81 - 1542.2                   12.90
7                      | 24.655    8.289  - 73.332                   12.73
8                      | 72.088    26.988 - 192.55                   13.10
-------------------------------------------------------------------------------------
 (REM) pooled DOR      | 43.479    15.937 - 118.62
-------------------------------------------------------------------------------------
Heterogeneity chi-squared = 60.21 (d.f.= 7) p = 0.000
Inconsistency (I-square) = 88.4 %
Estimate of between-study variance (Tau-squared) = 1.7510
No. studies =  8.
Filter OFF
Add 1/2 to all cells of the studies with zero
```

图 8-25　合并诊断比值比结果图

4．绘制森林图

点击"Analyze/Plots...", 在"Meta-Disc-［Plots］"界面选择"Sensitivity""Specificity""Positive LR""Negative LR""Diagnosic OR", 分别显示灵敏度、特异度、阳性似然比、阴性似然比和诊断比值比（图 8-26）的森林图。

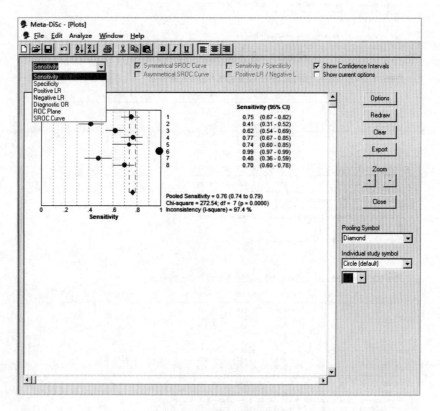

图 8-26　灵敏度森林图

在森林图界面, 点击"Options"按钮, 弹出"Options"对话框（图 8-27）, 在

"Statistics"界面对"Pooling method""Confidence Interval"和"Handing studies with empty cells"进行选择，在"Graphics"界面对"Logarithmic Scale""Identify studies with"和"Forest plot additional data"进行选择。

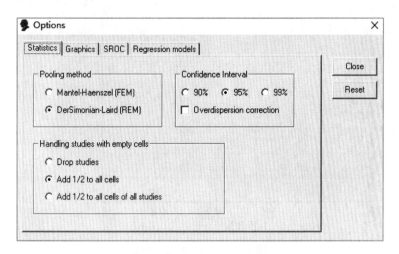

图 8-27 "Options"对话框

在森林图界面，点击"Export"按钮，在弹出的窗口中选择保存位置和格式（*.Bitmap、*.Metafile、*.EMF、*.jpg 和 *.PNG）、输入文件名后，最后点击"保存"完成森林图保存。在森林图界面，点击 + - 改变森林图的大小；在"Pooling Symbol"和"Individual study symbol"下拉框选择合并效应量的图示（"No Symbol""Diamond""Circle""Square""Triangle"和"Star"），也可对其颜色进行选择（红色、黑色、白色、灰色、黄色、蓝色、粉色、绿色和紫色）。

5. 绘制 SROC 曲线

首先，判断 SROC 曲线是否对称，并选择相应的方法拟合 SROC 曲线。如果 SROC 曲线是对称的，可以通过 Mantel-Haenszel、DerSimonian-Laird 和 Moses' constant of linear 模型拟合 SROC 曲线；如果 SROC 曲线不对称，则只能用 Moses' constant of linear 模型拟合 SROC 曲线。本例中，通过阈值效应结果（图 8-20）发现，b 无统计学差异（$P = 0.9918$），提示 SROC 曲线不对称。

其次，拟合 SROC 曲线，点击"Analyze/Plots..."，在"Meta-Disc-[Plots]"界面选择"SROC Curve"，则可拟合出 SROC 曲线（图 8-28），在 SROC 曲线图上，还可以得到 SE（AUC）=0.0350，Q 指数 =0.8710 等。

三、Stata

（一）简介

Stata 是一个功能强大而又小巧玲珑的统计软件，最初由美国计算机资源中心

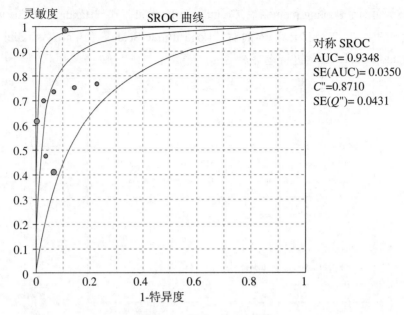

图 8-28 拟合 SROC 曲线

（Computer Resource Center）研制，现为 Stata 公司的产品。从 1985 年 1.0 版问世以来，目前最新版本已升级到 Stata 18，并从 4.0 版起进入 Windows 时代。通过不断地更新和扩充，软件功能已日趋完善。它操作灵活、简单、易用，同时具有数据管理软件、统计分析软件、绘图软件、矩阵计算软件和程序语言的特点，在许多方面别具一格，和 SAS、SPSS 一起被并称为新的三大权威统计软件。Stata 的许多高级统计模块均是程序文件（ADO 文件），允许用户自行修改、添加和发布 ADO 文件，用户可随时到 Stata 网站或者其他个人网址上寻找并下载所需的程序包安装后使用。这一特点使得全球的统计学家均乐于在 Stata 上首先实现所研究的最新算法，并对外免费提供下载，从而使得 Stata 始终处于统计分析方法发展的最前沿，用户几乎总是能很快找到最新统计算法的 Stata 程序版本。

（二）购买与安装

Stata 的最新版本为 Stata 18，适用于 Windows、MacOS 和 Unix。下面以 Stata 版本 Windows 为例讲解统计分析操作。

1. 购买

在浏览器输入 https：//www.stata.com/stata18/ 后，在新的窗口中购买软件。

2. 安装

首先，双击安装光盘或解压相应软件包，运行 Stata18_setup.mis 安装文件。其次，选择安装路径，点击相应的按钮完成安装。再次，双击程序启动 Stata，在弹出的"Stata Initialization"对话框中根据要求依次填写相关信息完成注册。

3. 诊断试验 Meta 分析模块安装

Stata 软件安装后，并无 Meta 分析的相关命令，需要安装 masi（meta-analysis in

Stata）命令包后，就可以通过相关命令执行 Meta 分析。安装诊断试验命令包的方法为：打开 Stata，在图 8-29 的"Command"窗口中，依次输入以下命令，即可安装诊断试验必需分析包：

ssc install midas

ssc install metandi

ssc install mylabels

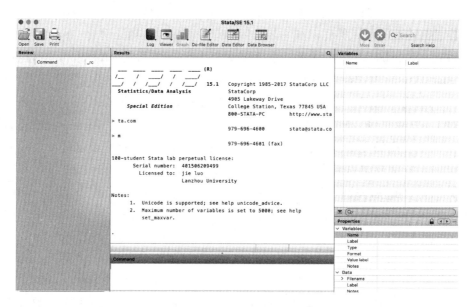

图 8-29 Stata/SE15.1 界面

（三）Stata 界面简介

Stata 界面（图 8-29）主要包括以下内容：

1. 菜单栏

文件（File）、编辑（Edit）、数据（Data）、图形（Graphics）、统计（Statistics）、用户（User）、窗口（Windows）和帮助（Help）。

2. 工具栏

提供打开文件、保存、打印、数据编辑、数据编辑浏览、变量管理等工具。

3. Stata 运行窗口

Stata 的运行窗口中主要包含四大块：①命令回顾窗口（Review）位于界面左侧，所有执行过的命令会依次在该窗口中列出，单击后命令即被自动拷贝到命令窗口中；如果需要重复执行，用鼠标在 Review 窗口中双击相应的命令即可。②结果窗口（Results）：位于界面中上部，软件运行中的所有信息，如所执行的命令、执行结果和出错信息等均在该处体现。窗口中使用不同的颜色区分不同的文本，如默认情况下白色表示命令，红色表示错误信息，绿色和黄色为结果输出和注释。③命令窗口（Command）位于结果窗口中下部，相当于 DOS 中的命令行，此处用于键入需要执行的命令，回车后即开始执行，相应的结果则会在结果窗口中显示。④变量名窗口（Variables）位于界面右侧，列出当前数据集中的所有变量名称。

（四）Stata命令的基本语法格式

Stata一般采用"[特殊选项] 关键词 命令参数 [，命令选项]"命令格式，其中[ ] 括号为选择项，其中的内容不一定总是出现，命令中的各元素解释如下：①特殊选项是一些在大部分命令中通用的选项，由于执行的功能比较特殊，因此将它们提前，并使用空格和命令分隔。特殊选项中最常用的有分组执行相同语句的"by"命令，按指定的条件重复执行的"for"命令等。②关键词相当于一句话的主语，指明了所执行的是哪一条Stata命令，关键词在一条命令中必须出现。大多数命令的关键词都是采用相关的英文单词，简单易记，并且在Stata中还允许对关键词进行缩写（每个命令不同，无特殊规律），方便使用。③命令参数相当于一句话的谓语和宾语，用于指明相应的命令在执行时需要使用的变量、参数等是什么。大多数Stata命令都需要指定参数，但也有例外，此时系统会自动按照缺省方式执行，如describe命令，如果不指定任何参数，则系统会默认对当前使用的数据集中的所有变量进行描述。④命令选项相当于一句话中的定、状、补语等修饰成分，用于对相应的命令进行限制或更精确的指定，在命令中不一定出现。

（五）数据输入

点击"Windows"，在下拉菜单中选择"DataEditor"，或点击工具栏的表格标志，弹出"Data Editor（Edit）- [Untitled]"界面（图8-30），直接录入数据，也可以从资料提取表中直接复制、粘贴数据。在图8-30右下方"Variables"栏中对变量名称进行修改，

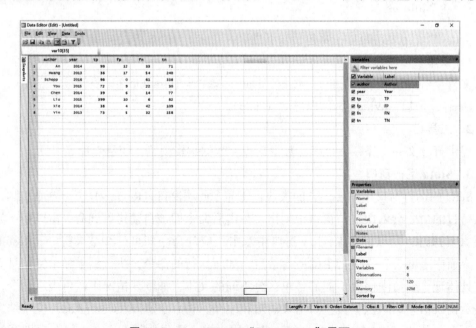

图8-30　Stata/SE 13.1 "Data Editor" 界面

在"Name"栏输入变量名称，在"Label"栏输入变量标签，在"Type"栏选择变量类型，在"Format"栏选择变量数据格式。数据输入完成后，关闭图 8-30 返回 Stata/SE 13.1 工作界面。

也可以点击"File"，在下拉菜单中选择"Import"，在展开的菜单中选择相应导入数据的类型（图 8-31），在弹出的对话框中，点击"Browse..."进入数据保存的路径，最后点击"OK"即可完成数据导入。

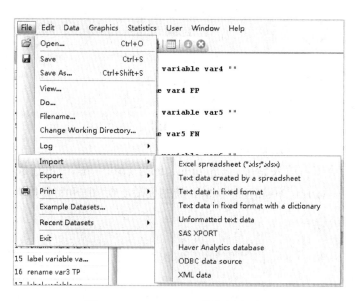

图 8-31　Stata/SE 13.1 数据导入界面

（六）midas 命令的应用

1. 合并统计量

在图 8-29 命令窗口输入 midas tp fp fn tn，es（x）res（all），分析结果如下：

SUMMARY DATA AND PERFORMANCE ESTIMATES

Number of studies=8

Reference-positive Units=1120

Reference-negative Units=1168

Pretest Prob of Disease=0.49

Deviance=127.6

AIC=137.6

BIC=141.5

BICdiff=270.1

Correlation（Mixed Model）=-0.36

Proportion of heterogeneity likely due to threshold effect=0.13

Interstudy variation in Sensitivity：ICC_SEN=0.32，95%CI=［0.09，0.55］

Interstudy variation in Sensitivity：MED_SEN=0.77，95%CI= [0.67，0.88]

Interstudy variation in Specificity：ICC_SPE=0.32，95%CI= [0.03，0.61]

Interstudy variation in Specificity：MED_SPE=0.77，9 5%CI= [0.65，0.91]

ROC Area，AUROC=0.94 [0.91，0.96]

Heterogeneity（Chi-square）：LRT_Q=106.686，df=2.00，LRT_p=0.000

Inconsistency（I-square）：LRT_I2=98，95%CI= [97，99]

Parameter	Estimate 95% CI
Sensitivity	0.74 [0.54，0.87]
Specificity	0.95 [0.88，0.98]
Positive Likelihood Ratio	13.9 [6.0，32.2]
Negative Likelihood Ratio	0.28 [0.15，0.52]
Diagnostic Odds Ratio	50 [18，145]

2. 绘制灵敏度和特异度森林图

在图 8-29 命令窗口输入 midas tp fp fn tn，texts（0.60）bfor（dss）ford fors id（author year）year（year）es（x）ms（0.75）res（all），绘制灵敏度森林图和特异度森林图（图 8-32）。

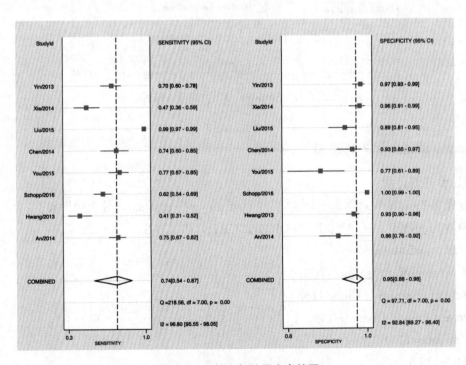

图 8-32 灵敏度与特异度森林图

3. 绘制似然比森林图

在图 8-29 命令窗口输入 midas tp fp fn tn，texts（0.60）bfor（dlr）ford fors id（author year）year（year）es（x）ms（0.75）res（all），绘制阳性似然比森林图和阴性似然比森林图（图 8-33）。

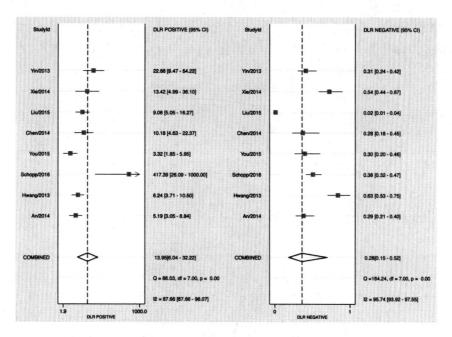

图8-33 似然比森林图

4．绘制诊断比值比森林图

在图8-29命令窗口输入 midas tp fp fn tn，texts（0.60）bfor（dlor）ford fors id（author year）year（year）es（x）ms（0.75）res（all），绘制诊断比值比森林图（图8-34）。

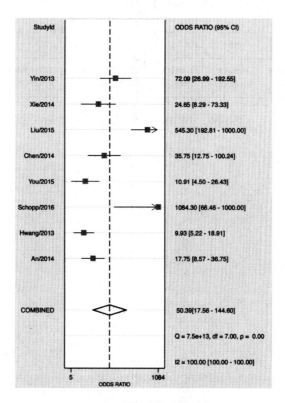

图8-34 诊断比值比森林图

5．绘制 SROC 曲线

在图 8-29 命令窗口中输入 midas tp fp fn tn，plot sroc（both），绘制 SROC 曲线（图 8-35）。

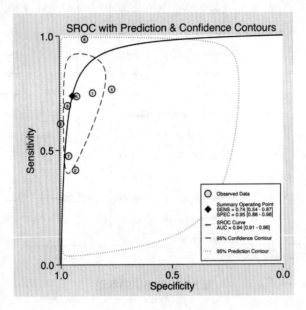

图 8-35　SROC 曲线

6．绘制漏斗图

在图 8-29 命令窗口输入 midas tp fp fn tn，pubbias，绘制漏斗图（图 8-36，图 8-37）。

yb	Coef.	Std. Err.	t	P>|t|	[95% Conf. Interval]	
Bias	-99.705	39.84366	-2.50	0.046	-197.1989	-2.21108
Intercept	10.87033	2.590902	4.20	0.006	4.530624	17.21004

图 8-36　小样本研究效应统计分析结果

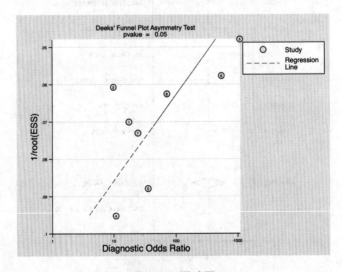

图 8-37　漏斗图

（七）metandi 命令的应用

1. 合并统计量

在图 8-29 命令窗口输入 metandi tp fp fn tn，有关双变量模型和 HSROC 模型的参数估计及 95% 可信区间、灵敏度、特异度、诊断比值比和似然比等准确性指标合并结果及95% 可信区间见图 8-38。

2. 绘制 HSROC 曲线

在图 8-29 命令窗口输入 metandi tp fp fn tn，plot，绘制 HSROC 曲线（图 8-39）。

```
Meta-analysis of diagnostic accuracy

Log likelihood    = -63.82692           Number of studies =       8
```

	Coef.	Std. Err.	z	P>|z|	[95% Conf.	Interval]
Bivariate						
E(logitSe)	1.034934	.4507032			.1515724	1.918297
E(logitSp)	2.884499	.4758912			1.951769	3.817229
Var(logitSe)	1.5617	.838124			.5454809	4.471111
Var(logitSp)	1.566042	1.053853			.418789	5.856138
Corr(logits)	-.3597327	.3269954			-.80503	.344849
HSROC						
Lambda	3.918151	.6299147			2.68354	5.152761
Theta	-.9234222	.5287182			-1.959691	.1128464
beta	.0013882	.4109457	0.00	0.997	-.8040506	.806827
s2alpha	2.002588	1.205839			.6152463	6.5183
s2theta	1.063222	.5885222			.359303	3.146205
Summary pt.						
Se	.7378714	.0871738			.5378207	.8719484
Sp	.9470748	.0238536			.8756395	.9784844
DOR	50.3719	27.07846			17.56335	144.4672
LR+	13.94179	5.950735			6.039518	32.18359
LR-	.276777	.0900013			.1463321	.5235047
1/LR-	3.613016	1.174867			1.910203	6.833771

```
Covariance between estimates of E(logitSe) & E(logitSp)  -.0703118
```

图 8-38 双变量模型和 HSROC 曲线相关数据

很多人会问及 Meta 分析选择哪个软件是最好的。其实各个软件都有自己独特的风格与功能，但也难免有其软肋。表 8-2 对目前 3 种常用的诊断试验 Meta 分析软件的功能进行了比较。目前，Stata 软件是 Meta 分析备受推崇的软件，国外高质量杂志更倾向于接收利用 Stata 进行 Meta 分析图形界面。此外，不管是哪个软件，都会实时更新，具体使用方法随不同更新版本可能会略有差异，但差别应该不是很大，可根据具体情况进行适当调整。

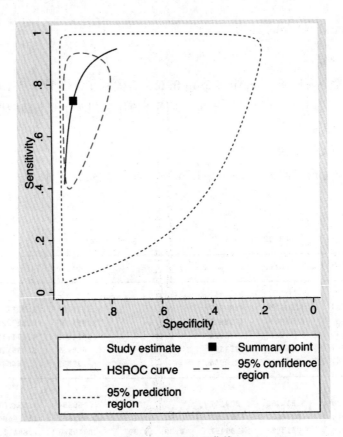

图 8-39　HSROC 曲线

表 8-2　3 种软件诊断试验 Meta 分析功能比较

软件名称	Stata	RevMan	Meta-DiSc
操作系统	Windows、Mac、Linux	Windows、Mac、Linux	Windows
版本	18	5.4	1.4
是否免费	否	是	是
数据导入格式	9 种	未提供	2 种
固定效应模型	有	有	有
随机效应模型	有	有	有
混合效应模型	有	无	有
贝叶斯模型	有	无	无
亚组分析	有	有	有
森林图	有	有	有
漏斗图	有	无	无
SROC 曲线	有	有	有
HSROC 曲线	有	无	无

第二节 指南和GRADE常用软件概述

一、GDT简介

GRADE工作组于2013年正式推出了一款在线工具——GRADE指南制定工具（GRADEpro Guideline Development Tool，GRADEpro GDT，以下简称GDT）——"指南制定工具"，希望通过GDT致力于将干预和诊断类临床实践指南制定过程中的重要数据和流程进行整合，更方便研究者使用与交流。因此，掌握GDT在线工具的使用方法对系统评价的证据分级以及循证指南的制定十分重要。GDT是一款在线工具，无需下载及安装，直接注册后在线使用。目前GDT在线工具包含9种语言版本，其中中文版是由GRADE中国中心团队翻译，包含6种可导出的结果呈现方式。该工具目前支持的最佳浏览器为谷歌浏览器以及苹果系统自带的Safari浏览器。GDT可在线使用，也可通过Google App离线使用。GDT的官方网站为http：//www.guidelinedevelopment.org/。

二、GDT软件操作流程与实例分析

（一）账号注册与登录

登录GDT网站后，可以看到网站首页上有GDT网站介绍和GRADE相关事件安排日历等供用户查询，以促进GRADE用户之间的相互合作，为用户提供指导；也有指南制定资源、GRADE手册等供用户浏览学习使用。点击Support/Contact（支持/联系）可自动给GRADE工作组发送邮件，进行问题反馈。点击Sign in（注册）即可进入注册界面，按要求输入相应信息后，点击Create an account（创建账号）则完成账号注册（图8-40）。注册完毕后会自动登录账号进入操作页面（图8-41），该界面首先需要选择应用该网站的目的，有3个选项，制作证据表、生成指南和传播证据。如果是系统评价制作者可选制作证据表，而指南制定者可选生成指南或传播证据。证据表里面包含证据概要表、结果总结表和证据决策表，不同类型的表格最终的对分级结果的呈现内容有差别，作者可根据需要进行选择。例如选择结果总结表后，系统则会自动弹出该类型表格的相关解释和呈现样式（图8-42）。在生成指南里面又包括制作新的完整版指南、改编现有指南和更新现有指南，但目前指南制作功能仍在开发中，暂无法使用。同时，该界面下方会出现用户指导及教程和常见问题，新用户可以点击了解GDT的功能。界面最上方可点击设置标志对语言、需要呈现的板块进行选择设置，点击感叹号标志对此网站进行不足反馈，点击问号标志可以对GRADE手册、服务条款等进行浏览阅读。

与GRADEpro软件类似，GDT工具可手工录入亦可直接导入文件。点击右上角的Import project（导入文件）即可导入文件，支持导入的文件可以是GRADEpro软件生成

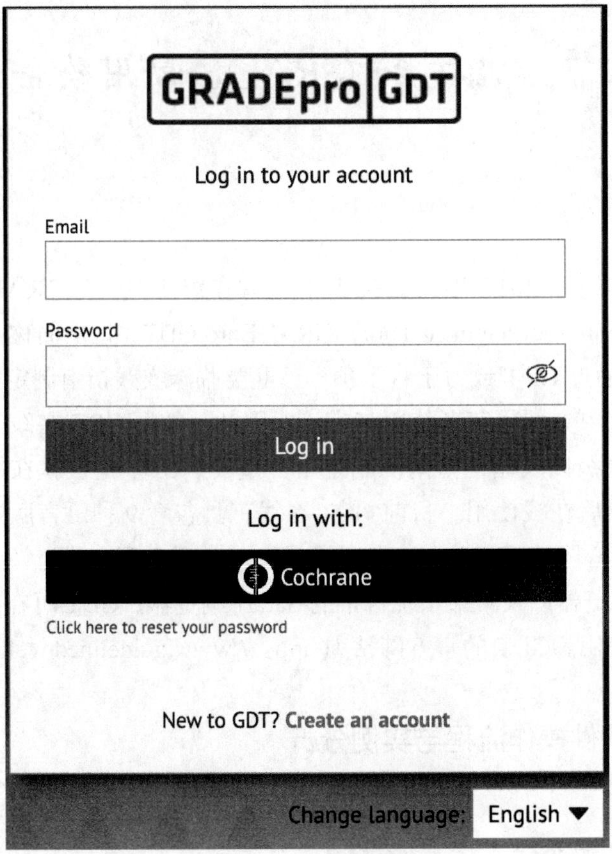

图 8-40　注册 GDT 账号

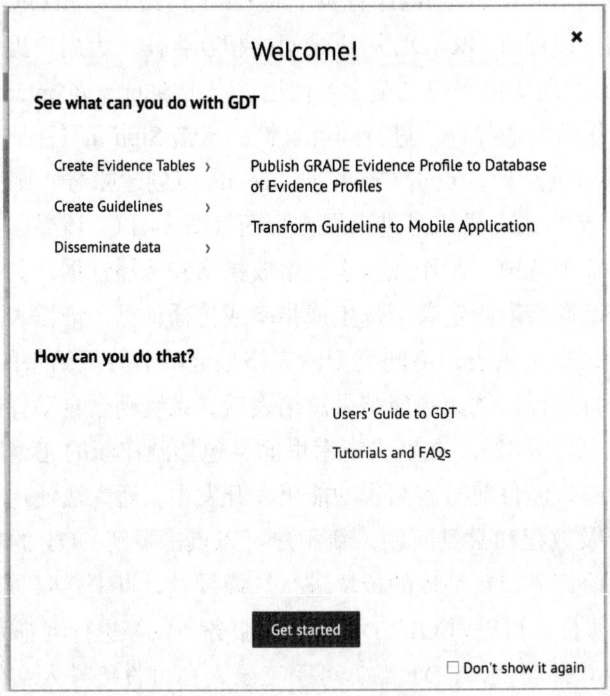

图 8-41　GDT 操作界面

Summary of Findings (SoF) Table

Summary of Findings (SoF) table is a specific, tabular presentation of key information about relevant outcomes of alternative health care interventions. It presents information about the body of evidence, key numerical results, and summary judgment about the certainty of underlying evidence for each outcome. SoF table has been chosen by the Cochrane Collaboration to present main findings of a systematic review. In contrast with a GRADE evidence profile it presents only a summary judgment about the certainty of the evidence without detailed information about each determining factor.

A SoF table is particularly useful for presentation of the body of evidence summarized in a systematic review answering a focused health care question, when simplicity of presentation is desired and detailed judgments about the criteria determining the certainty of the evidence do not need to be presented.

One may create a SoF table by either manually filling out all relevant information or by importing data from Review Manager (RevMan) statistical software and manually completing one's judgments about the certainty of underlying evidence. It is also possible to create an SoF table by importing it from a file created with a previous desktop version of GRADEpro.

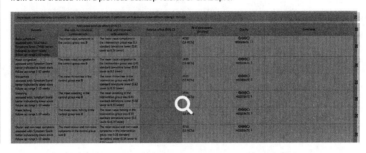

图 8-42　结果总结表相关解释与呈现形式

的 ".grd" 文件，也可是 RevMan 5.3 软件生成的 ".rm5" 文件。本节将详细介绍 GDT 工具的功能以及手工录入诊断性系统评价的操作流程（典型的干预性系统评价操作流程已有其他相关书籍及文章进行介绍，此处不再赘述）。

（二）创建项目窗口

点击 New project（新项目），出现创建新的项目窗口，录入项目名称"MRI 联合超声诊断乳腺癌淋巴结转移的 Meta 分析"，在证据概要表、结果总结表、证据决策表及完整指南 4 种类型中选择证据概要表，点击 Create project（创建项目）完成新项目的建立（图 8-43）。随后即可出现项目操作页面（图 8-44），该页面分左右两栏，左边是项目栏，从上至下分别是：Tasks（任务），该栏目可以指定具体的工作计划及备忘提醒；Team（团队），该栏目可以录入研究成员名单及利益冲突。Scope（范围），该栏目共分为 3 个部分：常规内容、问题、结局指标。常规内容部分可以录入该系统评价的题目、目的、目标人群、卫生保健机构等相关内容；问题部分共包含 7 个步骤，初始草案、头脑风暴、完成清单、优先排序、申请批准、批准清单和已完成；结局指标部分可以创建自己认为应该考虑的结局指标列表，并进行申请。References（参考文献），该栏目可以对指南制订过程中的参考文献进行记录。Prognosis（预后），该栏目中可以对疾病的预后情况进行描述。Comparisons（对照），该栏目为该网络工具的核心部分，证据质量评价即在此栏目下完成。Document sections（文件区），该栏目可以进一步填写该系统评价或指南的标题、作者、潜在利益冲突报告、评审小组等具体信息。Dissmination（传播），该栏目是对研究结果进行初步展示和传播。页面右侧则是操作及信息显示栏。

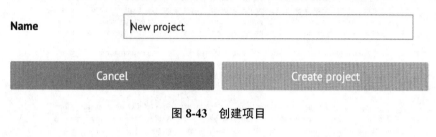

图 8-43　创建项目

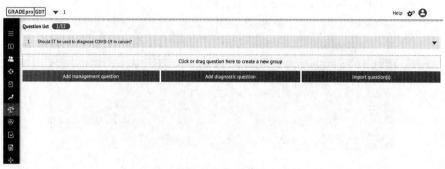

图 8-44　新项目操作页面

（三）问题与数据录入

点击"Add diagnostic question"（添加诊断问题），出现录入具体问题页面（图 8-45），根据提示内容对待评价诊断试验、参考诊断试验、诊断的疾病和适用的人群环境、诊断阈值、表格名称和该问题的作者等信息进行录入，录入完成后点击右侧保存。再次点击刚保存的条目，则直接进入证据分级界面（图 8-46）。首先选择灵敏度和特异度数据的来源，共分为 3 种来源，分别是"from single study"（单个研究）、"pooled across

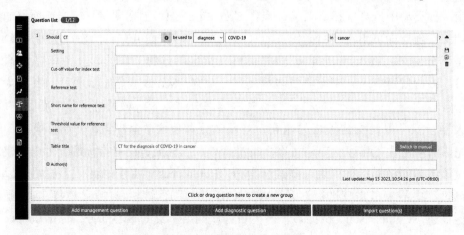

图 8-45　诊断信息录入界面

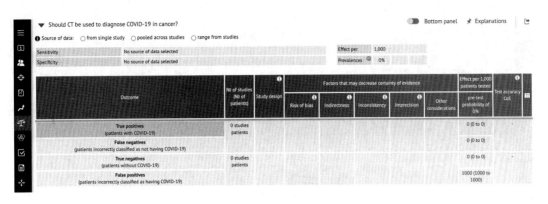

图 8-46　证据质量分级界面

studies"（合并的研究结果）和"range from studies"（研究范围），录入灵敏度或特异度数值和可信区间，再点击"Prevalences"（患病率）后的空格，录入诊断疾病的患病率（验前概率）。在"No. of studies"（研究和患者数量）单元格下可以录入纳入研究数和病例数；点击"Study design"（研究类型）下方空白栏，可以选择研究类型，之后即可直接出现"True positives"（真阳性）、"False negatives"（假阴性）、"True negatives"（真阴性）和"False positives"（假阳性）的病例数。分别点击每个降级栏目和"Other considerations"（其他考虑）下方空白栏，即可进行 5 个降级因素和 3 个升级因素的证据质量评估，点击右键可录入升降级的解释；点击打开"Show references"（显示参考文献）可以对升降级解释进行显示查看，完成评价后，即可直接出现证据等级。录入信息之后可点击右上角的 🏛 图标（图 8-47）对表格类型进行修改，呈现不同的表格样式。

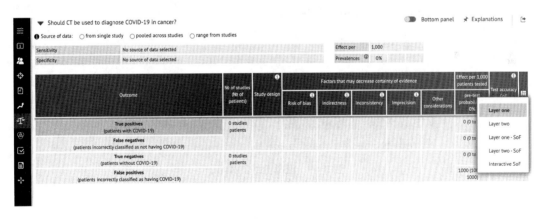

图 8-47　表格类型修改界面

（四）导出表格

点击右上角箭头标志（图 8-48），即可导出结果总结表。弹出界面中可以选择需要导出的结局指标，若同时完成了多个结局指标的分级，可以点击"Select all"（全选）选择全部导出，也可以点击前方的小方格，只导出需要的结局指标。导出的格式可选择 word 格式、pdf 格式或者网页格式，导出的表格可以选择方向为横向或纵向（图 8-49）。

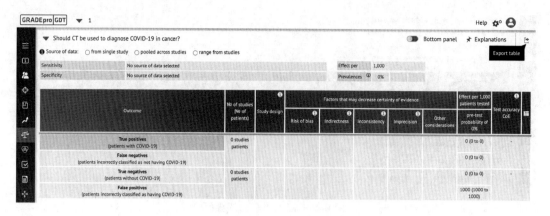

图 8-48　证据分级结果导出箭头标志

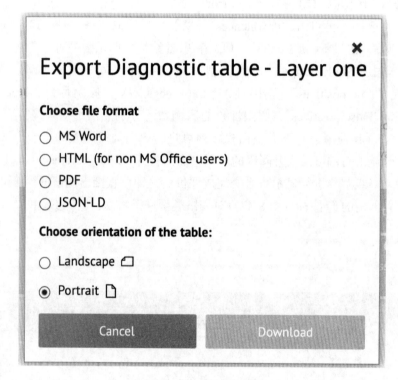

图 8-49　证据分级结果导出

（五）指南推荐意见的录入及导出

GDT 在线工具的另一大功能则为辅助进行指南推荐意见的形成，点击左侧"Comparisons"（对照）分组下的"Recommendations"（推荐意见），即可出现指南推荐意见形成相关信息录入页面（图 8-50），该界面共包含 4 个部分："Question"（问题）、"Assessment"（评估）、"Summary of Judgements"（结果总结）和"Conclusions"（结论）。"Question"部分主要呈现指南 PICO 和背景等信息。Assessment 部分主要包含"Judgement"（判断）、"Research Evidence"（研究证据）和"Additional Considerations"（其他考虑）3 项内容。其中，Judgement 部分必须对每一条准则做出详细的判断，点击

"Detailed Judgements"可以查看具体的判断结果，其中包含专家组讨论、每一个具体问题的评价以及该标准的最终评价结果；Research Evidence 部分可以对系统收集的现有最佳研究证据进行总结以形成最终决策。点击研究证据下方空白处，可以填写证据总结，添加链接和参考文献，也可以点击"insert"插入结果总结（Summary of Findings，SoF）表或图像，更为细致地呈现证据现状；Additional Consideration 部分可以填写其他支持或证明决策的信息和注意事项，例如专家意见、项目经验、逻辑假设等。Summary of Judgements 部分会用蓝色模块呈现评价结果，让使用者对评价结果一目了然（图 8-51）。Conclusions 部分则需要最终对推荐意见的类型、内容、理由、注意事项等内容进行阐述。完成所有信息的填写录入后，点击右上角导出按钮，即可导出 Evidence to Decision table（证据决策表）（图 8-52），导出时同样可以对导出格式、表格方向进行选择。

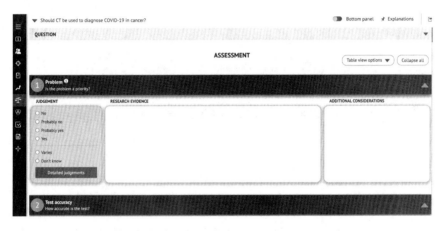

图 8-50　GDT 证据决策表的"Assessment"界面

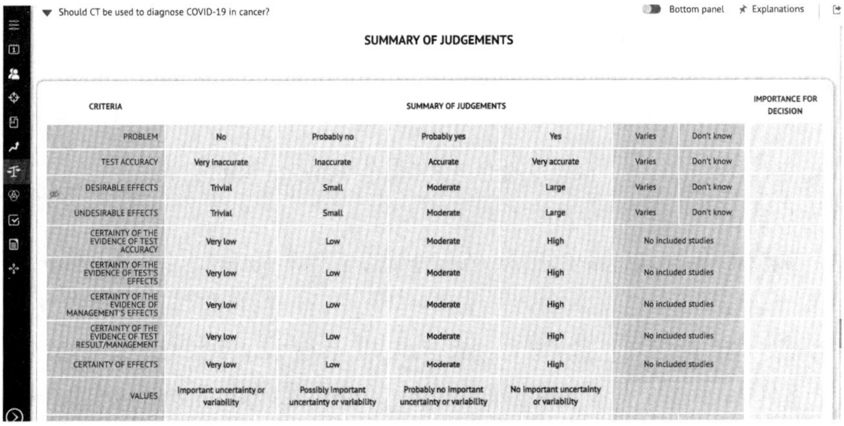

图 8-51　GDT 证据决策表的"Summary of Judgements"（结果总结）界面

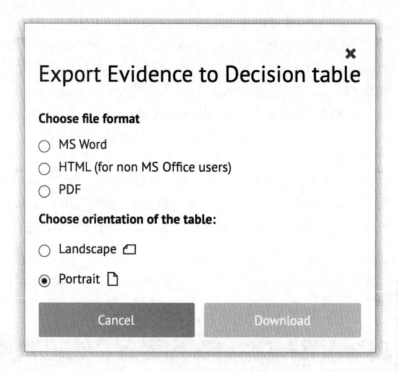

图 8-52 GDT 证据决策表的导出界面

（六）注意事项

需要注意的是，GDT 在线分级工具的主要职能是辅助系统评价和临床实践指南制定者制作标准化的结果总结表和证据概要表，而具体升降级的原理，还需要使用者在使用 GDT 工具前进行掌握。另外，GDT 正处于不断的更新之中，使用者在参考本文时需要注意，有些界面可能发生了一些变化，如果需要获取 GDT 更新后的界面帮助，可以联系工具开发者获取相关资料。

参考文献

[1] 张荣，刘海峰，胡莎莎，等. MRI 联合超声诊断乳腺癌淋巴结转移的 Meta 分析 [J]. 中国循证医学杂志，2016，16（12）：1374-1380.

[2] 田金徽，陈杰峰. 诊断试验系统评价：Meta 分析指导手册 [M]. 北京：中国医药科技出版社，2015.

[3] 陈昊，曾宪涛，谷万杰，等. 更新版 Guideline Development Tool（GRADE pro GDT）在干预性临床实践指南制定中的应用 [J]. 中国循证医学杂志，2018，18（10）：1135-1142.

[4] 姚亮，陈耀龙，杜亮，等. GRADE 在诊断准确性试验系统评价中应用的实例解析 [J]. 中国循证医学杂志，2014，14（11）：1407-1412.

[5] WHO. Guidelines for the Screening Care and Treatment of Persons with Chronic Hepatitis C Infection：

Updated Version. Geneva：World Health Organization,2016.

［6］邓通，汪洋，王云云，等．临床实践指南制订方法——GRADEpro GDT 在干预性系统评价证据分级中的应用［J］．中国循证心血管医学杂志，2019，11（1）：1-5.

［7］Skoetz N，Goldkuhle M，van Dalen EC，et al. GRADE guidelines 27：how to calculate absolute effects for time-to-event outcomes in summary of findings tables and Evidence Profiles［J］．Journal of Clinical Epidemiology，2020，118：124-131.

第九章

循证检验医学在实验室检查中的应用

本章概要

　　一项完美的诊断试验有助于临床医生对疾病诊断、治疗和预后全过程的决策，得出能回答临床问题，对患者的健康利大于弊且较经济。循证检验医学在应用大量可靠的临床资料和经验的基础上，研究检验项目临床应用的价值，为临床诊断、疗效观察、病情转归提供最有效、最实用、最经济的检验项目及其组合，并最终获得可靠的检验信息资料，为医疗决策提供循证支持。因此，遵从循证检验医学，能为临床医生提供真实可靠的诊断证据，探索并发现真正有效的临床实验手段，本章主要介绍了循证检验医学的实施步骤，并结合实例解读，给读者呈现如何得出具有准确性、可靠性、有效性与经济性的检验结果。

第一节　循证检验医学概述

一、循证检验医学的概念

　　循证医学是将慎重、准确和明智地应用当前所能获得的最佳客观研究证据，结合医生的个人专业技能和临床经验，充分考虑患者的价值观和偏好三者有效结合起来的一门以证据为基础的医学。它是 21 世纪临床医学发展的必然。

　　医学实验室科学（medical laboratory science，MLS）是一门以试验为基础的学科，是对取自人体的材料进行微生物学、免疫学、生物化学、遗传学、血液学、生物学、细胞学等方面的检验，从而为预防、诊断、治疗人体疾病和评估人体健康提供信息的一门科学。诊断试验的设计是否科学、操作过程是否规范、结果判读是否准确都将直接影响到检测结果的可信度，而每一项检测结果都是临床诊断决策的直接证据来源，其可信度和证据质量的高低直接影响到临床诊断决策和患者的健康。

循证检验医学（evidence-based laboratory medicine，EBLM）是将循证医学的原理运用到检验医学中的科学，即按照循证医学以当前最好的证据为基础的原则，用临床流行病学的方法规范检验医学的研究设计和文献评价，用当前最好的检测技术和质量控制体系对检测结果进行严格的质量控制和评价，向临床医生提供反映患者真实情况的证据。旨在推进临床诊断的研究，运用临床流行病学、统计学、社会学和生化病理学的方法评估诊断试验，重点观察分析测量结果在临床决策过程中所起的作用。因此，试验的临床实用性由使用这些试验所产生的对患者的临床利益所决定。一项完美的诊断试验应该有助于临床医生对疾病诊断、治疗和预后全过程的决策，得出的检测结果能回答临床问题，对患者不造成任何不利的健康影响且较经济。由此可知 EBLM 有如下几个要点：其一，提供最佳检测结果以协助临床做出诊断、治疗和预防的抉择；其二，证实与评估检验结果的准确性、可靠性、有效性与经济性；其三，对实验研究和文献进行评估，不断改进现行医学检验技术。

二、循证检验医学的产生和发展

（一）循证检验医学产生的背景

自 17 世纪显微镜的出现，人们揭开了微观世界的奥秘，临床检验也由此而逐渐从临床医学领域中分出来并形成一门新兴的独立学科，这就是最初的医学检验。进入 21 世纪，随着人类社会的进步，科学技术得到了迅猛发展，我国经济的快速增长使得人们生活水平得到普遍提高，人们的医疗需求、健康意识和法律意识也普遍增强，从而促进了医学的发展；"以人为本"是新世纪临床医学发展的新思路、新模式，是解决多因素疾病的准确诊断、有效治疗和预后判断的有力指导。从"经验医学"过渡到依靠先进的检测设备寻找疾病发病的病因、病理的 EBM，现代检验医学为临床提供了大量准确、可靠、及时的检测信息，并使其在疾病的诊断、治疗和预后判断中发挥着应有的作用。多种疾病往往难以简单地依靠医生个人的经验寻找到导致疾病产生的直接因素，只有依靠临床医生的经验，并辅以先进的检测设备提供的多项检测信息和临床研究证据 3 方面的结合，才能对疾病做出正确的诊断。临床检验技术受益于基础科学的发展，使其广泛采用现代最新科技成果，它的迅速发展也提高了疾病的诊断和预防水平。从形式上而言，国外大量高灵敏度、高精密度和准确度、多功能、自动化、智能化的现代检验医学仪器得以引进，使其从原始、简单的手工操作发展成更多计算机控制的自动化操作；从内容上而言，以分子生物学技术、免疫标记技术等为代表的新技术、新方法的出现，为医学检验赋予了新的内容和新的发展空间。

由于人们对疾病过程认识的不断深化及新技术的不断发展，新的医学证据迅速大量涌现，每年有数百万篇文章发表在数万多种世界医学杂志上；同时，随着社会经济发展，人类的疾病谱发生了变化，慢性病、多因素疾病增多，其诊断、治疗更为复杂，单靠经验不行，需要外部宏观的证据；相应的卫生资源需求也在不断地增加；这必然要求医务人员通过更新观念，掌握运用新的方法和手段，不断获取新的证据，应用于临床实践，从而提高医疗决策水平。

同样，检验医学研究的层出不穷与医务工作者的有限时间和精力之间的矛盾，使得繁忙的检验医学工作者没办法去阅读如此浩瀚的文献，但又必须去发掘有价值的研究文献并应用于临床实践。同时，临床流行病学、随机对照试验及分析、卫生经济学、医学统计学和计算机网络技术的发展和应用使得医学研究证据更易获得，也越来越科学。因此，顺应医学发展的需求，EBLM 应运而生。

（二）循证检验医学发展

1. 循证检验医学当前的发展

EBLM 的发展可以促进医学整体的进步与发展，开展 EBLM 已属现代医学发展的必然趋势。目前 EBLM 一般用于：强调检验前操作，选择合理的检验项目，避免资源浪费；规范标本的采集、处理、保存等环节，严格规范实验室的样本采集和运送程序，对检验结果的证据进行正确合理的解释，并提出解决问题的方法；协助疾病诊断与分析，并指导临床治疗和制定治疗决策；观察治疗效果并判断疾病预后，探讨重要疾病的临床检查项目，为科学研究和大规模随机临床试验提供可靠帮助。EBLM 不但要求及时提供准确的实验室检验结果，还要求临床医生了解检验医学及检验新技术的进展。

2. 循证检验医学发展的新要求

在当前疾病的诊治过程中，强调将个人的临床专业知识与现有的最佳临床和试验证据结合起来进行综合分析。检验医学工作者要不断寻求和更新知识及技能，提供最新和最佳可得证据为患者的健康服务。循证医学的原则也适用于 EBLM，因为实验诊断方法的选择和可靠性的评估过程本身就是医学决策的一部分。EBLM 所使用的方法应既具有高灵敏度又具有高特异度，这是检验方法被采用的先决条件。此外，在试验方法确定后，需要应用合格的试验材料才能确保检测结果的准确性，因此在检测过程中持续进行批内、批间质量控制监测是必不可少的。应用最佳的检测体系才能使检测结果成为临床应用的证据，并用来指导临床决策，通过医学实践提高临床学术水平和医疗质量，并从中进一步获得真实可靠并有临床应用价值的最佳证据。

三、循证检验医学的目的和任务

（一）循证检验医学的目的

EBLM 的根本目的在于为临床医生提供真实可靠的诊断证据。此外，EBLM 也能借助随机对照试验等研究方法，探索并发现真正有效的临床实验手段。随着新技术、新理论、新知识的不断涌现，新的治疗方案和新的实验室检查手段也层出不穷，若要做出最佳的医疗决策，必须确定其中真正有效的诊疗方法和实验方法。再者，EBLM 能够实现检验工作人员知识的及时更新。随着对疾病过程认识的不断深入、实验室检查指标的增加和治疗方案的增多，检验工作人员的工作量也越来越大，只有开展 EBLM 工作，临床检验医生才可能跟上时代的步伐，在最短的时间内掌握最新的知识、最佳的临床证据应用于自己的专业工作中。此外，EBLM 可通过促进合理有效利用实验室资源，避免不当的实验检查，从而降低医疗成本。最后，EBLM 能够实现面向临床和患者，开展全方位咨询工作，介绍检验医学中最新的成果和新检验项目的应用价值，与临床一线进行沟通，服务于临床，获取反馈和后效评价。

实验室开展的检验方法和检测手段以及各项实验数据等，本身就可作为科学依据，是 EBLM 的基础。因此对于广大的检验工作人员来说，一方面应该结合实践中的具体情况，选择合适的检测项目提供给临床医生；另一方面应该综合分析长期以来各种检测项目的实际临床意义，正确评价各个项目对于临床诊断的价值，将有限的实验室资源最大化利用。

（二）循证检验医学的任务

按临床流行病学科研方法学，EBLM 需要制定检验医学的各种研究类型的设计原则，使之做到规范化。以检验医学方法学研究为例，在已发表的论著中，符合临床流行病学诊断试验设计原则的研究为数不多。因此，规范地制定研究设计方案是极为必要的。检验工作者掌握正确的研究方法，有利于提高检验相关的研究水平；可供选择的高水平文章增多，则期刊的水平也将随之提高，从而推动整个检验领域的研究质量。

按临床流行病学方法学制订检验医学文献的评价原则，对各种检验医学研究结果和文献进行评价。在使用证据的时候，用户必须对他人的研究结果和文献进行严格地评价，以判断其是否为当前的最佳证据。EBLM 的单个研究评价和系统评价主要包括两方面内容：①对诊断试验原始研究质量评价，主要从研究设计、方法的严谨性、灵敏度、特异度等方面进行评价；②对诊断试验系统评价进行评价，主要采用 Meta 分析的方法，对目标疾病的灵敏度、特异度、报告似然比、比值比等进行评价。

对检验医学技术，包括检验试剂进行评估。检验医学作为诊断试验的重要组成部分，其检验方法技术数以千计，且新技术新试剂层出不穷、日新月异。应用系统评价等方法对检验技术和试剂进行评估势必将会受到越来越多的关注。

为临床医生提供真实可靠的诊断证据，这也是 EBLM 的根本目的。归根结底，检验医学的任务就是向临床医生提供最真实的诊断依据，EBLM 就是制定和实施一系列科学性强的措施来保障证据的真实性。有了可靠的证据，EBLM 可以向临床医生提供最有利于患者的诊断方案，这是"以患者利益为核心"的循证医学基本思想的体现。临床医生在选择诊断方案的时候，与做治疗决策一样，要充分考虑患者的价值取向，要对患者具有高度负责的精神。检验医务工作者在为临床医生提供的诊断方案中，应该有各诊断试验的诊断效能、成本 - 效果分析等相应的信息，以供临床医生进行决策，并使卫生资源得到合理使用，使患者真正享受到最佳的医疗服务。

四、循证检验医学转化为常规实践的挑战

通过采用 EBLM 的方法，能不断提高医疗保健服务的质量，提高服务效率和减少差错，同时形成以患者为中心的医疗模式。但 EBLM 在对常规实践的转化方面还存在着以下挑战：

第一个挑战是在实际环境中参与战略规划需要对未满足的临床需求进行年度审查，并遵循绩效管理。只有与决策者、购买者和临床医生密切合作才能更好地了解他们的需求，并展示实验室如何满足这些需求。

第二个挑战是生成证据，证明实验室可以实现未满足的需求，并最大限度地提高已建立的常规临床服务的有效性和利用率。通过对案例的证据分析，我们必须认识到整个护理途径中需要减少不恰当的检验和服务。

第三个挑战是确保在引入新的检查项目或检查模式时，能对当前护理进行优化。如果实验室要在临床团队中充分发挥作用，那么要确保检验结果得到适当的处理，这是高效服务的重要组成部分。

第四个挑战是绩效管理的评价。其中许多活动在第四个挑战中是汇集在一起的。如果要有效地使用实验室服务，则必须在整个途径中评估其性能，而不仅仅是为患者提供正确的结果。此外，检查项目的过低或过度利用只能在具体的护理途径和健康结局中进行判断。

对临床和经济质量的问责制是当前医疗保健体系的重点，这同时也为实验室医学发展提供了机遇。面对这些挑战，我们应该：①根据提出的临床问题，将检验的利用率的审核纳入到常规质量改进中。②了解 EBLM 在新的临床发展以及实验室服务中发挥的作用。③建立业务案例，确定 EBLM 带来了哪些好的结果，并考虑是否撤除其他不必要的服务。④注意引入新检验项目和检验变化后临床实践方面发生的变化。

总而言之，EBLM 有一定的科学与实践性，有优势但同时也存在争议。比如，很多治疗研究中虽然应用了 Meta 分析，但纳入的试验组依然无法避免误差，很多诊断试验未能证明提出的问题，试验本身存在偏倚因素或者过分注重统计学处理。但是，鉴于 EBLM 可以让研究设计、检验技术评估更加科学、规范，进而获得更加准确、可靠、实用的证据。我们应该积极应对 EBLM 转化为常规实践遇到的挑战，不断促进循证检验医学的发展。

第二节 循证检验医学的实施步骤

循证检验医学的方法

(一) 循证检验医学的实施

在 EBLM 的实施过程中通常包括以下步骤:

(1) 明确需要解决的临床问题,最好以 PICO 的形式构建问题,EBLM 的问题可存在于以下情况:①对检验进行预分析时需要考虑的因素,如样本收集的时间;②对检查项目的性能分析,如检查不精确时对结果的影响;③对检验项目的实施方式的分析,如是否采用床旁检验;④对检验项目的诊断性能分析;⑤将一项检验项目应用于诊断的方式,如用于确定或排除某种疾病;⑥用检验项目预测疾病预后;⑦用检验项目协助治疗方法的选择,如个体化医疗;⑧用检验项目促进治疗方式的优先化;⑨检验项目的卫生经济学分析;⑩检验的利用率分析,如监测或绩效管理;⑪ 委托应用或不去应用某检验项目。

(2) 检索该问题相关的现有文献。根据第 1 步提出的问题,确定"关键词",应用系统的检索策略检索相关文献,从中找出与该问题关系密切的资料,作为分析评价使用。

(3) 对收集到的文献进行分类和质量评价,并制定证据总结。对证据进行严格评价是确定可靠证据的关键,在这个过程中需要权衡证据的有效性(接近真实情况的程度)和临床可用性。在具体的实践中,批判性评价是实验室工作人员需要具备的一项核心技能。在评估证据时,可总结为一系列简单的问题如:①提出的问题是否清晰?②研究结果是否有效(内部有效性)?③结果是什么?④这些结果与患者(或人群)相关吗(外部有效性)?

(4) 将研究结果转化成临床可参考的文件(如指南和临床路径),从而应用于临床实践。

(5) 对研究结果在临床上的应用效果进行评估并提出改进意见。

证据的应用可以解决外部有效性,也会再次提示我们确定正确问题的重要性,这一过程是将证据与具体环境和问题相匹配的过程。在应用 EBLM 确定常规实验室检查的实践中,以下是几种可能涉及的情况:①应对临床医生和护理人员的询问:使用什么检验方法,如何提高检验的利用效率,具体的结果意味着什么,针对特定结果要采取什么行动。②引入新的检验方法:临床医生要求对患者进行的新的检查,管理者想要一个新的检验的商业案例,管理者想要一项实施计划,政策制定者正在考虑新的检查项目。③停止旧检验项目的应用:确定新检验方法对护理路径的影响,考虑是否撤资。④当前服务的绩效管理和质量改进:管理者想要监测检验的利用率,管理者希望看到的预期收益累积的证据,管理者希望针对特定疾病结果引入新检验项目。⑤研发和战略规划:购买者

（保险公司）要求改善健康结果，政策制定者对护理模式改变的考虑，领导服务的转型和改进。

（二）系统评价

系统评价是一种全新的文献综合评价方法，通过综合证据帮助临床医生管理医学信息。其过程是全面收集所有相关研究，对纳入的研究按照事前确定的标准逐项进行评价，进行综合分析，得出可靠的结论。该结论将随着新的研究出现被不断更新，为临床指南提供证据。循证医学的资源最主要来源于医学期刊发表的学术论著，鉴于论著的水平不一致及可能存在的发表偏倚，需要有严格的质量评价，对符合标准者可取为最佳证据。但现有研究表明，临床实验室科学中的系统评价发表率较低，系统评价的结果在诊断学中未得到充分的利用，病理学家和实验室专业人员需要通过为临床实践提供更多和更高质量的证据来推动循证检验医学的发展。

（三）检验项目的评价

检验项目的评估通常包括以下内容：①技术性能，方法性能对临床应用的有效性有很大的作用，如某抗体的特异度、某方法的稳定性等都是严格评价的参数；②诊断性能，某方法具有好的诊断灵敏度和特异度是被采用的先决条件；③临床效应，评价该技术是否提高诊断、治疗和预防策略，得到最佳的健康服务结果；④经济性能，虽然某实验室检验项目技术和诊断性能很好，具有好的临床效应，但所需费用使患者及政府都难以接受，也降低了其实用性。

从内容看，经济性能的评价包含临床效应的结果评价。技术和诊断性能的评价是检验项目严格评价的基础。经济学评价是技术性能、临床效能和健康结果相关信息的综合结果，其等级关系见图9-1。

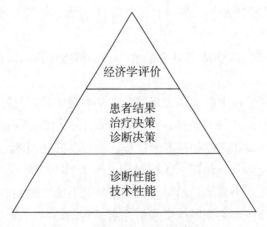

图 9-1　检验项目评价的等级关系

1．技术性能

技术性能对临床应用的有效性有很大作用。检验方法的稳定性、准确性及精密度，生物学变异，分析测量范围等，是严格评价的一些技术性指标参数。例如，某实验室新开展的测定血清中胆汁酸浓度的第五代无污染法，在应用于临床前，对质控血清、校准血清及临床标本进行反复测定，得出数据，再利用统计学方法，对其稳定性、准确性、精密度进行评价，直至符合所规定的标准，才能应用于临床，以保证我们所报告的结果准确可靠。

2．诊断性能

一项实验检查技术的核心问题是它能否回答临床提出的问题，给临床提供可靠的诊断依据。目前常用四格表法对检验项目的诊断性能进行评价，常用指标参数有：检验方法的临床灵敏度、临床特异度、阳性似然比、阴性似然比、阳性预测值、阴性预测值、漏诊率、误诊率和 ROC 曲线等。检验项目的诊断性能的好坏，反映了其诊断判断患病的能力。因此，必须严格评价诊断性能的指标参数，才能找出具有最佳临床证据的方法，为临床医生诊断和治疗提供有力证据。

3．临床效应

临床效应的评价是在技术和诊断性能之上的更高级的评价，它更强调从患者和社会角度来评价，患者是否能因为某检验项目的应用成为最终的受益者。主要评价的有：某检验项目的应用是否影响了临床医生决策？患者是否减少了就医的次数？是否减少了医疗用药？是否缩短了住院日？是否减少了不适当的额外检查？减少了再次入院次数？能否早期出院返回工作岗位？寿命是否得到延长，生活质量是否得以提高？某疾病的发生率或死亡率是否有所下降？

例如，对急诊科使用即时检验（point of care testing，POCT）和传统中心实验室检验在如下指标上对照性评价：死亡率、住院时间、急诊入院率、检验报告的等待时间、改变诊断和治疗方案的次数等。结果表明，POCT 组检验报告等待时间更短、医疗决策制定更快，但其他评价指标与中心实验室相比无明显差异。临床效应评价比技术和诊断性能的评价更加困难，但它是循证医学最推崇的终点指标的评价。

4．经济性能

经济性能的评价内容包括评价试验检查的成本 - 效益，即该检验项目的受益是否大于支出；成本 - 效果，即当实验室的经费开支固定，如何花费最有效；成本 - 效用，即健康结果的质量评价。检验项目经济性能的评价有"硬"指标（如住院时间、发病率、死亡率）和"软"指标（如满意度、抱怨率）。对其进行有效评价要求能满足一系列标准，如有明确的关于支出和结果的经济指标；能建立有效的干预；能得出每一项重要指标的支出和结果，并能对其进行准确定量检测；研究结果强调用户所关心的问题等。

有研究实验室的系统评价证实，很大一部分实验室检查是不适当和不必要的。这就要求我们兼顾方法的可行性及其成本 - 效果，采用循证医学模式，对常见疾病总结出最经济的检验项目，采取科学合理检查项目组合，选取可靠有效的诊断指标，剔除不合理或对诊断、疗效观察和判断预后无重要价值的检验项目，得到可靠的循证结果。

（四）质量控制

质量控制是为满足质量要求所采用的作业技术和活动，是对临床检验科的基本要求，保证了检验结果的精密度和准确性。

1．仪器和检验系统的维护和功能检查

为了确保检验结果的真实性和可靠性，实验室必须建立标准方案，保证仪器和检验系统维持良好的运转状态，按照有关规定对仪器进行维修和功能检查，使其仪器对标本检查的结果有较好的可重复性。

2．校准和校准验证方法

校准是一个测试和调整仪器、试剂盒或者检验系统以及提供检验反应和所测物质之间已知关系的过程；校准验证是以检验标本方式对校准品进行分析、检查，并证实仪器、试剂盒或检验系统的检验结果在规定的报告范围内是否保持稳定。只有选择正确的校准和校准验证方法，才能保证为临床提供准确可靠的诊疗参考依据。

3．内部质量控制

内部质量控制（internal quality control，IQC）是各个实验室为了监测和评价分析质量稳定性，以满足质量要求所采取的一系列检查和控制手段。严格的质量控制系统要求检验工作者在常规工作的基础上进行内部质量控制，把结果误差控制在一定限度内，以保证检测方法的稳定性。开展临床检验工作的过程中，内部质量控制重在监测过程，以及评价检验结果是否可靠，因此，应将其作为重点内容来对待。一方面，检验人员在操作当中，必须将检验的各项秩序按照规范来遵循，不能出现任何的违规操作现象。另一方面，检验工作必须要做好记录分析，要确保每一项操作都达到有据可依的状态。质控品结果必须达到实验室设定的标准，才能报告结果。因此，必须要建立严格的内部质量控制，才能保证临床医生用于诊断和治疗的试验结果是准确可靠的，即所循的证据是可靠的。

4．外部质量评估

外部质量评估（external quality assessment，EQA）是由实验室以外的某个机构对各个实验室常规工作的质量进行监测和评定，以评价各实验室工作质量，逐步提高常规检测的准确性和可比性。它主要是为了相互校正各参与实验室测定结果的准确性和精确性，从而使参与实验室之间建立试验结果的可比性达到临床要求的水平，以达到提高检验质量，为临床提供更准确的依据的目的。

第三节　循证检验医学的应用及举例

一、循证检验医学的应用

（一）循证检验医学的临床应用

1．规范标本处理程序

为保证临床医疗决策的科学性，EBLM 要求检验医生在实验室处理患者标本的过程中必须将个人经验与当前最佳科学依据结合起来，并遵循以下几个基本程序：①在接受患者的标本前对患者信息进行认真核对，确定样本采取的符合程度；②按照临床检验的操作常规，做好外部及内部质控；③根据自己的临床检验经验和技能，同时结合临床知识，对异常的结果要认真复查、查找原因、科学决策方可报告，必要时与临床医生沟通，提供临床诊疗的意见。

2．维护仪器及试剂稳态检验

系统的维护和功能检查需建立维护方案，保证仪器和系统处于良好运转状态。校准是一个测试和调整检验系统，以及提供检验反应和所测物质之间已知关系的过程。外部及内部质量控制，是实验结果准确的有力保障，即所遵循的证据是可靠的，也是循证医学的目的所在。

3．指导如何临床循证

之前我们提到 EBLM 的具体实施步骤有提出问题，查找证据，评价证据，选定最佳临床方法用于临床，通过实践提高学术水平。譬如，肌酸激酶（CK）是诊断急性心肌梗死的条件之一，但是，当面对 CK 实验的检验报告或临床咨询时，立即确定心肌梗死诊断很可能是一个错误的决定。因为 CK 是一个非特异性标志物，许多非疾病及疾病因素均可对其产生影响。如果不了解此情况，就可能误导临床决策或误诊患者。因此，要注重讨论出现某一结果可能存在原因，结合具体临床情况进行分析。上述例子就是在"循证"，但"循证"医学不仅仅是这样，它的内涵体现在其思维理念的更新和对患者及疾病更深层次上的认识。

（二）合理减少检验项目的应用

在过去的几十年中，许多国家的医疗支出费用出现了不同程度的增长，给患者带来了沉重的经济负担。相关调查表明，医生开出的一些检验项目是不必要的。在一些研究中，根据其为患者护理增加价值的情况判断，95% 的检查是不合适的。因此，将循证医学的原理应用在医学检验上，向临床介绍和推荐有医学价值的检测项目是检验工作者的职责。应利用与临床沟通的各个渠道，向临床介绍试验的相关信息，诸如试验的原理、参考范围、临床意义、影响因素、标本的正确采集方法和最佳送检时机等。这能避免不适当的检测结果给临床在疾病的诊断、治疗中带来错误引导，给患者造成不必要的经济负担，也避免造成国家经济和资源的浪费。对必要的检查建议临床医生尽量送检，如术前患者的凝血功能检测、创伤性治疗前的病毒系列检测等，一方面可以早发现问题及早采取对应措施，确保患者的生命安全；另一方面也可作为医疗证据保留备用，减少医患纠纷。

对新的实验室检测只有在充分评价其准确性、可靠性、是否有助于医疗决策，以及经济有效后才能运用于医疗实践。缺乏严格的评价之前不能推向临床应用，避免给临床医疗工作造成错误导向，也避免阻碍新的检验技术的推广使用及检验医学的发展。

二、循证检验医学应用举例

(一) 血清胃蛋白酶原用于亚洲胃癌高危人群筛查价值的 Meta 分析

为了评价血清胃蛋白酶原 (PG) 用于亚洲胃癌高危人群筛查的价值,研究者对 6 种参数指标进行分析比较:灵敏度 (SEN)、特异度 (SPE)、阳性似然比 (LR+)、阴性似然比 (LR–)、诊断比值比 (DOR) 以及受试者操作特征 (SROC) 曲线下面积 (AUC)。研究者通过文献筛选,纳入 15 个研究,180 934 例研究对象,将血清 PG Ⅰ /PG Ⅱ 比值和 (或) PG Ⅰ 水平作为评价胃癌的指标,且给出明确诊断临界值;以胃镜取活组织或 X 线钡餐检查结果为金标准。

ROC 曲线平面图提示呈"肩臂状"分布 (图 9-2),进一步计算 Spearman 相关系数 = 0.752,P=0.001,提示存在阈值效应,则数据合并的最佳方式是拟合 SROC 曲线并计算 AUC。结果显示,SROC AUC=0.74 (图 9-2,图 9-3)。

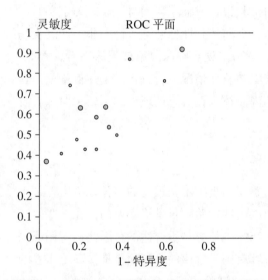

图 9-2　血清 PG 诊断胃癌的 ROC 平面散点图

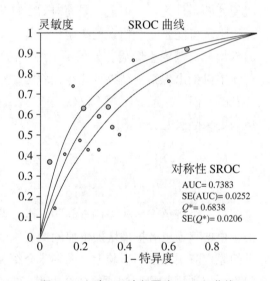

图 9-3　血清 PG 诊断胃癌 SROC 曲线

胃几乎是 PG 的唯一来源,所以其变化能够反映出胃黏膜形态和功能变化,可作为胃癌的筛查指标。本研究通过 Meta 分析探讨 PG 在筛查胃癌高危人群中的价值。结果显示,AUC 越大 (越接近 1) 则诊断价值越大,表明血清胃蛋白酶原对于亚洲地区常住居民胃癌筛查有较好的价值。又因血清 PG 筛查方便快捷、创伤小且价格便宜,所以血清 PG 是筛查胃癌比较好的手段。虽然本次 Meta 分析纳入研究在临界值、检测方法等方面均存在较大差异,导致 Meta 分析的结果并不是非常理想,但在一定程度上可说明血清 PG 对胃癌有一定的诊断价值。

通过这个例子,总结出在方法学研究中实践 EBLM 的 3 个主要步骤,即:①提出需要解决的问题;②查找所有有关研究的文献,对这些文献进行分析评价或直接查找已经发表的高质量系统评价作为支持证据;③建立该诊断试验方法,正常参考值、灵敏度、特异度和似然比，以及费用等数据，并提供给临床医生（图 9-4）。

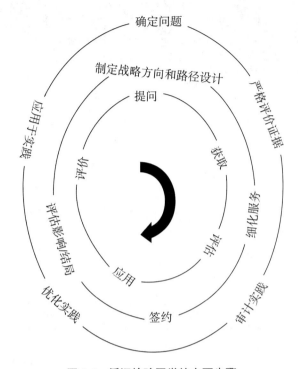

图 9-4　循证检验医学的主要步骤

资料来源：Clin Biochem Rev. 2012，33（1）：13-19.

（二）循证检验医学原则指导多项检测在鉴别胸腔积液性质上的应用

为提高对常见恶性胸腔积液性质的鉴别，有研究对 10 种检查项目进行分析：癌胚抗原（CEA），糖类抗原 199（CA199）、鳞癌相关抗原（SCCAg）、可溶性细胞角蛋白 19 片断（CF211）、神经元特异性烯醇化酶（NSE）、腺苷脱氨酶（ADA）、乳酸脱氢酶（LDH）、结核菌素纯蛋白衍生物（PPD）、结核分枝杆菌抗体免疫球蛋白 G（TBAb-IgG）、红细胞沉降率（ESR）。按照文献所载，研究者建立了检测 10 项指标的方法，选择已确诊肺癌、肺结核、肺部感染胸腔积液患者 100 例，对其血清及胸腔积液肿瘤标志物及相关检验结果进行回顾性分析。其中癌性胸腔积液（肺癌组）26 例、结核性胸腔积液（结核组）50 例、炎症性胸腔积液（感染组）24 例，以期评价多项检测在胸腔积液性质鉴别中的临床应用价值。

参考值设 CEA＜10 μg，CA199＜37 μg/L，CF211＜3.6 μg/L，NSE＜17 μg/L，SCCAg＜1.5 μg/L，LDH 101～218 U/L、ADA7.7～19.3 U/L，PPD＜0.5 cm，TBAb-IgG 阴性，男性 ESR＜15 mm/h，女性 ESR＜20 mm/h，检测结果超过正常参考值上限者判定为阳性。以灵敏度（SEN）、特异度（SPE）、准确性（ACC）为评价指标。对 2 组胸腔积液患者的诊断试验性质鉴定的特征值进行统计分析，血清与胸腔积液同步检测结果显示见表 9-1。

表 9-1　诊断试验对 2 组胸腔积液患者性质鉴定评价结果

检测项目	标本	肺癌组				结核组				感染组			
		阳性率(%)	X	S	P	阳性率(%)	X	S	P	阳性率(%)	X	S	P
CEA	S	57.7	666.9	2539.7	< 0.05	0	1.3	0.9	< 0.05	0	4.5	10.9	< 0.05
	PE	80.8	1864.6	3568.7		0	1.5	1.5		0	11.9	31.1	
CA199	S	38.5	1126.4	2631.7	< 0.05	11.1	8		> 0.05	0	17.2	18.6	> 0.05
	PE	61.5	2734.6	4591.6		0	10.4	8.8		0	20.8	21.9	
CF211	S	76.9	12.6	16.1	< 0.05	0	1.5	0.6	< 0.05	0	1.7	0.8	> 0.05
	PE	80.8	33.5	36.7		0	4.1	5.2		0	3.3	1.7	
NSE	S	61.5	19.3	15.8	> 0.05	0	15.1	1.8	> 0.05	0	10.5	4.8	> 0.05
	PE	61.5	21.4	13.1		0	13.9	1.2		0	12.3	5.1	
SSCAg	S	0	1.8	0.4	< 0.05	0	0.6	0.1	< 0.05	12.5	1.1	1.1	> 0.05
	PE	3.8	4.4	9.5		0	1.2	0.2		12.5	1.5	1.3	
LDH	S	57.7	408	587.1	< 0.05	20	184	50.4	< 0.05	20.8	181.7	60.1	< 0.05
	PE	88.5	1095	1049.7		98	535	271.8		70.8	612.8	455.6	
ADA	S	7.7	11.8	10.7	–	92	45.7	11.4	–	0	13.1	6	–
PPD	AST	19.2	–	–	–	62	–	–	–	50	–	–	–
TBAb-IgG	S	0	–	–	–	4	–	–	–	0	–	–	–
ESR	B	84.6	51.3	38.7	–	94	60.1	25.9	–	83.3	72.6	41.5	–

肿瘤标志物及 LDH：肺癌组明显高于结核组和感染组，胸腔积液两者有显著差异（$P < 0.05$）。ADA：结核组阳性率达 92%，肺癌组及感染组则正常。PPD：结核组阳性率为 62%，感染组为 50%，肺癌组为 19.2%。TBAb-IgG：结核组仅为 4%，而肺癌组和感染组均为阴性。ESR 增高率：结核组为 94%，肺癌组为 84.6%，感染组为 83.3%。

在该案例中，研究者在 EBLM 原则的指导下，用诊断试验的特征值对癌性、结核性、炎症性胸腔积液性质鉴别作客观评价，为临床医生选择试验项目提供依据。实验证明胸腔积液检测肿瘤标志物水平和酶活性的灵敏度、特异性均明显高于血清，用于鉴别 3 种积液性质更有价值。

（三）酶免疫法对沙眼衣原体诊断价值的 Meta 分析

沙眼衣原体（chlamydia trachomatis，CT）是造成性传播疾病的常见原因之一，其在淋菌性尿道炎和非淋菌性尿道炎或阴道炎中有较高的检出率。由于病原体感染时可表现为无症状、低症状或急性症状，因此急需一种快速、敏感、精确、无危害的沙眼衣原体检测方法。本研究检索国内外酶免疫测定（enzyme immunoassay，EIA）诊断沙眼衣原体的诊断研究，运用系统评价的方法评价酶免疫法诊断沙眼衣原体的诊断价值，报告如下：

本研究以细胞培养作为金标准，纳入了 17 个 EIA 诊断沙眼衣原体的研究，对 6 种参数指标进行分析：SEN、SPE、LR+、LR−、DOR 以及 SROC AUC。

结果显示：与细胞培养相比，EIA 诊断沙眼衣原体的 SEN 合并为 0.847（95%CI 为 0.571 ~ 0.995），说明漏诊率是 15.3%，相对较低；SPE 合并为 0.964（95%CI 为 0.890 ~ 0.994），PV+ 合并为 0.799（95%CI 为 0.737 ~ 0.850）；PV− 合并为 0.977（95%CI 为 0.968 ~ 0.983），诊断准确性为 0.952（95%CI 为 0.939 ~ 0.963）；DOR 合并为 228.875（95%CI 为 127.136 ~ 412.028），LR+ 合并为 25.972（95%CI 为 18.587 ~ 36.293），可说明 EIA 诊断沙眼衣原体的误诊率小，即 EIA 为阳性时，其疑似病例为沙眼衣原体的可能性大；LR− 合并为 0.156（95%CI 为 0.114 ~ 0.212），提示 EIA 为阴性时，排除疑似病例沙眼衣原体的可能性较大。SROCAUC=0.98（图 9-5），表明其诊断效能和诊断准确性都很高。

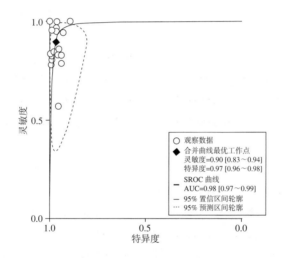

图 9-5　纳入 17 个研究的 SROC 曲线

该案例表明，在循证医学理念指导下对诊断价值的分析判断，是最合理、有效的，可有益于患者、医疗服务机构和社会，能切之可行地为临床医生对疾病的早期诊断、临床治疗及预后评估提供依据。

综上所述，开展 EBLM 已属现代医学发展的必然趋势。完善检验医学本身并与临床密切结合，让真实可靠的检测信息在临床上科学、合理地被选用是 EBLM 的目的。为人类提供优质、经济、高效的医疗和保健服务是检验医学工作者和全体医务工作者追求的目标。只有对疾病过程正确认识及不断完善和发展检测技术，才能适应当今医疗体制的改革、医疗保险制度的普及，避免有限卫生资源的滥用和浪费，更好地为人类健康服务。随着临床医学的不断深化、EBLM 的逐步发展和完善，EBLM 的探讨和应用必将带来临床医疗质量的巨大突破和医学人才素质突飞猛进的提高，也必将引领检验医学进入一个崭新的境地。

参考文献

[1] 吕长坤，马菲菲. 循证检验医学的发展概况 [J]. 检验医学与临床，2009，6（18）：1575-1577.

[2] 刘媛. 循证检验医学理论体系建立及临床教学模式的构建 [D]. 重庆：第三军医大学，2007.

[3] 程卫平，谭业克，姜梅杰. 循证检验医学对检验专业发展作用的探讨 [J]. 卫生职业教育，2004，（09）：21-22

[4] Kawai T.Evidence-based laboratory medicine—a new trend in laboratory medicine [J]. Rinsho Byori，2000，48（3）：191-199

[5] 郭健，肖飞，赵海舰. 循证医学及其实践 [J]. 中华检验医学杂志，2000，（03）：59-60.

[6] 许羚雁，庄俊华. 循证检验医学研究进展 [J]. 医学综述，2008，（05）：786-788.

[7] Price CP. Evidence-based laboratory medicine：is it working in practice? Clin Biochem Rev，2012，33：13-19

[8] Price CP. Evidence-based laboratory medicine：is it working in practice? [J]. Clin Biochem Rev，2012，33（1）：13.

[9] Pearson LN，Schmidt RL. Adoption of Evidence-Based Medicine in Clinical Laboratory Science：A Survey of the Prevalence of Systematic and Narrative Reviews [J]. Lab Med，2018，（05）：79-81.

[10] 李萍. 用循证医学指导临床组合检验项目的应用 [J]. 中华检验医学杂志，2006，29：99-101.

[11] 李正军，梁红艳，姜晓峰. 循证检验医学与实验室质量控制 [J]. 中国循证医学，2002，（01）：61-62.

[12] Christopher PP，Robert HC. Evidence-Based Laboratory Medicine：from Principles to Outcomes [M]. Washington DC：AACC Press，2003.

[13] Thomas RE，Vaska M，Naugler C，et al. Interventions at the laboratory level to reduce laboratory test ordering by family physicians：systematic review [J]. Clin Biochem，2015，48（18）：1358-1365.

[14] Canadian Institute for Health Information National Health Expenditure trends，1975 to 2013. Ottawa，ON：Canadian Institute for Health Information，2013.

[15] OECD. Health at a Glance 2013：OECD Indicators. Paris：OECD Publishing.（2013-01-01）[2023-05-01]. http：//dx. doi. org/10.1787/health_glance-2013-en.

[16] Hauser RG，Shirts BH. Do we now know what inappropriate laboratory utilization is? An expanded systematic review of laboratory clinical audits [J]. Am J Clin Pathol，2014，141（6）：774-783.

[17] 马弟娃，牛小东，田宏亮，等. 血清胃蛋白酶原用于亚洲胃癌高危人群筛查价值的 Meta 分析 [J]. 中国循证医学杂志，2015，15（2）：176-180.

[18] 叶凯，许浦生，骆丹丽，等. 循证检验医学原则指导多项检测在鉴别胸腔积液性能上的应用 [J]. 分子影像学杂志，2016，39（03）：273-275.

[19] 安妮，葛龙，徐俊峰，等. 酶免疫法对沙眼衣原体诊断价值的 Meta 分析 [J]. 中国循证医学杂志，2013，13（2）：5-10.

[20] Azzini AM，Dorizzi RM，Sette P，et al. A 2020 review on the role of procalcitonin in different clinical settings：an update conducted with the tools of the evidence based laboratory medicine [J]. ATM，

2020，8（9）.

[21] Trenti T. An evidence-based laboratory medicine approach to evaluate new laboratory tests ［J］. EJIFCC，2018，29（4）：259.

[22] Saubolle MA，Weissfeld AS，Kraft CS. Designing studies acceptable for abstraction and inclusion in evidence-based laboratory practice guidelines ［J］. J Clin Microbiol，2018，57（3）：e00842-18.

[23] Wieringa G. Teaching the pony new tricks：competences for specialists in laboratory medicine to meet the challenges of disruptive innovation ［J］. CCLM，2019，57（3）：398-402.

第十章

过度诊断

本章概要

　　医疗保健旨在减少疾病和可预防的死亡并改善生活质量，但有时这些目标并不能实现。有时一些医疗卫生服务会使那些不需要干预的人接受检查，给他们贴上患病或高风险的标签，提供不必要的治疗，告知他们改变生活方式，或对其持续定期监测。这些干预措施并不能改善健康，有些反而会导致并发症或疾病，降低生活质量，甚至导致过早死亡。积极的健康干预并不总是一件好事，它可能是"过多医疗"，或导致"过度诊断"。虽然过度诊断的概念已经在关于癌症筛查的文献中被使用了近 50 年，但是 Welch 等在 2011 年出版的《过度诊断：追求健康却使人致病》（*Overdiagnosed：Making People Sick in the Pursuit of Health*）一书中使这一术语再次风靡。

第一节　过度诊断的定义与举例

一、过度诊断的定义

　　过度诊断（overdiagnosis）现已成为患者、临床医生、研究人员和政策制定者公认的问题。"过度诊断"一词最早可追溯至 1955 年，从广义上讲，过度诊断可通过发现一些永远不会造成伤害的问题，或者扩大疾病定义将日常生活经历医疗化，将一些人"变为"患者。

二、过度诊断与其他相关概念

通常，过度诊断有两大主要成因，一个是对于疾病的"过度检测"（overdetection），另一个则是对于疾病的"过度定义"（overdefinition）；然而造成的后果则是相同的——过度诊断最终导致弊大于利。

（一）过度检测

过度检测是指识别或发现永远不会造成伤害或不会进展的异常，以及进展太慢以致在一个人的剩余生命期内不会引起症状或造成伤害的异常，甚至是某些会自动消失的异常。越来越多地使用高分辨率诊断技术会增加这种过度检测的风险。例如，高分辨率CT血管造影可以识别可能不需要治疗的小型亚段肺栓塞。

为何出现过度检测？主要有以下原因：第一，复杂的自我检测技术的出现大大增加了检测的可及性，以及一些商业利益诱导，更进一步地推动了过度检测。进行的检测越多，诊断出"疾病"的可能性就越大。当几乎没有证据表明早期检测能够改善患者结局时，这一点尤其成为问题。例如，1999—2008年，韩国甲状腺癌的发病率增加了6.4倍，其中95%的患者病灶很小（＜20 mm），主要是通过筛查检测发现，但甲状腺癌的死亡率基本保持不变。第二，高级影像技术的使用也会导致过度检测——发现"意外瘤"（与初始检查原因无关的异常情况）。例如，胸部CT对肺结节进行随访时发现小的肾上腺腺瘤。无论出于何种原因，过度检测已然成为一个问题，因为无法知道哪些异常可能会进展。流行病学证据显示，早期癌症或较小的腹主动脉瘤大量增加，而没有相应的晚期疾病或死亡的减少，可能是过度检测导致过度诊断的表现。

同样，在美国，甲状腺癌的诊断率在过去30余年中增加了两倍，从1973年的3.6例/10万到2009年的11.6例/10万，其中增加的诊断病例中大部分为乳头状癌。甲状腺癌诊断率的上升与使用便携式超声仪筛查无症状人群的增加有关。在超声检查普及之前，通常通过临床检查确定病变，此时患者也出现相应的临床症状。如今，即使小至2 mm的病变都可以被识别和活检。如果发现恶性细胞，则对患者进行甲状腺切除术，在过去10年中，美国的甲状腺切除率增加了60%。尽管诊断和治疗有所增加，但甲状腺癌的死亡率仍保持不变。这表明额外的诊断和治疗并没有降低发病率或死亡率。Welch等于2017年在《新英格兰医学杂志》（*NEJM*）发表了关于收入和癌症过度诊断的相关研究，他们根据监测流行病学及预后数据研究了4种公认的对检查强度敏感的癌症（乳腺癌、前列腺癌、甲状腺癌以及黑色素瘤）的发病率和死亡率变化趋势。结果发现美国高收入水平州（中位家庭年收入超过 \$75 000 为高收入，少于 \$40 000 为低收入），这四种癌症发病率的增长速度自1975年起就显著高于低收入水平州，可能的原因在于高收入人群接受的检查强度在增加，他们可能更频繁地接受各种试验的筛查，如MRI等。这些检查能够发现更小病变，接下来会促使人们去做更多的检验和更多的活检，而医疗行业为其异常水平所标定的阈值通常也更低。于是，越来越多的癌症就为人们所发现。然而，4种癌症的整体死亡率在高收入水平州和低收入水平州之间大体相似。

（二）过度定义

过度定义通过两种机制发生：①降低风险因素的阈值，而没有证据表明这样做会让人们感觉更好或活得时间更长；②扩大疾病定义，纳入症状模糊或非常轻微的患者。降低阈值的一个例子是改变成年人高血压的定义，从收缩压＞150 mmHg 改为＞130 mmHg。将风险因素作为疾病进行治疗并降低基于风险因素的诊断阈值，可以极大增加许多疾病的患病率，例如"前驱糖尿病"（又称为"糖尿病前期"）。根据定义，这些"新"患者的风险低于在早期的定义中被诊断出来的患者。过度定义导致的过度诊断的危害来自"标签"和治疗（包括生活方式的改变），这些变化几乎没有好处，反而可以产生重要的身体、心理、社会和财务影响。

"过度销售"（overselling）是一种促进过度定义的隐性策略，其特征在于所谓的"疾病"是大多数人时不时会有的不愉快经历。例如，大多数人会有睡眠、悲伤或难以集中注意力等方面的问题。过度销售意味着将"正常"与"异常"的分界线移开，从而对症状较轻的人进行诊断。对于少数人来说，这些症状是剧烈或令人感到虚弱的。但对于大多数人来说，这些症状是轻微的或暂时的。虽然前者可能会因诊断和医学治疗获益（在这个例子中，可能是失眠、抑郁或注意缺陷多动障碍）。"疾病贩卖"（disease mongering）是"过度销售"的同义词，过去指的是扩大疾病，尤其是那些令人怀疑的疾病，通常可以使药物销量增加。对于如年龄增大导致的睾酮水平低（低"t"）、不宁腿综合征、暴食症、成人注意缺陷多动障碍（ADHD）、慢性眼干燥症和睫毛过短等疾病的突出"营销"活动，疾病贩卖一直是一个核心策略。

（三）过度诊断及过度医疗等相关概念

2015 年，Carter 等探究了过度诊断的定义，对其及相关问题（如过度医疗）相关概念进行了总结。他们认为这些概念相互关联，例如，过度检测和过度诊断是过度治疗和过度使用的影响因素，过度医疗在一定程度上默许或促使了疾病贩卖、过度治疗和过度使用。同时每个概念都是有争议的，其定义尚比较粗略，详见表 10-1。

三、关于过度诊断的几个误区

过度诊断不是假阳性结果。假阳性（false positive）是指经过进一步检查后发现不是疾病的异常情况。在过度诊断中，"异常情况"符合目前病理性的疾病标准（如癌症的微观标准），但检测到的疾病不会引起症状或死亡。几篇报告显示，乳房 X 线检查提示病理学异常的女性患者接受了乳房切除术治疗，然而其切除的组织未显示恶性（即检查是假阳性），这些女性没有被过度诊断，但她们肯定被过度治疗了。

过度诊断并不是过度治疗的同义词，无论是不必要的治疗还是过激的治疗。过度诊断通常会导致过度治疗，但并非总是如此。此外，过度治疗可以在没有过度诊断的情况下发生。当最好的科学证据表明治疗对诊断的病症没有任何益处时，就会发生过度治

表 10-1 过度医疗 (too much medicine) 相关概念及其潜在驱动因素、缺乏净获益原因及实例

概念 (concept)	意义 (meaning)	驱动因素/成因 (drivers)	引起危害或缺乏净获益的原因 (reasons for harm, or lack of net benefit)	举例 (所有均假设没有净获益) (examples (all assume no net benefit))	与其他概念的相互关联 (inter-relation with other concepts)
过度诊断 (狭义)	(无症状的) 人被诊断为患病, 诊断不能为该患者带来净获益	<ul><li>疾病贩卖 (见下文定义)</li><li>通过降低被认为是不正常的阈值来扩展疾病定义</li><li>早期检测项目 (筛选)</li><li>防御性医疗</li><li>鼓励检测的指导方针或激励措施</li></ul>	<ul><li>非医疗保健便有效或更有益</li><li>疾病无明显恶化迹象, 对人体影响相对较小, 任未来会逐渐减弱或自然消退</li><li>治疗无益处或弊大于利 (如副作用)</li><li>标签效应引起心理或社会危害</li><li>父母诊断的代际效应导致后代具有风险</li></ul>	<ul><li>人群乳房 X 线筛查发现非进展型乳腺癌</li><li>因为诊断阈值降低而诊断为高血压的无症状患者</li></ul>	<ul><li>过度检测常常导致过度诊断, 而又导致过度使用</li><li>过度诊断和过度治疗和过度医疗化</li><li>分误诊和假阳性结果</li><li>扩展定义、疾病贩卖和过度医疗化能增加过度诊断</li></ul>
过度检测	可能通过检测技术在无症状的人群中检测健康相关的结果, 其没有因为该结果有任何净获益	<ul><li>疾病贩卖</li><li>扩大疾病定义</li><li>鼓励健康人群进行</li><li>开发越来越敏感的检测技术 (如 3D 数字乳腺摄影)</li><li>预防文化规范 (如 "一盎司" 的预防胜过 "一磅" 的治疗)</li><li>过度使用昂贵的检测技术未证明他们的花费是合理的</li><li>鼓励检测的指导方针或激励措施</li><li>直接面向消费者的检测启用互联网的基因检测</li></ul>	<ul><li>结果表明一些疾病无明显恶化迹象, 无关紧要或者会消失</li><li>标签效应引起心理或社会危害</li><li>父母诊断的代际效应导致后代具有风险</li></ul>	<ul><li>父母诊断的代际效应导致后代具有风险</li><li>无症状男性 PSA (前列腺特异性抗原) 检测</li><li>亚段肺栓塞的检测</li></ul>	<ul><li>过度检测可能导致过度诊断, 过度治疗和过度使用</li><li>扩展定义、疾病贩卖和过度医疗化能增加过度检测</li><li>过度检测可能难以区分假阳性结果</li></ul>

续表

概念 (concept)	意义 (meaning)	驱动因素/成因 (drivers)	引起危害或者无净获益的原因 (reasons for harm, or lack of net benefit)	举例（所有均假设没有净获益） (examples, all assume no net benefit)	与其他概念的相互关联 (inter-relation with other concepts)
假阳性	经典意义：测试表明是存在的，但事实上并不存在。 实践中的意义：在正常和异常的组织或功能之间常常有灰色地带，并且在这个地带，并不总能区分假阳性结果与过度诊断（狭义上）	• 假阳性率是检测技术的一个特性，依赖于我们的生物和技术知识。真阴性，假阴性，假阳性（狭义上）之间和过度诊断的界限总是由病理学专家设定的	• 人们被错误地告知他们有确实或可能有疾病危险因素。这会造成社会上的伤害，并导致进一步的不必要的检测——侵入性的检测	• 癌症筛查为阳性，复查阴性	• 假阴性很难与过度检测和过度诊断区分开来。如果它成为有效的诊断，假阳性结果可能导致过度治疗和过度使用（不必要的随访检测）
误诊	有症状患者的错误诊断	• 害怕漏掉一个严重的诊断 • 缺乏诊断特异性 • 有限的诊断资源	• 错误的治疗 • 基础疾病的治疗不足或忽视治疗	• 其他原因发热被诊断的疟疾患者 • 感染性咳嗽合并哮喘患者	• 可能导致过度治疗或过度使用 • 疾病贩卖可能增加误诊
过度治疗	个别临床医生向患者提供无净获益的治疗	• 防御性实践 • 指南驱动的护理 • 倾向于治疗而不是观察	• 治疗无净获益或弊大于利（如副作用）	• 广谱抗生素在病毒感染中的应用 • 非药物治疗与抗抑郁药效果一样或更有效 • 大众用药建议——如用聚醚或其他订类药物治疗所有成年人	• 过度诊断、过度检测、误诊、疾病贩卖和过度治疗 • 医疗化往往导致过度治疗 • 过度治疗是过度使用的一种形式
过度使用	卫生服务或体系标准实践的建立未给患者或公民提供净获益	• 扩展定义 • 疾病贩卖 • 指南驱动的护理 • 昂贵的诊断设备需要大量使用，来证明费用的合理性	• 对个人而言，有过度检测、过度诊断、过度治疗、误诊的危害 • 对体制而言，会产生机会成本和经济成本	• 腰背痛常规MRI检查 • 呼吁召回回避被鼓励所有患者参加一年一度的盆腔检查和宫颈涂片检查	• 本表中的所有其他概念都可能产生某些服务的过度使用

续表

概念 (concept)	意义 (meaning)	驱动因素/成因 (drivers)	引起危害或缺乏净获益的原因 (reasons for harm, or lack of net benefit)	举例（所有均假设没有净获益） (examples all assume no net benefit)	与其他概念的相互关联 (inter-relation with other concepts)
扩展定义或疾病贩卖	常见疾病或风险类别的扩大、创造新的疾病状态以及促进已确诊疾病更频繁地诊断，其未给患者或公民带来净获益。从正常人类经验中产生或感觉中产生"疾病"，并向公众宣传这些疾病，鼓励使用卫生服务，尤其是检测和药物	• 过度医疗化 • 专家委员会倾向于扩大疾病类别 • 随着越来越多的人被诊断和治疗，以利润为导向的行业在经济上获益	• 更多的人被标记为患病的，疾病前期的或有风险的——标签效应在心理上或社会上的害处 • 对新诊断人群的治疗没有益处或弊大于利（如副作用）	• 扩展糖尿病病前期，因此之前的正常人被标记为糖尿病病前期 • 将女性性欲低下标记为女性性功能障碍	• 可能促进过度医疗化 • 可能会增加过度诊断、过度检测、过度治疗和过度使用
过度医疗化	变更经验的意思或意理解，使人类重新解释为需要治疗的医疗问题未给患者或公民带来净获益	• 表中所有的其他概念都将推动过度医疗化，反之亦然	• 提供有利于扩展定义、疾病贩卖、过度检测、过度诊断、过度治疗和过度使用的环境	• 对死亡的恐惧可以用生物技术未来解决，而不需要思考 • 破坏性儿童疾病的药物治疗	• 与表中所有的其他概念重叠 • 极为广泛：远远超越狭义上的过度诊断

疗。例如，儿童的中耳感染和成人的支气管炎常常被正确诊断，但会接受无效的抗生素导致治疗过度。区分"因缺乏或忽视证据导致的过度治疗"和"由于过度诊断引起的过度治疗"是很必要的，因为两者的驱动因素和解决方案有所不同。

过度诊断也不是过度检验（overtesting）的同义词。过度检验［有时称为过度使用（overuse）或过度使用（overutilisation）］可能（但并非总是）会增加过度诊断的风险，但风险会随着过度使用的程度而成比例增加。例如，临床实践中进行前列腺特异性抗原（PSA）检测/检验的数量/次数与前列腺癌的发病率之间存在关联，也与全科医生（GP）癌症诊断患者列表中的男性数量之间存在关联：进行多次 PSA 检测的全科医生有更多的男性患者被过度诊断为前列腺癌，因为无论 PSA 检测/检验数量/次数如何，各诊所的前列腺癌死亡率相同。

过度诊断不是误诊，但有时很难区分。明确的误诊是一种完全错误的诊断。例如，一个不能专注于课堂并表现出破坏性行为的男孩可能被认为患有注意缺陷多动障碍（ADHD）。然而，他其实是患有阅读障碍，而不是 ADHD。更容易混淆的病例通常发生在癌症中，例如过度诊断的癌症被认为是需要治疗的进展性癌症。因为诊断时的肿瘤病理学只是一个快照，它不能完全区分临床相关和过度诊断的癌症（例如，一个 Gleason/格里森级前列腺癌可能注定要进展，而另一个相同级别的前列腺癌不是）。如果新的生物标志物、基因或抗体能够完美地区分肿瘤病理学，那么注定不会进展的"癌症"诊断可能被认为是误诊，而不是过度诊断。

四、过度诊断的研究现状

2017 年，Jenniskens 等针对医学领域的过度医疗进行了概况评价，基于对 1 851 项研究（58% 为原始研究）的分析发现，所有关于过度诊断的研究中有一半（50%）是在肿瘤学领域进行的，其他流行的临床领域包括精神障碍、传染病和心血管疾病，分别占研究的 9%、8% 和 6%。过度诊断研究中最常涉及的诊断检测类型是影像学诊断，比例高达 1/3。

Carter 等认为对于所有疾病（conditions），测量是否有过度诊断需要高质量、长时间大规模的数据收集，以及国际上就针对该疾病的合适分析方法达成一致。事实证明，达成一致是很难的。关于评估过度诊断的方法癌症筛查比其他任何疾病都做了更多的工作，但是关于合适方法仍存在较大的分歧，并且所有现有方法都存在相当大的偏倚风险。针对其他疾病这个过程需要不断重复，因为对于每种疾病，过度诊断的驱动因素和可能的偏倚来源都不同。例如，关于乳腺癌、前列腺癌、甲状腺癌和肺癌的过度诊断主要是通过筛查和早期检测项目来推动的，因此潜在的偏倚包括前置时间（lead time），混杂因素包括癌症风险因素（如使用激素疗法、肥胖和吸烟）的人口趋势。相比之下，关于高血压、高胆固醇和糖尿病过度诊断的驱动因素包括更频繁的检测以及被认为是异常的阈值的变化（例如，高血压的阈值从 160/100 mmHg 下降至 140/90 mm Hg）。这些疾病评估过度诊断的方法必须针对阈值变化做出响应，而不是围绕前置时间，但目前尚不清楚应如何做到这一点。对于每种病情，其模式是重复的，包括不同的驱动因素、不同的偏倚以及不同的方法。

除了宣传和流行病学之外，其他人出于不同目的正在研究过度诊断。社会科学家正在研究临床医生、决策者、患者和公众如何理解过度诊断和过多医疗（too much medicine）。例如，一些人正在研究澳大利亚和英国全科医生对前列腺癌过度诊断的理解和管理，以及澳大利亚决策者对乳房 X 线检查过度诊断的理解。一些学者正在将过度诊断的多样性映射到不同的利益相关者以及与他们理解相关的深层次价值观。这些基于日常医疗实践的概念，将为应对问题的政策提供解决方案。在更抽象的层面上，医学哲学的学者们正在研究过度诊断的逻辑结构，制定精确而正式的定义和分类方法，并就过度诊断、假阳性结果和误诊是否交叉或相互排斥等问题进行合理论证。

第二节　如何预防过度诊断

Chiolero 等将过度诊断原因分为直接原因和间接原因两大类。直接原因，也称为近端原因，包括筛查、诊断试验灵敏度增加、常规检查的偶然发现（基于实验室或影像学检查，基因检查等）、诊断标准的扩大；间接原因，也称为远端原因，包括风险和疾病之间的界限模糊、医生对错过诊断及相关诉讼的恐惧和担心、患者对再次保证的需要、财政奖励。过度诊断是一个在医学学科和各种背景下讨论的主题，从定义中的概念性思想到临床医生在日常实践中的实际问题；如何预防过度诊断日益受到重视。Carter 等指出，为了减少过度医疗和过度诊断的具体病例，医学和公共卫生一线正在制定相关战略。不同的群体，包括全科医生、专科医生、政策制定者、公民和患者，都面临着不同的挑战。

第一，直面医学的不确定性，增加对过度诊断的认识。Carter 等认为最重要的一步可能是接受"过多医疗"的危害：医学是不确定的，医疗保健可能有害，需要对危害与获益给予同样重要的关注。Carter、Jenniskens 等的研究表明，需要对过度诊断的定义、类型和测量方法进行探讨，并达成共识。Jenniskens 等基于大量文献分析发现，对于过度诊断缺乏共识阻碍了研究人员、医生、患者和政策制定者的沟通；未来的方法学研究应侧重于建立一个框架，以帮助临床医生和研究人员了解过度诊断的不同亚型及其后果，并为选择与感兴趣的研究问题相匹配的适当研究设计和方法提供指导。

第二，辩证看待健康筛查。防止过度诊断需要避免不必要和无针对性的诊断试验，以及避免未证实有益的筛查。许多筛查试验非常受欢迎，即使一些筛查试验已被证实为无效，但也常常会继续提出并实施。针对此挑战，美国内科医学委员会发起了"明智选择"（Choosing Wisely）这一运动（www.choosingwisely.org/），以确定可能是过度诊断的无用试验；同样，瑞士内科学会也推出了类似的运动——"更加智慧的医疗"（Smarter Medicine, www.smartermedicine.ch）。此外，针对性筛查（targeted screening）可降低过度诊断的风险，即使用组合的诊断和预后工具进行筛查（例如，在筛选之前使用生物标志物来评估人们对疾病的易感性以及检测到的疾病的侵袭性）可以帮助定位目标人群，这些人群可获得最大的受益概率和最低的风险；然而，当前尚无令人信服的临床前预后工具确定大多数风险因素或慢性病的进展。日后，可尝试开展个体化医疗（personalised medicine）研究，帮助设计针对性筛查策略。

第三，加强医患沟通，促进患者参与诊断决策。系统地考虑筛查和诊断试验的利弊，并根据预期的绝对风险降低确定风险因素阈值，有助于防止过度诊断。例如，在进行诊断试验之前，有必要估计与病情相关的绝对风险，并且只在可以显著降低该风险时才接受该诊断试验。医生应与患者讨论诊断或筛查试验相关的获益和危害，包括过度诊断的风险。与某一诊断试验相关的危害（包括过度诊断）和获益的重要性取决于患者偏好和价值观。在理想情况下，目标是达成共同决策，并且必须向患者提供关于利弊考虑的充分信息，以解释不确定性。有些患者会接受过度诊断的风险，而其他患者则不会。

第四，管理利益驱动因素和冲突。诊断和制药行业的经济利益也是过度诊断的重要原因。一方面，疾病贩卖的驱动因素为药厂利益，通过制造疾病恐慌达到过度诊断，从而进行过度医疗；另一方面，疾病定义的扩大，也同样为利益驱动。研究表明，许多提倡扩大常见病定义的指南制定小组的专家均与药厂存在利益冲突。因此，有关诊断试验或疾病定义的推荐意见应该由无重大利益冲突的专家进行制定；同时，临床医生在使用指南时需要警惕利益冲突，而不是一味实施可能存在偏倚的指南推荐意见。

总之，为了预防和减少过度诊断，无论是临床医生还是患者，医学研究者还是政策制定者，都需要通力合作。一方面，需要进一步明确过度诊断的定义和分类，增加其识别度，提高过度诊断意识，避免无益的筛查和诊断试验；另一方面，需要对疾病的自然史进行更多的研究，对早期或小型的或模糊的异常情况进行观察等待试验，对过度诊断的已知驱动因素进行干预研究（如确保新的疾病定义基于证据而非金钱利益），以及探讨如何让患者参与诊断策略的决策。

第三节　过度诊断的挑战

过度诊断的各个方面与当前卫生政策和医疗实践的运动有所重叠，例如循证医学、以患者为中心的保健、撤资策略，以及医疗保健的质量和安全，特别是在预防医源性疾病和低价值医疗方面。仔细比较这些更明确的问题将使那些关注过度诊断的人从相关工作中学习，避免冗余的工作，并更好地理解过度诊断的独特之处。同时，对于过度诊断的深入理解需要道德和技术分析，即不能排除背景、价值观和伦理学，而仅仅在单纯技术层面定义过度诊断。备受争议的利弊平衡是过度诊断概念的核心，也是医疗伦理的核心。过度诊断的技术定义很快会面临道德方面的考量，例如，哪些类型的利弊较为重要，对于不同的利弊或不同人群的利弊应该如何权衡，是否应在个人或体系和社会中衡量利弊，以及谁应该来判断不同利弊的重要性。

为了理解、定义和应对过度诊断，我们还需要了解复杂的医疗保健体系以及使用者和服务者。霍夫曼（Hoffman）和坎扎里亚（Kanzaria）认为，在医生、患者和社会学会接受医学实践中固有的不确定性之前，过度诊断和过度治疗将会持续下去。试图在充满奖惩的机制中帮助患者的临床医生、尝试遵从健康建议的公众、需要盈利的公司、防御性的医学法律体系、非处方药和网上自我检测的兴起，以及官僚主义作风的关键绩效指标，都是过度诊断现状的特点。Carter 等认为我们可能永远不会就过度诊断的单一定义达成一致。但是，我们可以而且应该更清楚地了解我们在使用该术语时的含义，包括广度或精度、相关疾病、关于利弊的假设以及目的。澄清这些方面将帮助我们更好地把握过度医疗的重要问题。澄清过度诊断和过度医疗的行动包括：①认识到过度诊断（狭义）和过度医疗（广义）都是社会和道德问题，而不仅仅是技术和科学问题；②停止使用"过度诊断"一词来指代宽泛的过度医疗问题；③认识到需要根据具体专业和病情应对过度诊断；④为公共和政治交流制定明确的过度医疗定义；⑤与其他从事密切相关主题的研究者（如低价值护理和以患者为中心的医疗）合作交流，并系统地研究其异同；⑥认识到在定义和应对过度诊断和过度医疗方面潜在的价值冲突，并制定包容性战略以充分考虑这些因素；⑦促进公众围绕医疗卫生保健固有的不确定性和局限性及其对过度诊断和过度医疗的影响展开讨论。

参考文献

[1] Carter SM，Rogers W，Heath I，et al. The challenge of overdiagnosis begins with its definition［J］. BMJ，2015，350：h869.

[2] Brodersen J，Schwartz LM，Heneghan C，et al. Overdiagnosis：what it is and what it isn't［J］. BMJ Evidence-Based Medicine，2018，23（1）.

[3] Welch HG，Fisher ES. Income and Cancer Overdiagnosis——When Too Much Care Is Harmful. N Engl J，2017，376（23）：2208-2209.

[4] Jenniskens K，de Groot JAH，Reitsma JB，et al. Overdiagnosis across medical disciplines：a scoping review［J］. BMJ open，2017，7（12）：e018448.

[5] Chiolero A，Paccaud F，Aujesky D，et al. How to prevent overdiagnosis［J］. Swiss medical weekly，2015，145：w14060.

术 语 表

英文全称	英文缩写	中文
accuracy	/	准确性
adjusted agreement	/	调整一致性
American College of Physicians	ACP	美国医师协会
American College of Radiology	ACR	美国放射学会
Appraisal of Guidelines for Research & Evaluation	AGREE	指南研究与评价
area under curve	AUC	曲线下面积
Assessing the Methodological Quality of Systematic Review	AMSTAR	系统评价的方法学质量评价
attention deficit hyperactivity disorder	ADHD	注意缺陷多动障碍
Biosciences Information Service of Biological Abstracts	BIOSIS	美国生物学文摘生命科学信息服务社
case-control study	/	病例对照研究
chest pain triple	CPT	胸痛三联征
China Academic Journal Network Publishing Database	CAJD	中国学术期刊网络出版总库
Chinese Science Citation Database	CSCD	中国科学引文数据库
China Biomedical Literature Database	CBM	中国生物医学文献数据库
China Science and Technology Journal Database	CSTJ	中文科技期刊数据库
coefficient of variation	CV	变异系数
cohort study	/	队列研究
computed tomography	CT	计算机断层扫描
Consolidated Standards of Reporting Trials	CONSORT	临床试验报告的统一规范

续表

英文全称	英文缩写	中文
cost-effective	/	成本 - 效果
cow's milk allergy	CMA	牛奶蛋白过敏
crude agreement	/	粗一致性
diagnostic odds ratio	DOR	诊断比值比
diagnosis test	/	诊断试验
Digital Subtraction Angiography	DSA	数字减影血管造影
disability adjusted life years	DALYS	伤残调整生命年
disease mongering	/	疾病贩卖
Enhancing the Quality and Transparency of Health Research	EQUATOR	加强卫生研究领域质量和透明性
evidence-based medicine	EBM	循证医学
exclusion criteria	/	排除标准
external quality assessment	EQA	外部质量评估
false positives	FP	假阳性
false positive rate	FPR	假阳性率
gold standard	/	金标准
Guideline Development Tool	GDT	（GRADE）指南制定工具
Grading of Recommendations Assessment, Development and Evaluation	GRADE	证据推荐分级的评价、制定与评估
Guideline Review Committee	GRC	指南评审委员会
Guidelines International Network	GIN	国际指南协作网
inclusion criteria	/	纳入标准
International Committee of Medical Journal Editors	ICMJE	国际医学期刊编辑委员会
International Federation of Clinical Chemistry and Laboratory Medicine	IFCC	国际临床化学和检验医学联合会
International Practice Guidelines Registry Platform	IPGRP	国际实践指南注册平台
internal quality control	IQC	内部质量控制
Institute of Medicine	IOM	美国医学科学院
lead time	/	前置时间
likelihood ratio	LR	似然比
medical laboratory science	MLS	医学实验室科学
medical subject heading	MeSH	医学主题词
multislice spiral CT angiography	MSCTA	多层螺旋 CT 血管成像
National Center for Biotechnology Information	NCBI	美国国家生物技术信息中心

英文全称	英文缩写	中文
National Guideline Clearinghouse	NGC	美国国立指南文库
National Institutes of Health	NIH	国家卫生研究院
National Library of Medicine	NLM	美国国家医学图书馆
National Science and Technology library	NSTL	国家科技图书文献中心
negative likelihood ratio	LR−	阴性似然比
negative predictive value	NPV	阴性预测值
Newcastle-Ottawa Scale	NOS	纽卡斯尔 - 渥太华量表
non-randomized studies of interventions	NRSI	非随机干预性研究
odds ratio	OR	比值比
oral food challenge	OFC	口服激发试验
overdiagnosis	/	过度诊断
overdefinition	/	过度定义
overdetection	/	过度检测
overselling	/	过度销售
overtesting	/	过度检验
overuse/overutilisation	/	过度使用
parallel test	/	并联试验
point-of-care testing	POCT	即时检验
population，intervention，control，and outcome	PICO	患者或人群、干预措施、对照措施和结局指标
positive likelihood ratio	LR+	阳性似然比
positive predictive value	PPV	阳性预测值
precision	/	精密性
practicability	/	实用性
predictive value	PV	预测值
Preferred Reporting Items for Systematic Reviews and Meta-analysis	PRISMA	系统评价 /Meta 分析优先报告的条目
quality adjusted life years	QALYS	质量调整生命年
quality assessment of diagnostic accuracy studies	QUADAS	诊断准确性试验质量评价
Quality of Reports of Meta-analysis of Randomized Controlled Trials	QUOROM	随机对照试验 Meta 分析的报告质量
randomized controlled trial	RCT	随机对照试验
receiver operator characteristic curve	ROC	受试者操作特征曲线
reliability	/	可靠性

续表

英文全称	英文缩写	中文
reproducibility	/	重复性
Reporting Items for Practice Guidelines in Healthcare	RIGHT	卫生保健实践指南的报告条目
risk of bias	ROB	偏倚风险
Risk of Bias in Systematic Review	ROBIS	系统评价偏倚风险评价
Risk of Bias in Non-Randomised Studies-of Interventions	ROBINS-I	非随机干预性研究偏倚风险评价
sensitivity	SEN	灵敏度
serial test	/	串联试验
skin prick test	SPT	皮肤点刺试验
Standards for Reporting of Diagnostic Accuracy	STARD	诊断准确性研究报告标准
specificity	SPE	特异度
Summary of Findings	SoF	结果总结
summary receiver operating characteristic	SROC	综合受试者操作特征
systematic review	SR	系统评价
Overview Quality Assessment Questionnaire	OQAQ	/
true negative	TN	真阴性
true negative rate	TNR	真阴性率
true positive	TP	真阳性
true positive rate	TPR	真阳性率
validity	/	有效性
World Allergy Organization	WAO	世界过敏组织
World Health Organization	WHO	世界卫生组织
Youden's index	/	约登指数